国家卫生健康委员会"十三五"

全国高等职业教育配套教材

供临床医学专业用

传染病学
实训及学习指导

主　编　林丽萍

副主编　唐秀荣

编　者（以姓氏笔画为序）

王永新（沧州医学高等专科学校）	余艳妮（岳阳职业技术学院）
王会亮（泰山医学院附属医院）	余琼华（湖北科技学院临床医学院）
王明琼（曲靖医学高等专科学校）	张　敏（湖北中医药高等专科学校）
邓凤娥（曲靖医学高等专科学校）	张国英（长治医学院附属和平医院）
艾春玲（大庆医学高等专科学校）	张耀武（山西医科大学附属汾阳医院）
石晓峰（菏泽医学专科学校）	陈吉刚（重庆医药高等专科学校）
冯海军（哈尔滨医科大学附属第五医院）	林丽萍（曲靖医学高等专科学校）
刘迎迎（漯河医学高等专科学校）	贺蕊霞（乌兰察布医学高等专科学校）
孙美兰（合肥职业技术学院）	唐秀荣（黑龙江大兴安岭职业学院）
李金成（邵阳学院）	

人民卫生出版社

图书在版编目（CIP）数据

传染病学实训及学习指导 / 林丽萍主编 . —北京：
人民卫生出版社，2018

ISBN 978-7-117-26909-4

Ⅰ.①传… Ⅱ.①林… Ⅲ.①传染病学-高等职业教
育-教学参考资料 Ⅳ.①R51

中国版本图书馆 CIP 数据核字（2018）第 240301 号

人卫智网	www.ipmph.com	医学教育、学术、考试、健康，
		购书智慧智能综合服务平台
人卫官网	www.pmph.com	人卫官方资讯发布平台

传染病学实训及学习指导

主　　编：林丽萍
出版发行：人民卫生出版社（中继线 010-59780011）
地　　址：北京市朝阳区潘家园南里 19 号
邮　　编：100021
E - mail：pmph @ pmph.com
购书热线：010-59787592　010-59787584　010-65264830
印　　刷：天津安泰印刷有限公司
经　　销：新华书店
开　　本：787×1092　1/16　　印张：17
字　　数：435 千字
版　　次：2018 年 12 月第 1 版　2018 年 12 月第 1 版第 1 次印刷
标准书号：ISBN 978-7-117-26909-4
定　　价：32.00 元

打击盗版举报电话：010-59787491　E-mail：WQ @ pmph.com
（凡属印装质量问题请与本社市场营销中心联系退换）

目 录

第一部分 实 训 指 导

实训一 传染病院（科）的设置、分区、工作流程、消毒、灭菌及隔离措施

【实训目的】

通过参观、示教、讲解，了解传染病院的设置、分区、工作流程、消毒隔离措施。

【学时】

2学时。

【方法】

参观、示教、讲解。

【实习内容】

（一）传染病院的设置

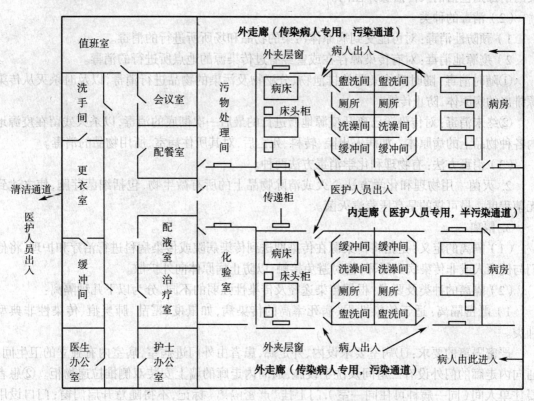

（二）分区

1. 清洁区　指未被病人接触、未被病原污染的区域，如值班室、配餐室、会议室等。

隔离要求：①病人和病人接触过的物品不得进入清洁区。②工作人员不得穿工作服、戴口罩、戴帽子、穿隔离鞋进入清洁区。

2. 污染区　指常与病人接触、经常被病原污染的区域，包括病房、化验室、污物处理间等。

隔离要求：①工作人员进入污染区时需按要求穿工作服、戴帽子、戴口罩、戴手套、穿隔离鞋、穿隔离衣。②不同的病区要穿不同的隔离衣。③离开病室时严格清洗、消毒双手。④污染区的一切用物必须经严格消毒后方可进入半污染区。

3. 半污染区　指有可能被病原污染的区域，如内走廊、医护办公室、治疗室、消毒室等。

隔离要求：①工作人员进入半污染区时穿工作服、戴口罩、戴帽子，不穿隔离衣。②病人不得进入半污染区。③治疗室内已消毒的医疗器械、药品及其他清洁物品要与污染的物品严格区分放置，由病室带回的物品应先消毒后放入室内一定位置。

（三）工作流程

从清洁通道进入更衣室→更衣（穿工作服）→洗手→戴口罩帽子→进入半污染区工作→穿隔离衣、隔离鞋、戴手套→进入污染区工作→脱手套、隔离衣→出污染区→洗手、消毒双手→脱工作服→洗手→脱口罩、帽子→洗手→穿便服，从清洁通道出。

（四）消毒、灭菌、隔离措施

1. 消毒

（1）消毒的概念：狭义的消毒是指用物理、化学的方法消灭、清除污染环境的病原体。广义的消毒则包括消灭传播媒介在内。

（2）消毒的种类

1）预防性消毒：对可能受到病原体污染的物品和场所所进行的消毒。

2）疫源地消毒：对有传染源存在或曾经有过传染源的地点所进行的消毒。

①随时消毒：随时对传染源的排泄物、分泌物及污染的物品进行消毒，以及时杀灭从传染源排出的病原体，防止传播。

②终末消毒：对传染源已离开疫源地所进行的最后一次彻底的消毒，以杀灭残留在疫源地内各种物品上的病原体。如病人出院、转科、死亡后，对其所住病室、所用物品的消毒。

（3）消毒方法：有物理和化学消毒方法两种。

2. 灭菌　用物理和化学方法杀灭或清除物品上的所有微生物，包括细菌芽胞，使之达到无菌程度。最可靠的是高压蒸汽灭菌。

3. 隔离

（1）隔离的定义：是指将传染源在传染期送到传染病院或传染病科进行治疗和护理，将他们与健康人或非传染病人隔开，暂时避免接触，以防止病原体向外扩散。

（2）隔离的种类及要求：根据传染途径及传染性强弱的不同，分为以下几种隔离：

1）严密隔离：适于传染性强、病死率高的传染病，如鼠疫、霍乱、肺炭疽、传染性非典型肺炎。

严密隔离的要求：①病室要求设内、外走廊，患者由外门进病室，病室内有独立的卫生间。通向内走廊的门外设有二道间及洗手设施，通向内走廊的墙上安装双侧推拉递物柜。②患者要住单人间（同一病种可住一室），门上挂"严密隔离"标记，不得随意开启门窗；门口设用消毒液浇洒过的脚垫，门把手包以消毒液浸湿的布套。③工作人员进入病室要戴口罩、帽子，穿隔离衣，换隔离鞋。密切接触患者，可能受到血液、体液、分泌物污染时，应戴护目镜，必要时戴防护面具。④霍乱患者要设立洞床，患者的分泌物、排泄物及便器需严密消毒。⑤病室的墙壁、地面、家具需每日用消毒液擦洗一次，病室的空气每日用紫外线消毒一次。⑥病室内物品固定、专用，所有用物一经进入病室，均视为污染，必须经严密消毒。⑦病人禁止出病房，禁止陪护、探视。⑧病人出院或死亡，病室须进行终末消毒。

2）呼吸道隔离：适于经呼吸道传染的疾病，如麻疹、白喉等。

隔离要求：①病室门应紧闭，通向内走廊的门外设有二道间及洗手设施，病室内应有特殊的通风装置；②相同病种的病人住同一病房，床与床之间的距离为 2 米；③工作人员接触病人须戴口罩、帽子，必要时穿隔离衣；④病人不能外出，需到其他科室就诊时，须戴口罩；⑤病人的血液、体液污染过的物品须进行消毒处理；⑥病室用紫外线对空气消毒，每日 2 次；通风每日 3 次；地面擦洗每日 2 次。

3）消化道隔离：适于消化道传染性疾病，如伤寒、菌痢、甲型和戊型肝炎等。

隔离要求：①不同病种的患者，最好分室收住，如条件不允许，不同病种也可同住一室，但每个病人之间必须实行隔离，床边挂上"床边隔离"标记；②工作人员密切接触病人需穿隔离衣、戴手套、戴帽子，护理不同的病种需更换不同的隔离衣，接触病人后要严格清洗、消毒双手；③病人的呕吐物、排泄物要严格消毒，食具、便器要专用，用后消毒；地面、墙壁每日用消毒液擦洗；④督促患者饭前便后要洗手，控制彼此之间的相互接触；病人之间不得交换报纸、用具、食物等；患者不得随意离开隔离单位；⑤病房设纱门、纱窗，做好灭蝇、防蝇及灭蟑螂工作。

4）接触隔离：适于病原体直接或间接的接触皮肤、黏膜而引起的传染病，如狂犬病、破伤风等。

隔离要求：①不同病种病人分室收住；②接触病人需穿隔离衣、戴手套、戴口罩，接触不同的病人需更换不同的隔离衣并洗手；③为病人换药时应戴橡胶手套，病人用过的医疗器械要严格消毒，用过的敷料应焚烧；④病人出院或死亡，病室须进行终末消毒。

5）虫媒隔离：适用于以昆虫为媒介的传染病，如流行性乙型脑炎、疟疾、斑疹伤寒等。

隔离要求：①病室要有严密的防蚊设备；②由虱子传播的疾病，病人需洗澡、更衣、灭虱处理后才能进入病室，患者衣被需灭虱消毒。

6）血液和（或）体液隔离：适用于经血液、体液及血制品传播的疾病，如乙型肝炎、丙型肝炎、艾滋病、梅毒等。

隔离要求：①同病种病人收住一室；②接触病人需穿隔离衣、戴手套，必要时戴护目镜；③医疗器械应严格消毒，有条件时使用一次性用品；④被病人的血液、体液污染的物品，应销毁或装入污物袋中，做好标记，送出病房做好彻底消毒或焚烧；⑤接触病人或血液后，要认真洗手，再接触其他病人。

（五）传染病院应该有的消毒设备

消毒柜、紫外线灯、戊二醛熏柜、气溶胶喷雾器、空气净化机等，并应有污染处理、污水净化装置，以及完善的防蚊、蝇和空调设备。

【思考题】

1. 传染病院工作应注意哪些自我防护措施？
2. 哪些是清洁区、污染区、半污染区？进入这些区域应该注意些什么？

实训二　穿、脱隔离衣、七步洗手、正确使用安全套

【实训目的】

通过实训使学生能规范穿脱隔离衣及进行手的清洗、消毒；能进行正确使用安全套的宣教。

【学时】

2 学时。

【方法】

观看录像片、示教、实训、总结。

【实训物品】

挂衣架、夹子、隔离衣、洗手液、消毒液、手套、安全套、胡萝卜、温水。

【实训内容】

(一)穿、脱隔离衣

1. 准备　穿工作服、戴口罩和帽子、剪指甲、洗手。

2. 穿隔离衣的步骤

（1）取下手表，卷袖过肘。

（2）手持衣领取下隔离衣，清洁面朝操作者。

（3）将衣领的两端向外折，对齐肩缝，露出袖筒。

（4）右手持衣领、左手伸入袖内上抖，右手将衣领向上拉，使左手露出；同法，穿好右袖。

（5）两手上举，将衣袖尽量上抖，露出前臂。

（6）两手持衣领中央顺边缘向后扣好领口，再系袖口。

（7）双手分别在腰带下约 5cm 处平行向后移动至背后，捏住身后隔离衣正面的边缘，两侧对齐，然后向后拉直并向一侧按压折叠，系好腰带。

3. 脱隔离衣的步骤

（1）解开腰带，在前面打一活结。

（2）脱掉手套，充分暴露双手，七步洗手，消毒双手。

（3）解开衣领，一手伸入另一袖口内，拉下衣袖包住手，用遮盖着的手握住另一衣袖的外面将袖拉下过手，双手退出。

（4）手持衣领，将清洁面反叠向外，整理后，挂放在污染区外。

（5）再次洗手，消毒。

注意：隔离衣的领口及里面是清洁的，外面是污染的，穿隔离衣的目的是保护医护人员。如果隔离衣破损、潮湿，应立即更换。

（二）七步洗手

第一步：掌心相对，手指并拢相互搓擦。

第二步：手心对手背沿指缝相互搓擦，交换进行。

第三步：掌心相对，双手交叉沿指缝相互搓擦。

第四步：双手指相扣，互搓。

第五步：一手握另一手大拇指旋转搓擦，交换进行。

第六步：将五个手指尖并拢在另一手掌心旋转搓擦，交换进行。

第七步：旋转式擦洗手腕，交替进行。

注意：每一个步骤时间不少于 10 秒。

（三）正确使用男性安全套

1. 从安全套内包装边缘小心撕开以免扯裂安全套；避免用剪刀一类的利器，确保安全套不破裂。

2. 在阴茎勃起时戴上安全套，谨记在阴茎插入对方身体前戴上安全套。在阴茎勃起前期所产生的分泌物可能含有精液与导致性病的病原，能引起怀孕和性病的传播。

3. 安全套内残留的空气会导致安全套破裂，为避免破裂的可能性，用拇指及示指轻轻挤出安全套前端小袋内的空气，然后将安全套戴在勃起的阴茎上。确定安全套末端卷曲部分露在外侧。

4. 在挤压住安全套前端的同时，以另一只手将安全套轻轻伸展包覆整个阴茎。确定安全套于性交过程中紧套于阴茎上；如果安全套部分滑脱，立即将其套回原位。若是安全套滑落掉出，立即将阴茎抽出，并在继续性交前戴上新的安全套。

5. 射精后，在阴茎仍勃起时应立即以手按住安全套底部，在阴茎完全抽离后再将安全套脱下。避免阴茎与安全套接触到对方的身体。每片安全套只能使用一次。用过的安全套用纸巾包好并放入垃圾箱内。

【思考题】

1. 穿隔离衣与穿手术衣的目的和步骤有何不同？

2. 穿、脱隔离衣应该注意些什么？

实训三　血源性职业暴露的预防和意外暴露时的处理

【实训目的】

通过实训增强医学生对血源性职业暴露传染病的防护意识、防护能力。

【学时】

2 学时。

【方法】

示教、实训、总结。

【实训物品】

注射器、刀片、持针器、缝针、纱布、安瓿。

【实训内容】

（一）基本定义

1. 血源性病原体　指存在于血液和某些体液中的能引起人体疾病的病原微生物,如 HBV、HCV、HIV 等。

2. 职业暴露　医务人员在从事职业活动中,通过眼、口、鼻及其他黏膜,破损皮肤接触含血源性病原体的血液或其他潜在传染性物质的状态;或通过针刺、咬伤、擦伤或割伤等途径刺伤皮肤或黏膜屏障,接触血源性病原体的状态。

（二）医务人员不慎暴露的方式

1. 针刺 　　　　　58.4%
2. 皮损 　　　　　22.7%
3. 黏膜污染 　　　11.2%
4. 割伤 　　　　　7.7%

（三）职业暴露感染经血液传播疾病的特点

1. 需要的血量非常少　如感染乙型肝炎只需 0.4μl。
2. 感染经血液传播的疾病的途径　皮肤刺伤、皮肤接触、黏膜接触。
3. 发生职业暴露后感染的几率　HBV 6%~30%,HCV 3%~10%,HIV 0.2%~0.5%。
4. 医务人员感染几率高　医务人员 HBV 感染是普通老百姓的 5~6 倍。

（四）普遍预防原则

是控制血源性病原体传播的策略之一,其理念就是将所有来源于人体血液或体液的物质都视为已感染了 HBV、HCV、HIV 或其他血源性病原体而加以防护。

遵照普遍性防护原则,医务人员接触病人的血液、体液及被血液、体液污染的物品时,应当采取以下防护措施:

1. 医务人员在进行穿刺、缝合等诊疗操作,要保证充足的光线,注意防止被针头、缝合针、刀片等锐器刺伤或者划伤。

2. 使用后的锐器应当直接放入不能刺穿的利器盒内或毁型器内进行安全处置。抽血时建议使用真空采血器,并应用蝶型采血针;禁止对使用后的一次性针头复帽,如需盖帽只能用单手盖帽;禁止用手直接接触污染的针头、刀片等锐器。禁止直接接触使用过的针头、刀片等锐器。

3. 手术中传递锐器建议使用传递容器,以免损伤人员。

4. 使用后的锐器应当直接放入耐刺、防渗透的利器盒中。

5. 进行有可能接触病人血液、体液的诊疗操作时必须戴手套,脱去手套后立即洗手或者手消毒。手部发生破损时,戴双层手套。

6. 在诊疗操作中有可能发生血液,体液飞溅到医务人员的面部时,医务人员应当戴手套、具有防渗透性能的口罩、防护眼镜;有可能发生血液、体液大面积飞溅或者有可能污染医务人员的身体时,还应当穿戴具有防渗透性能的隔离服或者围裙。

7. 处理污物时,严禁用手直接抓取污物,尤其是不能将手伸入到垃圾袋中向下压挤废物,以免被锐器刺伤。

8. 所有被血液、体液污染的废弃物均焚烧处理。

(五)职业暴露的处理原则

1. 及时处理原则。

2. 及时报告原则。

3. 保密原则。

4. 知情同意原则。

(六)职业暴露后的处理步骤

1. 伤口紧急处理

(1)捏住伤口的近心端,阻断静脉回流。

(2)立即用流动水冲洗,向伤口部位方向持续推挤,挤出伤口部位的污血,不要一挤一松,避免将污血倒吸入血循环。

(3)冲洗后用75%酒精、0.5%碘伏消毒伤口。

(4)皮肤污染时,立即用肥皂和流动水清洗污染的皮肤,黏膜污染用生理盐水冲洗。

2. 报告与记录 及时报告主管部门,报告内容:事故发生的时间、地点、污染物(血液、分泌物、培养物)、损伤器皿类型、器具是否污染、伤口的深浅、有无出血、病人的病毒载量、是否接受治疗、使用何种药物等。填写针刺报告表。

3. 暴露后危险程度评估 根据皮损的程度、深浅,是否穿透血管,暴露源的病毒载量,接触血液、体液的量、时间等评估危险程度。

4. 暴露后的预防

(1)HIV暴露后的预防:少量血液或体液、血浆溅到黏膜、皮肤上,时间短,不必用药。直接暴露于大量污染的血液、深部针刺等应及时用药。一旦决定用药,越快越好,CDC推出的时间为1小时以内。用药方法:HAART二联三联,时间为28天。

(2)HBV暴露后的预防:如果暴露者抗HB_S(-),暴露源为$HB_S Ag$(+),应注射乙肝高价免疫球蛋白200IU,同时接种乙肝疫苗。

(3)HCV暴露后的预防:暴露者应适当的咨询、监测及随访。

(4)梅毒暴露后的预防:长效青霉素240万单位臀部肌内注射,每周注射1次,连续2周。青霉素过敏者,可选用红霉素。

5. 暴露后的随访

(1)HIV:暴露后4周、8周、3个月、6个月查抗HIV。

(2)HBV:暴露后3个月、6个月查乙肝血清五项及ALT。

(3)HCV:暴露后4~6个月查抗HCV及ALT,如想早期诊断HCV感染,在暴露后4~6周查HCV-RNA。

(4)梅毒:停药后1个月、3个月监测梅毒抗体。

【思考题】

1. 血源性职业暴露的传染病有哪些?

2. 如不慎被病人用过的针头、刀片损伤皮肤,应怎样处理?

7

实训四 常见传染病病案分析

【实训目的】

通过病案分析,培养学生的临床思维能力。

【学时】

2 学时。

【方法】

学生分组讨论,教师归纳、总结。

病例一:31 岁,女性,发病前 40 日因乳腺癌手术,术中输血 800ml,术后曾每日用青霉素 240 万单位,q8h,连续静脉滴注 5 日。1 周来食欲缺乏,乏力,尿黄。实验室检查:ALT 200U/L, TBIL 51μmol/L;抗 –HAVIgM 阴性,抗 HAVIgG 阳性;HBV–DNA 阴性。

问题:

1. 该患者的诊断是什么?

2. 要明确诊断,还要做哪些检查?

病例二:患者男,45 岁,主因腹胀、乏力 1 个月,加重 1 周入院。查体:神清、精神差,呈慢性肝病面容,颈部及前胸可见数枚蜘蛛痣,巩膜及皮肤中度黄染,心、肺无阳性体征。腹饱满,肝脏肋下未触及,脾大肋下 1cm,质地中等,触痛阳性,移动性浊音阳性,双下肢 I 度可凹性水肿。实验室检查:ALT 243U/L, AST 345U/L, ALB 29g/L, A/G<1, TBIL 102μmol/L。乙肝五项呈"小三阳",腹部 B 超报告:慢性肝病表现、胆囊水肿、腹水少量。

问题:

1. 该患者的诊断是什么?

2. 诊断依据有哪些?

病例三:患者女性,26 岁,已婚,主因尿黄、乏力、食欲缺乏、恶心、呕吐 3 天就诊。3 天前无明显诱因出现尿色黄染,伴全身乏力、食欲减退、恶心、厌油腻感,呕吐 1 次,呕吐物为胃内容物,且发现皮肤及巩膜黄染,无发热、关节疼痛、腹痛、等不适。查体:皮肤及巩膜轻度黄染,腹平软,无压痛,肝肋下 2cm 可触及,质软,脾肋下未触及,肝区叩击痛阳性,腹水征(–),双下肢无水肿。辅助检查:肝功能 ALT 2651U/L, AST 1668U/L, GGT 278U/L, TBIL 126.3μmol/L, DBIL 81.6μmol/L, IBIL 44.7μmol/L, ALB 47.7g/L;乙肝表面抗原 161.043ng/ml,乙肝 e 抗原 0.184PEI U/ml,乙肝 e 抗体 0.376PEI U/ml,乙肝核心抗体 >3.300PEI U/ml,丙肝抗 IgG 阴性。肝胆胰脾双肾腹腔 B 超示:肝实质回声减低,胆囊壁增厚,余未见明显异常。其丈夫为乙肝表面抗原阳性携带者。

问题:

1. 提出诊断、诊断依据。

2. 提出需要进一步检查的项目及诊疗方案。

病例四：5岁男孩，发热、咽痛、乏力、食欲减退、恶心、呕吐、巩膜黄染1周入院。体检：体温38℃，一般情况可，皮肤巩膜黄染，肝脏右肋缘下2.5cm，质软，有轻压痛。实验室检查：ALT 380U/L，AST 105U/L，TBIL 126μmol/L，直接胆红素54μmol/L，抗-HAVIgM阳性，抗-HBs阳性，其余肝炎病毒血清学指标均为阴性。

问题：

1. 提出诊断、诊断依据。
2. 提出需要进一步检查的项目及诊疗方案。

病例五：男，56岁，半个月前进食海鲜后出现发热、畏寒，体温不详，上腹部疼痛不适、周身乏力、食欲减退、尿色黄染，自觉恶心，呕吐2次，呕吐物为胃内容物，自以为"感冒"，在当地口服退热药物及藿香正气水等药物治疗1周后（具体诊疗经过不详），发热、畏寒消失，但仍感周身极度乏力，不思饮食，尿色黄染进行性加深，呈浓茶样。3天前发现皮肤及巩膜明显黄染，伴皮肤瘙痒，频繁恶心及呕吐，自觉腹胀，并出现双下肢水肿。查体：皮肤及巩膜重度黄染，腹平软，上腹部轻压痛，肝脾肋下未触及，肝区叩击痛阳性，移动性浊音阳性，双下肢轻度可凹陷性水肿。辅助检查：血常规白细胞10.84×10⁹/L，红细胞5.23×10¹²/L，血红蛋白137g/L，血小板156×10⁹/L，中性粒细胞比率57.1%，淋巴细胞比率30.4%，单核细胞比率11.8%；尿常规尿胆红素2+；凝血系列凝血酶原时间16.3秒，凝血酶原活动度36.7%；血糖3.02mmol/L，尿素2.55mmol/L，血脂总胆固醇2.3mmol/L，甘油三酯1.32mmol/L；肝功能谷丙转氨酶1415IU/L，谷草转氨酶599IU/L，γ-谷氨酰转肽酶112IU/L，总胆红素270.6μmol/L，直接胆红素160.4μmol/L，间接胆红素110.2μmol/L，白蛋白30.2g/L，总胆汁酸281.3μmol/L。肝胆胰脾双肾腹腔B超表现为肝实质回声减低，胆囊壁水肿，腹腔少-中等量积液。甲肝抗体IgM阴性，甲肝抗体IgG阴性，戊肝抗体IgM阳性，戊肝抗体IgG阴性。

问题：

1. 提出诊断、诊断依据。
2. 提出需要进一步检查的项目及诊疗方案。

病例六：某患者，女，17岁，学生，因发热伴咳嗽、流涕、流泪4日，出疹1日，于2009年1月2日入院。患者入院前在当地诊所按"上呼吸道感染"治疗无好转，用药不详，昨日发现躯干部皮疹，故来我院求治，门诊以"麻疹"收住院。

入院检查：T 38.6℃，P 68次/分，R 17次/分，BP 115/70mmHg。营养中等，发育正常。神志清，精神差，急性病容。头面及躯干部有散在红色斑丘疹，疹间可见正常皮肤，压之褪色，表浅淋巴结未触及。结膜充血，口腔颊部可见黏膜斑。颈软，气管居中，甲状腺无肿大，胸廓两侧对称。心、肺、腹（-）。实验室检查：血常规：Hb 120g/L，WBC 7×10⁹/L，N 0.88，L 0.12。X线检查：两肺纹理增多、增浓，左肺可见淡薄斑状片阴影，右肺门影增浓，心膈未见异常。

问题：

1. 提出诊断、诊断依据。
2. 提出需要进一步检查的项目及诊疗方案。

病例七：患者男，57岁，因消瘦、乏力、食欲缺乏2个多月，于2009年12月10日入院。患者近2个多月来，感乏力、食欲缺乏、怕冷，似有发热（未测体温），多汗，消瘦，体重下降8kg，自服

"安乃近",感怕冷、发热暂时减轻,为进一步诊治到我院就诊,化验血后以"三系减少待诊"收入院。无咳嗽、盗汗、腹泻等,大小便如常。否认吸毒、性病和冶游史。查体:T 37.6 C,P 112 次 / 分,R 26 次 / 分,BP 140/90mmHg,皮肤黏膜无出血,浅表淋巴结未触及。肺心腹未见异常,下肢无水肿,神经系统未见异常。血常规:WBC 2.6×10^9/L,RBC 3.11×10^{12}/L,PLT 84×10^9/L。大小便常规及肝肾功正常。胸片、心电图及腹部 B 超正常。抗 HIV 阳性。

问题:

1. 提出诊断、诊断依据。

2. 提出需要进一步检查的项目及诊疗方案。

病例八:患者,男,30 岁,农民,16 日前出现低热,乏力,以后体温逐渐上升,近一周体温持续在 39.5℃水平,伴腹泻,大便每日 2~4 次,2007 年 8 月 2 日入院。体格检查:肝大肋下 2cm,脾肋下 1cm。外周血白细胞 3.1×10^9/L,中性粒细胞 50%,淋巴细胞 48%,单核细胞 2%,嗜酸性粒细胞为 0;谷丙转氨酶 100U/L,抗 –HBs(+),肥达反应"O"抗体凝集价 1:160,"H"抗体凝集价 1:160。

问题:

1. 提出诊断、诊断依据。

2. 提出需要进一步检查的项目及诊疗方案。

病例九:患者,男,7 岁,因发热 10 小时、抽风 2 次于 2007 年 8 月 26 日 8Am 入院。其家属诉说患儿昨日白日玩耍正常,于昨晚 10 点出现发热,夜间体温逐渐上升到 40℃,口服退热药无效。患者于今日早晨突然抽风、两眼上翻、口吐白沫、四肢抽动,持续数分钟。在送医院途中,患儿再次抽风 1 次,呕吐 2 次,呕吐物为胃内容物,呈喷射状。发病后未诉咳嗽、咽痛,且未解大便,小便少。既往体健,家庭及个人史无异常,患者按时预防接种。发病前 1 日,患者曾进食未洗水果,其他人无类似情况。体格检查:T40℃,P150 次 / 分,发育良好,神志不清,呼之不应,呼吸急促,面色苍白,口唇发绀,四肢末梢冰冷,双侧瞳孔等大,对光反应迟钝。颈软,心肺及腹部查体(–)。双侧膝腱反射稍活跃,克氏征、布氏征及巴氏征(–)。实验室检查:血常规 WBC 22×10^9/L,N 0.9。

问题:

1. 提出诊断、诊断依据。

2. 提出需要进一步检查的项目及诊疗方案。

(林丽萍 邓凤娥)

第二部分 学习指导

第一章 　 总 　 论

第一节　概　述

学习要点

1. 掌握：感染性疾病、传染病的概念。
2. 了解：传染病学与流行病学的概念与区别；传染病的危害、现状；学习传染病学的目的和意义。

内容要点

一、基本概念

1. 感染性疾病　是由病原微生物（细菌、病毒、衣原体、立克次体、支原体、螺旋体等）和寄生虫（原虫、蠕虫、医学昆虫）感染人体所致的疾病。

2. 传染病　是由病原微生物和寄生虫感染人或动物后所引起的一类感染性疾病，在一定条件下可在人群中传播并导致流行。

3. 传染病学　是一门研究传染病在人体内发生、发展与转归的原因和规律，并研究其临床表现、诊断依据、鉴别诊断、治疗原则、治疗措施，促进患者早日康复及控制传染病在人群中传播流行的一门临床医学。

4. 流行病学　是研究传染病在人群中发生、发展的原因和分布规律，并研究有效的预防措施，达到控制或消灭传染病目的的一门预防医学。

二、传染病学与流行病学的区别

学科	研究对象	研究重点	学科性质
传染病学	个体	临床表现、诊断、治疗	临床医学
流行病学	群体	流行规律、预防措施	预防医学

习　题

一、名词解释

传染病

二、简答题

简述传染病学与流行病学的区别。

参 考 答 案

一、名词解释

传染病：由病原微生物和寄生虫感染人或动物后所引起的一类感染性疾病，在一定条件下可在人群中传播并导致流行。

二、简答题

传染病学与流行病学的区别见内容要点。

（王明琼）

第二节　感染与免疫

学习要点

1. 掌握：感染的概念及构成因素；感染过程的表现。
2. 熟悉：感染过程中病原体的作用。
3. 了解：感染过程中免疫反应的作用。

内容要点

一、感染的概念及构成因素

感染又称传染，是指病原体以一定的方式或途径侵入人体后在人体内的一种寄生过程，也是病原体与人体之间相互作用、相互斗争的过程。

构成感染的必备条件是病原体、人体和它们所处的环境三个因素。

二、感染过程的表现

常见的感染过程有以下五种表现：

1. 病原体被清除　病原体进入人体后,在人体有效的防御作用下,病原体在体内被消灭或排出体外,人体不出现任何症状。

2. 病原携带状态　病原体进入人体后,在一定的部位生长繁殖,排出体外,引起轻度的病理损害,而人体不出现疾病的临床表现。

3. 隐性感染　又称亚临床感染,是指病原体侵入人体后,仅诱导机体产生特异性的免疫应答,而不引起或只引起轻微的组织损伤,临床上多无症状、体征和生化改变,只有经免疫学检查才能发现。

4. 潜伏性感染　又称潜在性感染,病原体进入人体后,病原体与人体保持平衡状态,不出现临床表现,人体防御功能降低,潜伏在人体内的病原体乘机繁殖,引起发病。

5. 显性感染　又称临床感染,病原体侵入人体后,不但诱导机体产生免疫应答,而且通过病原体本身的作用或机体的变态反应导致组织损伤,引起严重的病理改变或临床表现。

以上五种表现不一定一成不变,在一定条件下可以相可转变,一般认为隐性感染最常见,其次为病原携带状态,显性感染所占比例最低,但易于识别。

三、感染过程中病原体的作用

在感染过程中人体免疫反应在抵御病原体致病方面起着主导作用,但病原体的侵袭力、毒力、数量和变异性等在传染过程也起着重要作用。

1. 侵袭力　是指病原体侵入机体并在体内扩散的能力。

2. 毒力　包括毒素和其他毒力因子。毒素包括外毒素和内毒素。其他毒力因子中,有穿透能力、侵袭能力、溶组织能力等。

3. 数量　在同一种传染病中,入侵病原体的数量一般与致病能力成正比。

4. 变异性　病原体可因遗传、环境、药物等因素而发生变异。

四、感染过程中机体免疫应答的作用

可分为保护性免疫反应(抗感染免疫)和变态反应两种。保护性免疫反应分为非特异性免疫与特异性免疫反应两种。

(一)非特异性免疫

在抵御感染过程中非特异性免疫首先发挥作用,这是人类在长期进化过程中形成的,出生时即有的较为稳定的免疫能力。

1. 天然屏障　包括皮肤、黏膜屏障及血－脑脊液屏障和胎盘屏障。

2. 吞噬作用　单核－吞噬细胞系统具有非特异性吞噬功能,可清除体内的病原体。

3. 体液因子　存在于体液中的补体、溶菌酶和干扰素等,均对清除病原体起着重要作用。

(二)特异性免疫

是指由于对抗原进行特异性识别而产生的免疫。感染和免疫接种均能产生特异性免疫。特异性免疫是通过细胞免疫(T 细胞)和体液免疫(B 细胞)作用而产生免疫应答。

1. 细胞免疫　T 细胞受抗原刺激后转化为致敏 T 淋巴细胞,当抗原再次进入时,致敏 T 淋巴细胞释放淋巴因子,杀伤病原体及其所寄生的细胞。细胞免疫在对抗病毒、真菌、原虫和部分在细胞内寄生的细菌感染有重要作用。

2. 体液免疫　B 淋巴细胞受抗原刺激后,转化为浆细胞,浆细胞合成、分泌抗体,通过抗体发挥抗感染作用。

习 题

一、名词解释

1. 感染
2. 病原携带状态
3. 隐性感染
4. 潜伏性感染

二、填空题

1. 构成感染的必备条件是_____、_____、_____。
2. 感染过程的五种表现是_____、_____、_____、_____、
_____。
3. 病原体的致病力与_____、_____、_____、_____
有关。

三、选择题

（一）A1 型题

1. 病原体侵入人体后,可在一定部位生长繁殖,并不断排出体外,而人体不出现任何症状,这称为

   A. 隐性感染   B. 病原携带状态   C. 显性感染

   D. 潜伏性感染   E. 轻型感染

2. 潜伏性感染的含义是

   A. 病原体侵入人体后,只引起轻微症状

   B. 病原体与人体相互作用,保持永久性平衡状态

   C. 病原体与人体相互作用,保持平衡状态,不出现疾病表现,当人体防御功能减弱时,可引起疾病表现

   D. 病原体侵入人体,引起免疫反应

   E. 病原体侵入人体,引起免疫反应,可引起轻微症状

3. 患者急性期血清中出现较早的抗体是

   A. IgG   B. IgE   C. IgA

   D. IgM   E. IgD

4. 病原体侵入人体后先起作用的非特异性免疫因素是

   A. 补体   B. 吞噬细胞   C. 致敏 T 淋巴细胞

   D. 干扰素   E. 抗体

5. 感染病原体后,仅引起机体发生特异性免疫应答而临床上不出现特异性的症状和体征,称为

   A. 显性感染   B. 潜伏性感染   C. 隐性感染

   D. 病原携带状态   E. 病原体被清除

6. 在感染过程的五种表现中所占比例最低但最易识别的是
   A. 病原体被清除　　　　B. 隐性感染　　　　C. 显性感染
   D. 病原携带状态　　　　E. 潜伏性感染
7. 在传染病流行期间,对防止传染病流行具有积极作用的是
   A. 显性感染　　　　　　B. 潜伏性感染　　　C. 隐性感染
   D. 病原携带状态　　　　E. 病原体被清除
8. 在感染后临近恢复期出现,是远期感染标志的抗体是
   A. IgG　　　　　　　　B. IgE　　　　　　　C. IgA
   D. IgM　　　　　　　　E. IgD

（二）A2 型题

9. 王某,女性,患慢性乙型肝炎 20 年,血化验:HBsAg(＋)、HbeAg(＋)、抗 –HBclgG(＋)。其 12 岁女儿体检时血清抗 –HBs(＋),追问病史,无任何临床症状,未注射乙肝疫苗。王某女儿属于
   A. 隐性感染　　　　　　B. 潜伏性感染　　　C. 显性感染
   D. 病毒携带状态　　　　E. 垂直感染
10. 某患者,幼年时期感染水痘 – 带状疱疹病毒,成年时因疲劳发生带状疱疹,这种感染是
   A. 隐性感染　　　　　　B. 潜伏性感染　　　C. 显性感染
   D. 病毒携带状态　　　　E. 垂直感染

四、是非题（对的打√,错的打 ×）

1. 传染过程必然导致传染病。
2. 所有传染病都有传染性。
3. 构成传染必须具备三个基本条件:即传染源、病原体、传染途径。
4. 隐性感染是指病原体侵入人体后,病理损害轻,不出现或出现不明显的临床表现,通过免疫学检测可测得抗体。
5. 传染病只是传染过程的一种表现形式。

五、简答题

感染有几种表现形式? 他们之间有什么关系?

参 考 答 案

一、名词解释

1. 感染:又称传染,是指病原体以一定的方式或途径侵入人体后在人体内的一种寄生过程,也是病原体与人体之间相互作用、相互斗争的过程。
2. 病原携带状态:病原体进入人体后,停留、存在于机体一定的部位生长繁殖,排出体外,引起轻度的病理损害,而人体不出现疾病的临床表现。
3. 隐性感染:又称亚临床感染,是指病原体侵入人体后,仅诱导机体产生特异性的免疫应

答,而不引起或引起轻微的组织损伤,临床上多无症状、体征和生化改变,只有经免疫学检查才能发现。

4. 潜伏性感染:又称潜在性感染。病原体进入人体后,病原体与人体在相互作用时,保持暂时的平衡状态,不出现临床表现,待人体防御功能降低,原已潜伏在人体内的病原体乘机繁殖,引起发病。

二、填空题

1. 病原体　人体　它们所处的环境
2. 病原体被清除　病原携带状态　隐性感染　潜伏性感染　显性感染
3. 毒力　侵袭力　数量　变异性

三、选择题

1. B　2. C　3. D　4. B　5. C　6. C　7. C　8. A　9. A　10. B

四、是非题

1. ×　2. √　3. ×　4. √　5. √

五、简答题

答:感染有五种表现形式:病原体被清除、病原携带状态、隐性感染、潜伏性感染、显性感染。五种表现形式不是一成不变,在一定条件下可以相互转变,一般隐性感染最常见,其次为病原携带状态,显性感染所占比率最低,但易于识别。

（王明琼）

第三节　传染病的发病机制

学习要点

1. 熟悉传染病发生和发展特征。
2. 了解传染病组织损伤的发生机制;传染病重要的病理生理变化。

内容要点

一、传染病的发生和发展

1. 入侵部位　病原体的入侵部位与发病机制密切相关,入侵部位适当,病原体才能进入、生长、繁殖及引起病变。

2. 机体内定位　病原体入侵成功并获得立足点后,可在入侵部位直接引起病变,也可在入侵部位繁殖,分泌毒素,在远离入侵部位引起病变,或者进入血循环,再定位某一脏器,引起该器官的病变,或者经过一系列的生活史阶段,最后在某脏器中定居。

3. 排出途径 每种传染病都有其病原体排出的途径,有些病原体的排出途径是单一的,有些病原体可有多个排出途径。

二、组织损伤的机制

在传染病中,导致组织损伤的方式有以下三种:

1. 直接损伤 病原体借助其机械运动及所分泌的酶可直接破坏组织。

2. 毒素作用 有些病原体能分泌很强的外毒素,导致靶器官的损害或引起功能紊乱。革兰阴性菌裂解后产生的内毒素可致发热、休克、DIC 等。

3. 免疫机制 很多传染病的发病机制与免疫应答有关。有些传染病能抑制细胞免疫或直接破坏 T 细胞,一些病原体能通过变态反应而导致组织损伤。

三、重要的病理生理变化

1. 发热 是传染病的一个重要临床表现,当机体发生感染、炎症、损伤或受到抗原刺激时,外源性致热原作用于单核 – 吞噬系统,使之释放内源性致热原。内源性致热原通过血 – 脑屏障作用于体温调节中枢,释放前列腺素 E_2,使产热大于散热,导致发热。

2. 代谢改变 传染病患者发生的代谢改变主要为进食量下降,能量吸收减少,蛋白质、碳水化合物、脂肪消耗增多,水、电解质平衡紊乱和内分泌改变。疾病早期,胰高血糖素和胰岛素分泌增加,血液甲状腺素水平下降,后期随着垂体反应刺激甲状腺素分泌而升高。恢复期各种物质代谢又逐渐恢复正常。

习 题

填空题

1. 传染病的发生、发展包括＿＿＿＿＿＿＿、＿＿＿＿＿＿＿、＿＿＿＿＿＿＿三个阶段。
2. 病原体损伤组织的机制有＿＿＿＿＿＿＿、＿＿＿＿＿＿＿、＿＿＿＿＿＿＿三种。
3. 传染病的重要生理改变有＿＿＿＿＿＿＿、＿＿＿＿＿＿＿。

参 考 答 案

填空题

1. 入侵 定位 排出
2. 直接损伤 毒素作用 免疫机制
3. 发热 代谢改变

（王明琼）

第四节　传染病的流行过程及影响因素

学习要点

1. 掌握：流行过程、传染源及易感人群的概念；流行过程的三个基本环节。
2. 了解：影响流行过程的因素，疫源地的概念。

内容要点

一、传染病流行过程的概念及三个基本环节

（一）流行过程的概念

传染病的病原体从传染源的体内排出，经过一定的传播途径侵入易感者而形成新的传染，在人群中发生、发展和转归的过程，称流行过程。

（二）流行过程的三个基本环节

1. 传染源　是指体内有病原体生长、繁殖，并能排出病原体的人或动物，包括传染病患者、隐性感染者、病原携带者和受感染的动物。

2. 传播途径　是指病原体从传染源体内排出后，再侵入另一易感者体内所经过的途径。主要类型有：

（1）呼吸道传播：包括空气、飞沫、尘埃传播。

（2）消化道传播：包括经水传播和经食物传播等。

（3）接触传播：包括直接接触传播和间接接触传播。

（4）虫媒传播：又分为吸血节肢动物传播和机械携带传播两种。

（5）血液、体液传播：经输血、使用血制品或被血液体液污染的医疗器械所引起的传播。

（6）母婴传播：病原体可通过胎盘、产道、哺乳或喂养传播。

3. 易感人群　受人口动态变化、病原体变异、有无预防接种等因素影响。

二、影响流行过程的因素

1. 自然因素　主要是指地理环境、气候、生态等因素。

2. 社会因素　包括社会制度、经济状况、文化水平、风俗习惯、职业、居住条件、营养状况、医疗卫生条件等，对传染病的流行过程有决定性的影响。

三、疫源地

1. 概念　在一定条件下，传染源向周围排出的病原体，通过一定传播途径所波及的范围称为疫源地。

2. 影响因素　疫源地的范围大小受传染源活动范围、传播途径的特点、传染源周围人群的免疫状态等因素的影响。

3. 疫源地被消灭的条件　当传染源离开疫源地，或疾病痊愈后传染源不再携带病原体；

通过消毒等措施使传染源排到外界环境中的病原体被彻底消灭;通过检疫确定,在疫源地范围内所有易感接触者,经过该病最长潜伏期的观察未发现新患者或新感染者时,即疫源地被消灭。

习 题

一、名词解释

1. 传染源
2. 流行过程
3. 疫源地
4. 传播途径

二、填空题

1. 流行过程的三个基本环节包括_____、_____、_____。
2. 传染源包括_____、_____、_____、_____。
3. 常见的传播途径有_____、_____、_____、_____、_____、_____。
4. 影响流行过程的因素有_____、_____。
5. 影响疫源地范围大小的因素有_____、_____、_____。

三、选择题

1. 以下传染病**不是**通过虫媒传播的是
   A. 疟疾　　　　　B. 乙脑　　　　　C. 登革热
   D. 流脑　　　　　E. 森林脑炎
2. 以下情况**不作为**传染源的是
   A. 隐性感染者　　B. 显性感染者　　C. 病原携带者
   D. 潜伏性感染者　E. 受感染动物
3. 以下传染病**不能**通过母婴传播的是
   A. 乙肝　　　　　B. 艾滋病　　　　C. 水痘
   D. 风疹　　　　　E. 乙脑
4. 传染病的流行过程必须具备的三个基本环节是
   A. 病原体、环境、易感人群
   B. 病原体、人体、环境
   C. 传染源、传播途径、易感人群
   D. 病原体、环境、传染源
   E. 传染源、环境、传播途径

四、是非题(对的打√,错的打 ×)

1. 所有的病原携带者都是传染源。

2. 传染病流行之后,可使免疫人口增加,能降低人群易感性。

3. 钩体病、血吸虫病的流行特征是地区性、季节性和职业性。

4. 人群易感性降低的原因之一是有计划地进行预防接种。

5. 传染病流行过程的三个基本环节是病原体、传播途径、人群易感性。

6. 隐性感染可使免疫人群扩大。

7. 传染源指被病原体污染的环境或环境中的病原体。

五、简答题

1. 试述疫源地被消灭的条件有哪些?

2. 简述人群易感性高低受哪些因素影响?

参 考 答 案

一、名词解释

1. 传染源:是指体内有病原体生长、繁殖,并能排出病原体的人或动物。

2. 流行过程:传染病的病原体从传染源的体内排出,经过一定的传播途径侵入易感者而形成新的传染,在人群中发生、发展和转归的过程。

3. 疫源地:在一定条件下,传染源向周围排出的病原体,通过一定传播途径所波及的范围。

4. 传播途径:是指病原体从传染源体内排出后,再侵入另一易感者体内所经过的途径。

二、填空题

1. 传染源 传播途径 易感人群

2. 传染病患者 隐性感染者 病原携带者 受感染的动物

3. 呼吸道传播 消化道传播 接触传播 虫媒传播 血液、体液传播 母婴传播

4. 自然因素 社会因素

5. 传染源活动范围 传播途径的特点 传染源周围人群的免疫状态

三、选择题

1. D 2. D 3. E 4. C

四、是非题

1. √ 2. √ 3. √ 4. √ 5. × 6. √ 7. ×

五、简答题

1. 答:疫源地被消灭的条件是:传染源离开疫源地,或疾病痊愈后传染源不再携带病原体;通过消毒等措施使传染源排到外界环境中的病原体被彻底消灭;通过检疫确定,在疫源地范围内所有易感接触者,经过该病最长潜伏期的观察未发现新患者或新感染者。

2. 答: 人群易感性高低受人口动态变化、病原体变异、有无预防接种等因素影响。

（王明琼）

第五节 传染病的特征

学习要点

1. 掌握: 传染病的基本特征, 传染病的临床特点, 特别是传染期、潜伏期的概念及意义。
2. 熟悉: 传染病的常见临床症状和体征。

内容要点

一、传染病的基本特征

是传染病与其他疾病的主要区别。

（一）有特异性病原体

每种传染病都有特异性的病原体, 包括病原微生物和寄生虫, 其中病毒和细菌感染最常见。找到病原体有助于传染病确诊。

（二）有传染性

这是传染病与其他感染性疾病的主要区别。

传染期的概念: 传染病患者排出病原体的整个时期均具有传染性, 这一时期称为传染期。

传染期意义: 了解各种传染病的传染期是确定传染病患者隔离期限的重要依据。

（三）有流行病学特征

1. 流行性 按传染病的流行强度和广度分为: 散发、流行、大流行、暴发。
2. 季节性 传染病有明显季节性, 呼吸道传染病多发在冬春季节, 消化道传染病多发在夏秋季节。
3. 地方性 受自然因素、社会因素的影响, 某些传染病局限在一定的地区。
4. 外来性 指在国内或地区原来不存在, 而从国外或外地通过外来人口或物品传入的传染病。

（四）有感染后免疫

多数病毒性传染病所产生的保护性免疫强度较强, 持续时间较长, 甚至可保持终生, 如麻疹、流行性腮腺炎等, 但流行性感冒等例外; 多数细菌、螺旋体、原虫性传染病所产生的保护性免疫强度较弱, 免疫持续时间较短, 如细菌性痢疾、疟疾等, 但伤寒等例外; 蠕虫病一般不产生保护性免疫, 可重复感染, 如蛔虫病等。

由于各种传染病的免疫强度和持续时间不同, 可出现再感染、重复感染、复发、再燃等现象。

1. 再感染 传染病痊愈后, 经过一段时间免疫力逐渐消失, 又感染同一种病原体称为再感染, 见于流行性感冒、细菌性痢疾等。
2. 重复感染 传染病尚未痊愈, 又受到同一种病原体感染, 称为重复感染, 多见于寄生虫病,如血吸虫病、钩虫病等。

3. 复发　传染病已经进入恢复期或初愈,已稳定退热一段时间,病原体在体内又复活跃,再次出现临床症状称为复发,见于伤寒、疟疾等。

4. 再燃　传染病已进入缓解后期,体温尚未降至正常而再度上升,症状重新出现,称为再燃,见于伤寒、疟疾等。

二、传染病的临床特点

(一)病程发展的规律性

急性传染病从发生、发展至恢复,可分为以下 4 个阶段:

1. 潜伏期

(1)概念:从病原体侵入人体起到开始出现临床症状为止的这段时间称为潜伏期。其相当于病原体在机体内定位、繁殖、转移、引起组织损伤和功能改变、导致临床症状出现之前的感染过程。

(2)意义:了解潜伏期有助于传染病诊断和确定医学观察、留验等检疫期限。

2. 前驱期　从起病到某种传染病的特殊症状出现以前,出现一些无特异性的症状,如发热、乏力、头痛、食欲减退、肌肉酸痛等,这段时期称为前驱期。有些急性传染病可无前驱期。

3. 症状明显期　急性传染病度过前驱期后,逐渐表现出某种传染病所特有的症状和体征,称症状明显期。

4. 恢复期　人体免疫力增至一定程度,体内病理生理过程基本终止,临床症状基本消失,体征逐渐消退,直至完全康复,临床上称为恢复期。

(二)发热与热型

发热是许多传染病所共有的最常见症状。热型是传染病的重要特征,具有鉴别诊断意义。较常见的热型有:稽留热、弛张热、间歇热、波状热、双峰热、不规则热。

(三)发疹

1. 发疹种类　斑丘疹、玫瑰疹、出血疹(瘀点、瘀斑)、黏膜疹、疱疹或脓疱疹、荨麻疹。

2. 出疹时间　水痘和风疹于病程第 1 日,猩红热于病程第 2 日、天花于病程第 3 日、麻疹于病程第 4 日、斑疹伤寒于病程第 5 日、伤寒于病程第 6 日出疹。

3. 出疹顺序　传染病出疹先后顺序不同。如麻疹自耳后发际开始,渐及前额、面部、颈部,然后自上而下蔓延至胸部、腹部、背部及四肢,最后到达手掌和足底。

4. 分布　水痘呈向心性分布,天花呈离心性分布,伤寒呈不规则分布。

(四)中毒症状

可表现为毒血症、菌(病毒)血症、败血症、脓毒血症,严重者可发生感染性休克等。

1. 毒血症　病原体在局部生长繁殖,不断分泌外毒素或菌体崩溃释放内毒素,进入血流引起全身多脏器功能失调和中毒性症状称为毒血症。

2. 菌血症、病毒血症　细菌在局部生长繁殖后侵入血流,不出现明显症状,称原发性菌血症,继而在血管内皮细胞及肝脾内大量繁殖,再次进入血流,称第二次菌血症。病毒侵入血流,称病毒血症。

3. 败血症　侵入的病原体在血中生长繁殖,引起全身严重中毒症状,称为败血症。

4. 脓毒血症　当化脓性病原体引起败血症时,由于人体抵抗力明显减弱,病原体在各组织和脏器中引起转移性化脓病灶,形成多发性脓肿,称为脓毒血症。

(五)临床类型

1. 按传染病病程经过的长短可分为急性、亚急性和慢性。

2. 根据临床特征可分为典型(普通型)、非典型。

3. 根据病情严重程度可分为轻型、中型、重型、暴发型等。

习　题

一、名词解释

1. 传染期

2. 潜伏期

3. 毒血症

4. 败血症

5. 再感染

6. 重复感染

7. 复发

8. 再燃

二、填空题

1. 传染病的基本特征是_____、_____、_____、_____。

2. 典型急性传染病的病程经过可分为_____、_____、_____、_____4个阶段。

3. 传染病常见的热型有_____、_____、_____、_____、_____、_____。

4. 传染病常见的皮疹有_____、_____、_____、_____、_____。

5. 传染病的感染中毒症状有_____、_____、_____、_____。

6. 传染病最常见的症状是_____。

三、选择题

(一)A1 型题

1. 确定传染病接触者医学观察、留验等期限的主要依据是

   A. 传染期　　　　　　　B. 前驱期　　　　　　　C. 症状明显期

   D. 最长潜伏期　　　　　E. 接触期

2. 确定传染病隔离期限的主要依据是

   A. 传染期　　　　　　　B. 前驱期　　　　　　　C. 症状明显期

   D. 潜伏期　　　　　　　E. 接触期

3. 侵入的病原体在血中生长繁殖,引起全身严重中毒症状,称为

   A. 毒血症　　　　　　　B. 脓毒血症　　　　　　C. 败血症

   D. 病毒血症　　　　　　E. 菌血症

4. 常在发病第 4 日出疹的传染病是

   A. 风疹　　　　　　　　B. 水痘　　　　　　　　C. 麻疹

D. 猩红热　　　　　　　　E. 伤寒

5. 某种传染病在一个较小的范围短时间内突然出现大批同类病例称为
   　A. 散发　　　　　　　　B. 暴发　　　　　　　　C. 流行
   　D. 大流行　　　　　　　E. 局部流行

6. 传染病最主要的特征是
   　A. 有病原体　　　　　　B. 有传染性　　　　　　C. 有免疫性
   　D. 有地区性　　　　　　E. 有季节性

7. 传染病最基本的特征是
   　A. 有病原体　　　　　　B. 有传染性　　　　　　C. 有免疫性
   　D. 有地区性　　　　　　E. 有季节性

8. 胸部和上腹部出现玫瑰疹常见于
   　A. 麻疹　　　　　　　　B. 风疹　　　　　　　　C. 水痘
   　D. 伤寒　　　　　　　　E. 猩红热

9. 以下传染病病后免疫力**不持久**的是
   　A. 麻疹　　　　　　　　B. 乙脑　　　　　　　　C. 水痘
   　D. 伤寒　　　　　　　　E. 菌痢

10. 传染病与其他感染性疾病的最主要区别为
    　A. 病原体　　　　　　　B. 传染性　　　　　　　C. 流行性
    　D. 免疫性　　　　　　　E. 地区性

11. 传染病尚未痊愈，又受到同一种病原体感染，称为
    　A. 再感染　　　　　　　B. 重复感染　　　　　　C. 复发
    　D. 再燃　　　　　　　　E. 重叠感染

12. 很少经输血传播的病原体是
    　A. 巨细胞病毒　　　　　B. 脊髓灰质炎病毒　　　C. 梅毒螺旋体
    　D. 疟原虫　　　　　　　E. 丙型肝炎病毒

（二）A2 型题

13. 伤寒患者经治疗后体温渐降，但未降至正常。此后体温再次升高，血培养阳性，属于
    　A. 复发　　　　　　　　B. 再燃　　　　　　　　C. 重复感染
    　D. 混合感染　　　　　　E. 再感染

14. 体温波动较大，24 小时内体温相差 1℃以上，但最低点未达到正常水平，此热型称为
    　A. 弛张热　　　　　　　B. 间歇热　　　　　　　C. 不规则热
    　D. 稽留热　　　　　　　E. 波状热

四、是非题（对的打√，错的打 ×）

1. 传染病已进入缓解后期，体温尚未降至正常而再度上升，症状重新出现，称为复发。
2. 呼吸道传染病以冬春季节多见，而肠道传染病以夏秋季节多见。
3. 一般传染病在潜伏期末即有传染性，发病早期和极期传染性最强，恢复期传染性逐渐减小。
4. 从起病到某种传染病的特殊症状出现以前，出现一些无特异性的症状，称前驱期。
5. 急性传染病度过前驱期后，逐渐表现出某种传染病所特有的症状和体征，称症状明

显期。

五、简答题

试述各类病原体所引起的传染病产生的免疫力有哪些特点？

参 考 答 案

一、名词解释

1. 传染期：传染病患者排出病原体的整个时期。

2. 潜伏期：从病原体侵入人体起到开始出现临床症状为止的这段时间。

3. 毒血症：病原体在局部生长繁殖，不断分泌外毒素或菌体崩溃释放内毒素，进入血流引起全身多脏器功能失调和中毒性症状。

4. 败血症：侵入的病原体在血中生长繁殖，引起全身严重中毒症状。

5. 再感染：传染病痊愈后，经过一段时间免疫力逐渐消失，又感染同一种病原体称为再感染，见于流行性感冒、细菌性痢疾等。

6. 重复感染：传染病尚未痊愈，又受到同一种病原体感染，称为重复感染，多见于寄生虫病，如血吸虫病、钩虫病等。

7. 复发：传染病已经进入恢复期或初愈，病原体在体内又复活跃，再次出现临床症状称为复发，见于伤寒、疟疾等。

8. 再燃：传染病已进入缓解后期，体温尚未降至正常而再度上升，症状重新出现，称为再燃，见于伤寒、疟疾等。

二、填空题

1. 有特异性病原体　有传染性　有流行病学特征　有感染后免疫性
2. 潜伏期　前驱期　症状明显期　恢复期
3. 稽留热　弛张热　间歇热　回归热　双峰热　不规则热
4. 斑丘疹　玫瑰疹　出血疹　黏膜疹　疱疹或脓疱疹　荨麻疹
5. 毒血症　菌血症及病毒血症　败血症　脓毒血症
6. 发热

三、选择题

1. D　2. A　3. C　4. C　5. B　6. B　7. A　8. D　9. E　10. B　11. B　12. B
13. B　14. A

四、是非题

1. ×　2. √　3. √　4. √　5. √

五、简答题

答：多数病毒性传染病所产生的保护性免疫强度较强，持续时间较长，甚至可保持终生，如麻疹等,但流行性感冒等例外;多数细菌、螺旋体、原虫性传染病所产生的保护性免疫强度较弱,免疫持续时间较短,如细菌性痢疾、疟疾等,但伤寒等例外;蠕虫病一般不产生保护性免疫,可产生重复感染,如蛔虫病等。

(张国英)

第六节 传染病的诊断

学习要点

1. 熟悉:传染病的诊断方法。
2. 了解:传染病诊断的目的。

内容要点

传染病的诊断需要综合分析下列三个方面的资料:

一、流行病学资料

流行病学资料在传染病的诊断中有重要的价值。应仔细询问可疑患者的年龄、职业、籍贯、发病季节、居住与旅行地点、既往病史、输血史、密切接触史、不洁饮食史及预防接种史等。

二、临床资料

全面而准确地询问病史,系统而细致的体格检查,对确定临床诊断极为重要。发病的诱因和起病方式对传染病的诊断有重要参考价值,体格检查要特别注意有诊断意义的体征。

三、实验室检查及其他检查资料

实验室检查对传染病的诊断有特殊意义。所有传染病都有其特异性病原体,只要从患者体内查到其病原体就可确诊,而免疫反应检测出特异性抗体,亦有确诊的意义。

（一）一般常规检查项目

包括血液、尿液、粪便常规检验和生化检查。

（二）病原学检查

1. 直接检出病原体 许多寄生虫病可通过肉眼观察或显微镜观察检出病原体而确诊。

2. 分离培养病原体 可用人工培养基、组织细胞培养及动物接种等方法分离病原体,分离出病原体可确诊。

3. 分子生物学检测 以核酸杂交法和核酸体外扩增法为主。可用于病毒、细菌和寄生虫等多种病原体的检测。

（三）免疫学检测

是目前最常用于传染病和寄生虫病诊断的检测技术。

1. 血清学检查 对多种病原体的抗原、抗体均能进行精确的检测。

2. 皮肤试验 常用于血吸虫病、并殖吸虫病等的流行病学调查。

3. T细胞亚群和免疫球蛋白测定 可了解机体免疫功能状态,用于部分传染病的诊断和病情判定,如用于艾滋病的诊断和预后判定。

（四）其他

活体细胞病理检查、内镜检查和影像学检查如超声显像、计算机断层摄影（CT）、磁共振显像（MRI）等也对多种传染病、寄生虫病有一定辅助诊断价值。

习 题

一、填空题

1. 传染病的诊断需要综合分析_____、_____、_____三方面资料。
2. 病原学检查包括_____、_____、_____三种方法。

二、选择题

1. 确诊传染病最重要的实验室检查为
   A. 血常规　　　　　　　　B. 血液生化检查　　　　　C. 病原体检查
   D. 尿常规检查　　　　　　E. 内镜检查
2. 周围血中白细胞总数减少的传染病是
   A. 流行性脑脊髓膜炎　　　B. 伤寒　　　　　　　　　C. 流行性乙型脑炎
   D. 肾综合征出血热　　　　E. 狂犬病
3. 周围血中嗜酸性粒细胞增多,见于
   A. 严重感染　　　　　　　B. 伤寒　　　　　　　　　C. 百日咳
   D. 结核病　　　　　　　　E. 寄生虫病
4. 异常淋巴细胞增多常见于
   A. 病毒感染　　　　　　　B. 细菌感染　　　　　　　C. 原虫感染
   D. 真菌感染　　　　　　　E. 蠕虫感染

三、是非题（对的打√,错的打 ×）

1. 传染病有特异病原体,故从可疑病人的血、尿、便、脑脊液等标本中检出病原体,即可确诊某种传染病。
2. 免疫学检查是目前最常用于传染病和寄生虫病诊断的检测技术。
3. 血清学检查对多种病原体的抗原、抗体均能进行精确地检测。

参 考 答 案

一、填空题

1. 流行病学资料　临床资料　实验室检查资料
2. 直接检出病原体　分离培养病原体　分子生物学检测

二、选择题

1. C 2. B 3. E 4. A

三、是非题

1. √ 2. √ 3. √

（张国英）

第七节　传染病的治疗

学习要点

1. 掌握：传染病的治疗原则。
2. 熟悉：传染病的治疗方法。

内容要点

一、治疗原则

强调早期隔离、治疗，尽可能做到就近、就地医疗。要坚持综合治疗的原则，即治疗与护理、隔离与消毒并重，一般治疗、对症治疗与病原治疗并重原则。

二、治疗方法

（一）一般支持疗法

按规定进行隔离、消毒。做好基础护理及心理治疗，补充水、热量、维生素，维持水、电解质平衡。

（二）病原疗法

是针对病原体的治疗。常用药物有抗生素、化学合成制剂和血清免疫制剂等。

1. 抗生素　主要是对细菌感染性传染病有显著疗效。
2. 化学合成制剂　化学制剂在治疗细菌感染、寄生虫病时占有重要位置。
3. 血清免疫制剂　常用的血清免疫制剂有白喉抗毒素和破伤风抗毒素等。

（三）对症疗法

降温、镇静、防治心衰、呼衰等。

（四）中医中药及针灸治疗

中医中药及针灸治疗在某些传染病有较好疗效。

（五）康复治疗

某些传染病引起神经系统后遗症，需要采取手法按摩、被动活动、理疗、高压氧等康复治疗措施，以促进机体功能恢复。

习 题

一、填空题

1. 传染病的病原学治疗包括_____、_____、_____。
2. 常用的血清免疫制剂有_____、_____,用于_____或_____。

二、选择题

(一) A1 型题

1. 传染病治疗原则是
   A. 治疗与护理　　　　　B. 病原治疗　　　　　C. 一般治疗、对症治疗
   D. 隔离与消毒　　　　　E. 都是
2. 属于对症治疗的是
   A. 抗生素　　　　　　　B. 抗毒素　　　　　　C. 止血
   D. 维生素　　　　　　　E. 针灸

(二) A2 型题

3. 用已痊愈的传染性非典型肺炎患者血清治疗非典患者,属于
   A. 支持疗法　　　　　　B. 病原治疗　　　　　C. 对症治疗
   D. 康复治疗　　　　　　E. 辅助治疗

三、是非题(对的打√,错的打 ×)

1. 抗生素对病毒感染有效。
2. 血清免疫制剂主要用于白喉和破伤风的治疗和紧急预防。

参 考 答 案

一、填空题

1. 抗生素　化学合成制剂　血清免疫制剂
2. 破伤风抗毒素　白喉抗毒素　治疗　紧急预防

二、选择题

1. E　2. C　3. B

三、是非题

1. ×　2. √

(张国英)

第八节 传染病的预防

学习要点

1. 掌握：传染病综合预防措施的重要性；传染病的预防措施；法定传染病的分类及报告时间；消毒、灭菌、隔离的概念。
2. 熟悉：消毒、隔离的种类及措施。
3. 了解：传染病报告制度。

内容要点

一、管理传染源

严格执行传染病报告制度。传染病防治法规定管理的传染病分为甲、乙、丙三类，共 39 种（甲类 2 种、乙类 26 种、丙类 11 种）。

1. 甲类　鼠疫、霍乱。
2. 乙类　传染性非典型肺炎、艾滋病、病毒性肝炎、脊髓灰质炎、人感染高致病性禽流感、麻疹、肾综合征出血热、狂犬病、流行性乙型脑炎、登革热、炭疽、细菌性和阿米巴性痢疾、肺结核、伤寒和副伤寒、流行性脑脊髓膜炎、百日咳、白喉、新生儿破伤风、猩红热、布鲁菌病、淋病、梅毒、钩端螺旋体病、血吸虫病、疟疾、人感染 H_7N_9 禽流感。
3. 丙类　流行性感冒、流行性腮腺炎、风疹、急性出血性结膜炎、麻风病、流行性和地方性斑疹伤寒、黑热病、棘球蚴病、丝虫病，除霍乱、细菌性和阿米巴性痢疾、伤寒和副伤寒以外的感染性腹泻病、手足口病。

我国传染病防治法实施办法规定，甲类传染病为强制管理传染病，责任疫情报告人发现甲类传染病和乙类传染病中的肺炭疽、传染性非典型肺炎时，城镇于 2 小时内，农村于 6 小时内通过传染病疫情监测信息系统进行报告。

乙类传染病为严格管理传染病，责任疫情报告人发现后城镇应于 6 小时内、农村应于12 小时内通过传染病疫情监测信息系统进行报告。

丙类传染病为监测管理传染病。责任疫情报告人发现丙类传染病患者时，应当在 24 小时内通过传染病疫情监测信息系统进行报告。

对传染病的接触者和病原携带者应按具体规定进行医学检疫、预防接种或药物预防。

对动物传染源应加强管理，经济价值高的家畜可给予治疗，必要时宰杀后加以消毒处理；经济价值不大者则设法销毁。

二、切断传播途径

对于各种传染病，尤其是消化道传染病、虫媒传染病和寄生虫病，切断传播途径通常是起主导作用的预防措施。

（一）消毒

1. 消毒的定义　狭义的消毒是指用物理、化学的方法消灭、清除污染环境的病原体。广义的消毒则包括消灭传播媒介在内。

2. 消毒的种类

（1）预防性消毒：对可能受到病原体污染的物品和场所所进行的消毒。

（2）疫源地消毒：对有传染源存在或曾经有过传染源的地点所进行的消毒。

1）随时消毒：随时对传染源的排泄物、分泌物及污染的物品进行消毒，以及时杀灭从传染源排出的病原体，防止传播。

2）终末消毒：对传染源已离开的疫源地进行的最后一次彻底的消毒，以杀灭残留在疫源地内各种物品上的病原体，如患者出院、转科、死亡后，对其所住病室、所用物品的消毒。

3. 消毒方法　有物理消毒方法和化学消毒方法两种。

（二）灭菌

用物理和化学方法杀灭或清除物品上的所有微生物，包括细菌芽胞，使之达到无菌程度。

（三）隔离

1. 隔离的定义　是指将传染源在传染期妥善安排在指定的隔离单位进行治疗和护理，将他们与健康人或非传染患者隔开，暂时避免接触，以防止病原体向外扩散。

2. 隔离的种类　根据传染途径及传染性强弱的不同，分为以下几种隔离：

（1）严密隔离：适用于传染性强、病死率高的传染病，如鼠疫、霍乱、肺炭疽、传染性非典型肺炎等。

（2）呼吸道隔离：适用于经呼吸道传染的疾病，如麻疹、白喉等。

（3）消化道隔离：适用于消化道传染性疾病，如伤寒、菌痢、甲型和戊型肝炎等。

（4）接触隔离：适用于病原体直接或间接的接触皮肤、黏膜而引起的传染病，如狂犬病、破伤风等。

（5）虫媒隔离：适用于以昆虫为媒介的传染病，如流行性乙型脑炎、疟疾、斑疹伤寒等。

（6）血液和（或）体液隔离：适用于经血液、体液及血制品传播的疾病，如乙型肝炎、丙型肝炎、艾滋病、梅毒等。

三、保护易感人群

（一）提高非特异性免疫力

如锻炼身体，增加营养，改善居住条件等。

（二）提高特异性免疫力

1. 人工主动免疫　将纯化抗原疫苗、减毒活菌、类毒素、减毒活病毒接种于人体，使人体产生特异性免疫力，称人工主动免疫。

2. 人工被动免疫　将特异性抗体注入人体，使人体迅速获得免疫力，称人工被动免疫。

（三）药物预防

有些传染病可用药物进行预防，如口服磺胺药物预防流行性脑脊髓膜炎，口服乙胺嘧啶预防疟疾。

习　题

一、名词解释

1. 消毒
2. 隔离
3. 灭菌
4. 随时消毒
5. 终末消毒
6. 预防性消毒
7. 人工主动免疫
8. 人工被动免疫

二、填空题

1. 传染病的预防措施针对流行过程中三个基本环节所采取的措施,即_____、_____、_____。

2. 对甲类传染病,城镇要求在发现后_____小时内报告,农村于_____小时内报告。

3. 隔离分为_____、_____、_____、_____、_____、_____。

三、选择题

（一）A1 型题

1. 根据目前的《中华人民共和国传染病防治法》规定,将法定传染病分为
   A. 三类共 25 种　　　　B. 两类共 28 种　　　　C. 三类共 35 种
   D. 三类共 39 种　　　　E. 两类共 35 种

2. 在传染病管理中列为甲类传染病的是
   A. 病毒性肝炎、流脑　　B. 流脑、结脑　　　　C. 鼠疫、霍乱
   D. 非典、手足口病　　　E. 艾滋病、人感染高致病性禽流感

3. 我国传染病防治法规定,下列属乙类传染病的是
   A. 霍乱　　　　　　　　B. 鼠疫　　　　　　　C. 麻风病
   D. 流脑　　　　　　　　E. 丝虫病

4. 增强特异性免疫力的措施为
   A. 调节饮食　　　　　　B. 体育锻炼　　　　　C. 改善居住条件
   D. 良好的卫生习惯　　　E. 预防接种

5. 注射下列何种制剂可获得自动免疫
   A. 丙种球蛋白　　　　　B. 胎盘球蛋白　　　　C. 抗毒血清
   D. 类毒素　　　　　　　E. 特异性高价免疫球蛋白

6. 注射下列何种制剂可迅速获得免疫力
   A. 减毒活疫苗　　　　　B. 减毒活菌　　　　　C. 纯化抗原疫苗
   D. 抗毒素　　　　　　　E. 类毒素

7. 下列情况**不能**获得特异性免疫的是
　　A. 隐性感染　　　　　　B. 患传染病后　　　　C. 生活规律
　　D. 注射疫苗　　　　　　E. 注射胎盘球蛋白
8. 对非典患者应采取的隔离方式是
　　A. 严密隔离　　　　　　B. 呼吸道隔离　　　　C. 接触隔离
　　D. 消化道隔离　　　　　E. 血液－体液隔离
9. 预防传染病最重要的措施是
　　A. 预防接种　　　　　　B. 加强锻炼　　　　　C. 增加营养
　　D. 注射病种球蛋白　　　E. 药物预防
10. 艾滋患者需要采取的隔离方式是
　　A. 严密隔离　　　　　　B. 呼吸道隔离　　　　C. 接触隔离
　　D. 消化道隔离　　　　　E. 血液－体液隔离
11. 为乙类传染病,但按甲类传染病管理的是
　　A. 艾滋病　　　　　　　B. 病毒性肝炎　　　　C. 鼠疫
　　D. 霍乱　　　　　　　　E. 肺炭疽

（二）A2 型题
12. 非典患者死亡后,所用过的物品、病房,需进行
　　A. 预防性消毒　　　　　B. 随时消毒　　　　　C. 终末消毒
　　D. 疫源地消毒　　　　　E. 灭菌

四、是非题(对的打√,错的打 ×)

1. 预防接种对传染病的控制和消灭起着关键作用。
2. 广义的消毒包括消灭传播媒介。
3. 消化道传染病、虫媒传染病和寄生虫病,切断传播途径通常是起主导作用的预防措施。
4. 乙型肝炎、丙型肝炎、艾滋病、梅毒等需采取血液－体液隔离。
5. 鼠疫、霍乱、肺炭疽、传染性非典型肺炎需采取严密隔离。
6. 甲类传染患者禁止探视。
7. 烈性传染病有鼠疫、霍乱。
8. 传染病患者出院、转科、死亡后,病人的病房、所用物品需进行终末消毒。

五、简答题

简述隔离的种类。

参 考 答 案

一、名词解释

1. 消毒:狭义的消毒是指用物理、化学的方法消灭、清除污染环境的病原体。广义的消毒则包括消灭传播媒介在内。
2. 隔离:是指将传染源在传染期送到传染病院或传染病科进行治疗和护理,将他们与健

康人或非传染患者隔开,暂时避免接触,以防止病原体向外扩散。

3. 灭菌:用物理和化学方法杀灭或清除物品上的所有微生物,包括细菌芽胞,使之达到无菌程度。

4. 随时消毒:随时对传染源的排泄物、分泌物及污染的物品进行消毒,以及时杀灭从传染源排出的病原体,防止传播。

5. 终末消毒:对传染源已离开的疫源地进行的最后一次彻底的消毒,以杀灭残留在疫源地内各种物品上的病原体。如患者出院、转科、死亡后,对其所住病室、所用物品的消毒。

6. 预防性消毒:对可能受到病原体污染的物品和场所所进行的消毒。

7. 人工主动免疫:将纯化抗原疫苗、减毒活菌、类毒素、减毒活病毒接种于人体,使人体产生特异性免疫力,称人工主动免疫。

8. 人工被动免疫:将特异性抗体注入人体,使人体迅速获得免疫力,称人工被动免疫。

二、填空题

1. 管理传染源　切断传播途径　保护易感人群
2. 2小时　6小时
3. 严密隔离　消化道隔离　呼吸道隔离　接触隔离　虫媒隔离　血液和(或)体液隔离

三、选择题

1. D　2. C　3. D　4. E　5. D　6. D　7. C　8. A　9. A　10. E　11. E　12. C

四、是非题

1. √　2. √　3. √　4. √　5. √　6. √　7. √　8. √

五、简答题

答:(1)严密隔离:适用于传染性强、病死率高的传染病,如鼠疫、霍乱、肺炭疽、传染性非典型肺炎等。

(2)呼吸道隔离:适用于经呼吸道传染的疾病,如麻疹、白喉等。

(3)消化道隔离:适用于消化道传染性疾病,如伤寒、菌痢、甲型和戊型肝炎等。

(4)接触隔离:适用于病原体直接或间接的接触皮肤、黏膜而引起的传染病,如狂犬病、破伤风等。

(5)虫媒隔离:适用于以昆虫为媒介的传染病,如流行性乙型脑炎、疟疾、斑疹伤寒等。

(6)血液和(或)体液隔离:适用于经血液、体液及血制品传播的疾病,如乙型肝炎、丙型肝炎、艾滋病、梅毒等。

(张国英)

第二章 **病毒感染性疾病**

第一节　病毒性肝炎

学习要点

1. 掌握：病毒性肝炎的病原学分类及其抗原抗体系统，分子生物学标志物的临床意义，病毒性肝炎的临床分型及各型病毒性肝炎的预防措施。

2. 熟悉：各型病毒性肝炎的流行病学资料、临床表现、实验室检查及其诊断，病毒性肝炎的治疗原则及各型肝炎主要治疗措施。

3. 了解：病毒性肝炎的病原学、发病机制与病理解剖。

内容要点

一、概念

病毒性肝炎是由多种肝炎病毒引起的，以肝脏损害为主的一组全身性传染病。按病原学分类，目前已明确的有甲型、乙型、丙型、丁型、戊型五型肝炎。按临床经过可分为急性肝炎、慢性肝炎、重型肝炎、淤胆型肝炎和肝炎肝硬化。典型表现为乏力、食欲减退、厌油、恶心、腹胀、肝脾肿大及肝功能异常，部分病例可出现黄疸。

二、病原学

（一）甲型肝炎病毒

甲型肝炎病毒（HAV）呈球形，直径 27~32nm，无包膜，由 32 个亚单位结构组成的 20 面对称体颗粒。HAV 基因组为单股线状 RNA，全长由 7478 个核苷酸组成。能感染人的血清型只有 1 个，因此只有 1 个抗原抗体系统，感染后早期出现 IgM 型抗体，是近期感染的标志。一般持续 8~12 周，少数病例可延续 6 个月左右。IgG 型抗体是既往感染或免疫接种后的标志，可保持多年。

（二）乙型肝炎病毒

在电镜下，乙型肝炎病毒（HBV）感染者血清中存在三种形式的颗粒：①大球形颗粒，为完整的 HBV 颗粒（又名 Dane 颗粒），直径为 42nm，由包膜与核心组成。包膜厚 7nm，内含乙型肝炎表面抗原（HBsAg）、糖蛋白与细胞脂质；核心直径为 27nm，含乙型肝炎病毒脱氧核糖核酸（HBV DNA）、DNA 聚合酶（DNAP）、乙型肝炎核心抗原（HBcAg），为病毒复制的主体；②小球形颗粒；③丝状或管状颗粒。后两种颗粒仅由 HBsAg 组成，为空心包膜，不含核酸，无感染性。HBV 基因组为不完全的环状双股 DNA，由正链（短链 S）和负链（长链 L）构成。L 链约含 3200 个碱基，S 链的长度可变。

HBV 抗原抗体系统及分子生物学标志物：

1. HBsAg 和抗 –HBs　成人感染 HBV 后最早 1~2 周，最迟 11~12 周血中首先出现 HBsAg。在急性自限性 HBV 感染时，血中 HBsAg 多持续 1~6 周，最长可达 20 周。无症状携带者和慢性患者血中 HBsAg 可持续多年，甚至终身。HBsAg 本身只有抗原性，但无传染性。抗 –HBs 在急性自限性 HBV 感染后期，HBsAg 转阴后一段时间开始出现，6~12 个月逐步上升达高峰，可持续多年，但滴度会逐渐缓慢下降，一般在 10 年内转阴。约 50% 的患者在 HBsAg 转阴后数月血中才可检出抗 –HBs；少数患者 HBsAg 转阴后一直不出现抗 –HBs。抗 –HBs 是一种保护性抗体，其出现表示对 HBV 有免疫力，见于乙型肝炎恢复期、过去感染和乙肝疫苗接种后。

2. 前 S1、S2 抗原和前 S1、S2 抗体　前 S1（PreS1）抗原在急性感染早期紧随 HBsAg 在血中出现，很快转阴提示病毒清除和病情好转，持续阳性预示感染慢性化。前 S1 抗原和前 S2 抗原阳性均为判断病毒存在和复制的指标。前 S1 抗体和前 S2 抗体均为保护性抗体，前 S2 抗体还可作为判断乙肝疫苗免疫效果的观察指标。

3. HBcAg 和抗 –HBc　肝组织中 HBcAg 主要存在于受感染的肝细胞核内，血液中 HBcAg 也主要存在于 Dane 颗粒核心，故 HBcAg 是 HBV 复制的标志。因外周血中游离的 HBcAg 极少，故较少作为临床常规检测项目。HBcAg 有很强的免疫原性，HBV 感染者几乎均可检测出抗 –HBc，除非 HBV 基因出现极少数的变异或感染者有免疫缺陷。抗 –HBcIgM 是 HBV 感染后较早出现的抗体，多出现在发病第 1 周，多数在 6 个月内消失，阳性提示急性期和慢性肝炎急性发作。在急性自限性 HBV 感染过程中，HBsAg 已消失而抗 –HBs 尚未出现前，在血中只能检出抗 –HBcIgM 和抗 –HBe 的时期，称 HBV 感染的"窗口期"。血清中抗 –HBc IgG 出现稍迟，但可持续多年甚至终身，为感染过 HBV 的标志。

4. HBeAg 和抗 –HBe　HBeAg 一般仅见于 HBsAg 阳性血清。急性 HBV 感染时 HBeAg 出现时间略晚于 HBsAg。HBeAg 是一种可溶性蛋白，在 HBV 感染过程中作为免疫耐受因子，其存在表示患者处于高感染低应答期，持续存在预示趋向慢性。HBeAg 与 HBV DNA、DNAP 密切相关，是 HBV 活动性复制和传染性强的标志。HBeAg 消失而抗 –HBe 产生称为 HBeAg 抗原血清转换，通常意味着机体从免疫耐受转为免疫激活，此时常有病变活动的激化。抗 –HBe 阳转后，病毒复制多处于静止状态，传染性降低，但部分患者仍有病毒复制、肝炎活动，可能存在 HBV 前 C 区基因变异。

5. 分子生物学标志 HBV DNA 和 DNAP　两者均位于 HBV 的核心部位，是 HBV 复制和传染性强的直接标志。定量检测 HBV DNA 对判断病毒复制程度、传染性强弱、抗病毒药物疗效等有重要意义。

（三）丙型肝炎病毒

丙型肝炎病毒（HCV）呈球形颗粒，直径 30~60nm。外有脂质外壳、囊膜和棘突结构，内有核心蛋白和核酸组成的核衣壳。HCV 基因组为单股正链 RNA，全长约 9400 个碱基。丙型肝炎病毒是目前已明确的五型肝炎病毒中最易变异的一种，同一基因组不同区段变异程度有显著差异。根据基因序列的差异，以 Simmonds 的分型命名系统，目前可将 HCV 分为 6 个不同的基因型，我国以 1 型为主，1b 型 HCV RNA 载量高。

丙型肝炎抗原（HCVAg）和丙型肝炎抗体（抗 –HCV）：血清中 HCVAg 含量很低，检测率不高。抗 –HCV 不是保护性抗体，是 HCV 感染的标志。抗 –HCV 又分为 IgM 和 IgG 型。前者在发病初期即可检出，一般持续 1~3 个月。如抗 –HCV IgM 持续阳性，提示病毒持续复制，易转为慢性。HCV RNA 是病毒感染和复制的直接标志。

（四）丁型肝炎病毒

丁型肝炎病毒（HDV）定位于肝细胞核内，在血液中由 HBsAg 包被，形成 35~37nm 的球形颗粒，基因组为单股环状闭合负链 RNA，长约 1679 个碱基。HDV 是一种缺陷病毒，必须有 HBV 或其他嗜肝 DNA 病毒辅佐才能复制，故临床上多见于在 HBV 感染的基础上重叠 HDV 的感染。

HDV HDV 只有一个抗原、抗体系统。HDVAg 最早出现，然后分别是抗 –HDVIgM 和抗 –HDVIgG，三者一般不会同时出现在血清中。抗 –HDV 不是保护性抗体。血液及肝组织中 HDV RNA 阳性是诊断丁型肝炎最直接的证据。

（五）戊型肝炎病毒

戊型肝炎病毒（HEV）是 α 病毒亚组成员。为无包膜的圆球形颗粒，直径为 27~34nm。HEV 基因组为单股正链 RNA，全长为 7.2~7.6kb。

HEVAg 主要存在肝细胞质中，血液中检测不到。抗 –HEVIgM 在发病初期产生，多在 3 个月内阴转，是近期感染的标志。抗 –HEVIgG 多在发病 6~12 个月阴转，也有持续数年至十多年者。

三、流行病学

我国是病毒性肝炎的高发区。甲型肝炎人群流行率（抗 HAV 阳性）约 80%。全世界 HBsAg 携带者约 3.5 亿，其中我国 1 亿左右。全球 HCV 感染率约为 2.8%，感染者约 1.85 亿，我国人群抗 HCV 阳性者占 0.43%，约 1000 万。丁型肝炎人群流行率约 1%，戊型肝炎约 20%。

（一）甲型肝炎

1. 传染源 传染源为急性期患者和隐性感染者，后者远较前者多，但无病原携带状态。

2. 传播途径 HAV 以粪 – 口途径为主。

3. 人群易感性 抗 –HAV 阴性者均为易感人群。感染后可获得持久免疫力。

（二）乙型肝炎

1. 传染源 主要是急、慢性乙型肝炎患者和 HBV 携带者。

2. 传播途径

（1）母婴传播：包括宫内感染、围生期传播、分娩后传播。围生期传播或分娩过程是母婴传播的主要方式。

（2）血液、体液及性接触传播：血液中 HBV 含量很高，微量污染血进入人体即可引起感染。此外，密切接触及性传播也是重要的传播途径。

（3）其他传播途径：HBV 不经呼吸道和消化道传播，因此，日常学习、工作或生活（无血液暴露）的接触，不会传染 HBV。也未发现 HBV 能经吸血昆虫（蚊、臭虫等）传播。

3. 人群易感性 抗 –HBs 阴性者，包括未感染 HBV 及未接种过乙肝疫苗者。

4. 流行病学特征 我国一般人群 HBsAg 携带率为 7.18%，2014 年中国疾病控制中心全国流行病学调查 1~4 岁儿童的 HBsAg 阳性率为 0.32%。

（三）丙型肝炎

1. 传染源 主要是急、慢性患者和病毒携带者。

2. 传播途径 和乙型肝炎类似，主要经血液传播，但其传播途径较乙肝局限。包括：①输血和血制品传播；②经破损的皮肤和黏膜传播；③性传播；④母婴传播；⑤生活密切接触传播。

3. 人群易感性　普遍易感。

（四）丁型肝炎

传染源和传播途径与乙型肝炎相似。与 HBV 以重叠感染或同时感染的形式存在。人类对 HDV 普遍易感。

（五）戊型肝炎

传染源和传播途径与甲型肝炎基本相似。

四、发病机制与病理解剖

（一）发病机制

1. 甲型肝炎　甲型肝炎的发病机制尚未完全明了,目前认为,HAV 对肝细胞的直接作用和免疫反应在致肝细胞损害中起重要作用。

2. 乙型肝炎　乙型肝炎的发病机制非常复杂,目前尚未完全明确。HBV 引起肝细胞损伤主要取决于机体的免疫应答,尤其是细胞免疫应答。机体免疫反应不同,临床表现和转归亦各异,可表现为无症状携带者、急性肝炎、慢性肝炎、重型肝炎（肝衰竭）等。免疫耐受是乙型肝炎慢性化的关键因素。感染 HBV 的年龄也是判断慢性化的最好指标,感染的年龄越轻,慢性化的可能性越高。婴幼儿期 HBV 感染的自然史一般可人为划分为 4 个期,即免疫耐受期、免疫清除期、非活动或低（非）复制期和再活动期。

3. 丙型肝炎　目前认为 HCV 导致肝细胞损伤与下列因素有关:①HCV 的直接杀伤作用;②宿主免疫因素;③自身免疫机制;④细胞凋亡。急性 HCV 感染一般临床表现较轻,但易转为慢性化,慢性化率为 55%~85%,且慢性丙肝患者自发性痊愈的很少见。其慢性化的可能机制为:①HCV 有高度的变异性;②HCV 诱生免疫耐受;③HCV 对肝外细胞具有泛嗜性;④感染 HCV 的年龄也是判断慢性化的指标,和乙肝相反,感染的年龄越大,慢性化的可能性越高。⑤肝组织炎症坏死程度和 ALT 水平是提示慢性化及预后的最好指标,尤其是肝脏病理学检查,是评价丙型肝炎病情及发展的金标准。

4. 丁型肝炎　发病机制目前尚未明确。HDV 本身及其表达产物对肝细胞有直接的损害,同时机体免疫反应也参与了损伤。

5. 戊型肝炎　目前发病机制尚不清楚,可能与甲肝相似。开始有病毒血症,后细胞免疫是引起肝损伤的主要原因。

（二）病理解剖

1. 基本病变　各型病毒性肝炎基本病理改变表现以肝细胞弥漫性变性、坏死,同时伴有程度不同的炎症细胞浸润、间质增生和肝细胞再生为特征。

2. 各临床类型肝炎的病理特点

（1）急性肝炎:常见肝肿大,肝细胞气球样变和嗜酸性变,肝细胞点、灶状坏死,伴有汇管区炎症细胞浸润及坏死区肝细胞再生,网状支架和胆小管结构正常。

（2）慢性肝炎:肝细胞变性和点、灶性坏死,常发生肝细胞碎屑样坏死和桥状坏死,汇管区炎症细胞浸润,肝小叶及汇管区内胶原及纤维组织增生,肝细胞再生结节形成。病变进一步发展可导致肝硬化。

（3）重型肝炎

1）急性重型肝炎（急性肝衰竭）:肝细胞呈一次性坏死,可呈大块或亚大块坏死或桥接坏死,坏死肝细胞超过 2/3 以上,周围有中性粒细胞浸润,无纤维间隔形成,亦无明显肝细胞再生。肉眼观察肝体积明显缩小,由于坏死区充满大量红细胞而呈红色,残余肝组织淤胆呈黄绿色,故称为红色或黄色肝萎缩。

2)亚急性重型肝炎(亚急性肝衰竭):肝组织呈新旧不等的亚大块坏死或桥接坏死,坏死面积小于 1/2。肝小叶周边可见残留肝细胞有程度不等的再生,较陈旧的坏死区网状纤维塌陷,增生的胶原纤维包绕,伴细、小胆管增生和胆汁淤积。肉眼肝脏表面有大小不等的结节。

3)慢加急性(亚急性)重型肝炎:慢加急性(亚急性)肝衰竭在慢性肝病病理损害的基础上,发生新的程度不等的肝细胞坏死性病变。

4)慢性重型肝炎(慢性肝衰竭):主要为弥漫性肝纤维化以及异常增生结节形成,可伴有分布不均的肝细胞坏死。

(4)肝炎肝硬化

1)活动性肝硬化:肝硬化伴明显炎症,假小叶边界不清。

2)静止性肝硬化:肝硬化结节内炎症轻,假小叶边界清楚。

(5)淤胆型肝炎:除有轻度急性肝炎病变外,常因胆汁代谢、排泄障碍而有肝细胞内胆色素滞留、毛细胆管内胆栓形成及汇管区水肿和小胆管扩张等病变。

(6)慢性无症状携带者:仅有 10% 携带者肝组织正常,称为非活动性携带者;其余为活动性携带者,表现为以肝细胞变性为主,伴轻微炎细胞浸润,也可表现为慢性肝炎甚至肝硬化病理改变。

五、病理生理

1. 黄疸　以肝细胞黄疸为主,肝细胞通透性增加及胆红素的摄取、结合、排泄等功能障碍而引起黄疸。

2. 肝性脑病　其发生机制可能与血氨及毒性产物蓄积、支链氨基酸/芳香族氨基酸比例失调、假性神经递质学说有关。其中血氨及毒性产物蓄积被认为是引起肝性脑病的主要原因。下列因素可诱发肝性脑病:高蛋白饮食、消化道出血、大量利尿剂导致低钾性碱中毒、低钠血症、合并感染、大量放腹水、使用镇静剂或麻醉剂等。

3. 出血　重型肝炎肝细胞坏死使多种凝血因子合成减少、肝硬化脾功能亢进致血小板减少、DIC 导致凝血因子和血小板消耗等均可引起出血。肝硬化门脉高压也是引起出血的原因。

4. 急性肾功能不全　又称为肝肾综合征或功能性肾衰竭。重型肝炎和肝硬化时,由于内毒素血症、前列腺素 E_2 减少、有效血容量下降,肾血管收缩等因素可导致肾小球滤过率和肾血浆流量降低,引起功能性肾衰竭。功能性肾衰竭持续存在和发展,也可导致肾脏实质性损害。

5. 肝肺综合征　重型肝炎和肝硬化患者可出现肺水肿、间质性肺炎、盘状肺不张、胸腔积液和低氧血症等病理和功能改变,统称为肝肺综合征。其发生的根本原因为:肺内毛细血管扩张,出现动-静脉分流,严重影响气体交换功能,使肺通气/血流比例失调。同时肝功能衰竭出现门-体静脉分流,使肠道细菌进入肺循环释放内毒素也是发病的原因。主要表现为低氧血症和高动力循环症,临床上可出现胸闷、气促、呼吸困难、胸痛、发绀、头晕等症状,严重者可导致晕厥与昏迷。

6. 腹水　重型肝炎和肝硬化时,由于醛固酮分泌过多和利钠激素合成减少而导致钠水潴留。钠水潴留是早期腹水形成的主要原因。门静脉高压、低蛋白血症、肝淋巴液生成过多是后期腹水形成的主要原因。

六、临床表现

各型病毒性肝炎的潜伏期不同,甲型肝炎 2~6 周,平均 4 周;乙型肝炎 1~6 个月,平均 3 个月;丙型肝炎 2 周 ~6 个月,平均 40 日;丁型肝炎 4~20 周;戊型肝炎 2~9 周,平均 6 周。

1. 急性肝炎 临床主要表现为全身乏力、食欲减退、厌油、恶心、呕吐、腹胀、肝区隐痛不适症状,有时有腹痛、腹泻或便秘。部分病例可出现黄疸。化验肝功能 ALT、AST 升高。

临床上可分为急性黄疸型肝炎和急性无黄疸型肝炎。根据临床经过的阶段性,急性黄疸型肝炎又可分为黄疸前期、黄疸期、恢复期。

2. 慢性肝炎 急性肝炎病程超过半年;或原有乙、丙、丁型肝炎病毒感染,本次因同一种病原再次出现肝炎症状、体征、肝功能异常者。对发病日期不明确或无肝炎病史,但根据肝组织病理学或根据流行病学资料、临床表现及相关检查综合分析符合慢性肝炎表现者也可诊断慢性肝炎。临床表现有乏力、食欲缺乏、恶心、腹胀、肝区不适等症状;肝大,质地呈中等硬度,有轻触痛,可有脾肿大。病情较重者可伴有慢性肝病面容、肝掌、蜘蛛痣。肝功能检查异常。

根据病情轻重可分为轻、中、重三度。

3. 重型肝炎(肝衰竭) 重型肝炎(肝衰竭)的病因和诱因复杂,且往往是多因素共同参与。包括过度疲劳、营养不良、精神刺激、饮酒、应用损害肝脏的药物、重叠感染(如乙型肝炎重叠其他肝炎病毒感染)、合并细菌感染、妊娠、不适时手术、并发其他急慢性疾病(如甲状腺功能亢进、糖尿病)等。临床上表现为一系列肝衰竭的症候群:可有极度疲乏、严重消化道症状、神经精神症状(嗜睡、性格改变、烦躁不安、昏迷等)、明显出血现象。可出现肝臭、中毒性鼓肠、肝肾综合征等。黄疸迅速加深,肝浊音界迅速缩小。可见扑击样震颤和病理反射。肝功能异常,多数患者出现胆 - 酶分离现象(转氨酶轻度增高或正常,而胆红素明显增高)和凝血酶原时间(PT)显著延长及凝血酶原活动度(PTA)明显降低(<40%)。胆红素每日上升 ≥17.1μmol/L,或大于正常值 10 倍。血氨升高。

根据病理组织学特征和病情发展速度,重型肝炎(肝衰竭)可分为四类:急性重型肝炎(急性肝衰竭,ALF)、亚急性重型肝炎(亚急性肝衰竭,SALF)、慢加急性(亚急性)重型肝炎[慢加急性(亚急性)肝衰竭,ACLF]、慢性重型肝炎(慢性肝衰竭,CLF)。根据临床表现的严重程度,亚急性重型肝炎(亚急性肝衰竭)和慢加急性(亚急性)重型肝炎[慢加急性(亚急性)肝衰竭]可分为早、中、晚三期。

4. 淤胆型肝炎 亦称毛细胆管炎型肝炎。是以肝内胆汁淤积为主要表现的一种临床类型。表现为梗阻性黄疸的特点:如常有肝大、皮肤瘙痒、粪色变浅,黄疸深,但消化道症状较轻。肝功能检查血清总胆红素增加,以直接胆红素为主。γ-GT、ALP、TBA 及 CHO 等升高。而 ALT、AST 可无明显升高,PT 无明显延长,PTA>60%。诊断须排除其他原因引起的肝内外梗阻性黄疸。

临床上分为急性淤胆型肝炎和慢性淤胆型肝炎。

5. 肝炎肝硬化 按肝脏炎症活动情况分为活动性与静止性两型。根据肝组织病理和临床表现可分为代偿性肝硬化和失代偿性肝硬化。未达到肝硬化标准,但肝组织纤维化表现明显者,称为肝炎纤维化。

七、并发症

肝内并发症多发生在 HBV 和(或)HCV 感染,主要有肝硬化、肝细胞癌、脂肪肝;肝外并发症包括胆道炎症、胰腺炎、甲状腺功能亢进、糖尿病、心肌炎、再生障碍性贫血、溶血性贫血、肾小球肾炎、肾小管性酸中毒等;不同病原所致重型肝炎均可发生严重并发症,主要有肝性脑病、上消化道出血、肝肾综合征、感染。

八、实验室检查

（一）血常规检查

急性肝炎初期白细胞总数正常或增高，黄疸期正常或降低，淋巴细胞相对增多，偶见异型淋巴细胞，重型肝炎白细胞升高，红细胞、血红蛋白下降。肝炎肝硬化合并脾功亢进者可出现红细胞、白细胞、血小板均减少现象。

（二）尿常规检查

尿胆红素和尿胆原检测有助于黄疸病因的诊断。肝细胞性黄疸时两者均为阳性；溶血性黄疸以尿胆原升高为主；梗阻性黄疸以尿胆红素升高为主。

（三）肝功能检查

1. 血清酶检测

（1）丙氨酸氨基转移酶（ALT）：是目前临床上判定肝细胞损伤最特异、最灵敏、最常用的重要指标。急性肝炎时 ALT 明显升高，AST/ALT 常小于 1，黄疸出现后 ALT 开始下降。慢性肝炎和肝硬化时 ALT 轻度或（至）重度升高或反复异常，AST/ALT 常大于 1。重型肝炎由于大量肝细胞坏死，ALT 随黄疸迅速加深反而下降，出现胆 - 酶分离现象，提示肝细胞大量坏死。ALT 可反映肝细胞的炎症活动程度，一般情况下，ALT 在正常值 3 倍以内为轻度，升高 3~10 倍为中度，高于 10 倍为重度异常。

（2）天冬氨酸氨基转移酶（AST）：在肝细胞炎症时亦升高，其诊断特异性稍次于 ALT。在肝脏，AST 80% 存在于肝细胞线粒体中，仅 20% 在胞质。肝病时 AST 升高提示线粒体受损，病情持久且较严重，通常与肝病严重程度呈正相关。急性肝炎时如果 AST 持续在高水平，提示转为慢性的可能性较大。

（3）γ- 氨酰转肽酶（γ-GT）：正常人血清中 GGT 主要来自肝脏。此酶在急性肝炎、慢性活动性肝炎及肝硬变失代偿时仅轻中度升高。各种原因导致的肝内外胆汁淤积时可以显著升高。

（4）碱性磷酸酶（ALP 或 AKP）：主要用于肝病和骨病的临床诊断。经肝胆系统进行排泄。当肝内外胆汁排泄受阻时，肝组织表达的 ALP 不能排出体外而回流入血，出现 ALP 升高。临床上常借助 ALP 的动态观察来判断病情发展，预后和临床疗效。

（5）乳酸脱氢酶（LDH）：广泛存在于机体各组织，肝病时可显著升高，但肌病时也可升高，缺乏特异性，需结合临床资料。

（6）胆碱酸酶（CHE）：由肝细胞合成。随肝损伤加重而降低，提示肝脏合成功能减弱。其值越低，病情越重。对了解肝脏应急功能和储备功能有参考价值。

2. 血清胆红素检测　血清胆红素含量是判定肝损伤严重程度的重要指标之一，直接胆红素在总胆红素的比例尚可反映淤胆的程度。肝衰竭患者血清胆红素呈进行性升高，每日上升 ≥1 倍正常值上限（ULN），且常 ≥10×ULN；也可出现胆 - 酶分离现象。

3. 血清蛋白检测　血清白蛋白主要由肝细胞合成，半衰期较长，约 21 天。球蛋白由浆细胞合成。急性肝炎时，血清蛋白质和量可在正常范围。慢性肝炎（中度和重度）、肝硬化、亚急性及慢性肝衰竭患者常有血清白蛋白减少和球蛋白增加，白蛋白 / 球蛋白（A/G）比值下降甚至倒置。

4. 凝血酶原活动度（PTA）检测　其值越低，肝损伤越重。PTA<40% 是判断重型肝炎（肝衰竭）的重要依据。PTA 也是判断其预后最敏感的指标，PTA<20% 者提示预后不良。

5. 血氨　肝衰竭时清除氨的能力下降，导致血氨升高，常见于重型肝炎和肝性脑病患者。

6. 血糖 超过 40% 的重型肝炎可有血糖降低，临床上注意低血糖昏迷和肝性脑病鉴别。

7. 血浆胆固醇 肝细胞损伤严重时，血浆胆固醇合成减少，故胆固醇明显下降，其值愈低，预后愈差。梗阻性黄疸时胆固醇可升高。

8. 总胆汁酸 健康人的周围血液中血清胆汁酸含量极微，当肝细胞损害或肝内、外阻塞时，胆汁酸代谢就会出现异常，总胆汁酸就会升高。

（四）甲胎蛋白（AFP）

血清 AFP 及其异质体是诊断原发性肝细胞癌的重要指标。明显升高应监测 HCC 的发生；AFP 轻度升高也可提示大量肝细胞坏死后的肝细胞再生，为预后良好的标志。应注意 AFP 升高的幅度、动态变化及其与 ALT 和 AST 的消长关系，并结合临床表现和肝脏超声显像等影像学检查结果进行综合分析。

（五）肝纤维化非侵袭性诊断

1. 瞬时弹性成像 已成为较成熟的肝纤维化无创伤性检查，其优势为操作简便、可重复性好，能够比较准确地识别出轻度肝纤维化和进展性肝纤维化或早期肝硬化；但其测定成功率受肥胖、肋间隙大小以及操作者的经验等因素影响，其测定值受肝脏炎症坏死、胆汁淤积以及脂肪变等多种因素影响。结果判读需结合患者其他血清学指标联合使用可以提高诊断效能。

2. 透明质酸、层黏蛋白、Ⅲ型前胶原和Ⅳ型胶原等 对肝纤维化的诊断具有一定意义，但缺乏特异性。

（六）病原学检查

1. 甲型肝炎

（1）抗 –HAVIgM：是现症感染的证据，是早期诊断甲型肝炎最简便和最可靠的指标。发病数日阳性，3~6 个月后转阴。

（2）抗 –HAVIgG：为保护性抗体，是具有免疫力的标志。出现稍晚，2~3 个月达到高峰，持续多年甚至终生。阳性表示既往 HAV 感染或疫苗接种后反应，现已产生免疫。如果急性期或恢复期双份血清抗 –HAVIgG 滴度 4 倍增长，也是诊断甲型肝炎的依据。

（3）HAV 颗粒：是现症感染的证据。用 RIA 法或免疫电镜（IEM）法可从患者粪便中检出 HAV 颗粒，临床少用。

2. 乙型肝炎

（1）HBsAg 与抗 –HBs：常用 ELISA 法检测。HBsAg 阳性表示有现症 HBV 感染，阴性不能排除 HBV 感染，如 HBV 的 S 区基因发生变异或 HBV 表达量太低时，HBsAg 可呈阴性。抗 –HBs 阳性表示对 HBV 有保护作用，阴性说明对 HBV 易感。HBsAg 和抗 –HBs 同时阳性可出现在 HBV 感染恢复期；或 S 基因发生变异，原型抗 –HBs 不能将其清除；或抗 –HBs 阳性者感染免疫逃避株。

（2）HBeAg 与抗 –HBe：常用 ELISA 法检测。HBeAg 阳性表示 HBV 复制活跃且有较强的传染性，持续阳性易转为慢性肝炎。HBeAg 消失而抗 –HBe 产生称为 HBeAg 抗原血清转换。抗 –HBe 阳转后，病毒多处于静止状态，复制减弱、传染性减低。但也有可能是 HBV DNA 与宿主 DNA 整合，并长期潜伏于体内的一种现象。长期抗 –HBe 阳性不能说明没有传染性，约 20%~50% 患者 HBV DNA 检测阳性，部分可能由于前 C 区基因变异，导致不能形成 HBeAg。

（3）HBcAg 与抗 –HBc：HBcAg 存在于 HBV 的核心，阳性是 HBV 存在且处于复制状态的直接证据，在血清中游离的极少，故用一般方法不易在血液中检出 HBcAg。抗 –HBcIgM 阳性提示 HBV 现症感染。抗 –HBcIgG 在血清中可长期存在。高滴度抗 –HBcIgG 阳性提示 HBV 现症感染，常与

HBsAg 并存；低滴度抗 –HBcIgG 阳性提示既往曾有 HBV 感染，常与抗 –HBs 并存；单一抗 –HBcIgG 阳性可以是过去感染，而在高滴度时往往是现症低水平感染。抗 –HBc 常用 ELISA 法检测。

（4）HBV DNA：是反映病毒复制和传染性的直接指标。定量检测对判断 HBV 复制程度、传染性强弱、抗病毒疗效有重要意义。荧光实时 PCR 法还可用于检测 HBV 基因型、突变株和基因耐药变异位点等。需注意假阳性。

3. 丙型肝炎

（1）抗 –HCVIgM 和抗 –HCVIgG：常用 ELISA 法检测。HCV 抗体是 HCV 感染的标志，不是保护性抗体。抗 –HCVIgM 出现于丙型肝炎急性期，一般持续 4~12 周，因此抗 –HCVIgM 阳性提示现症 HCV 感染。抗 –HCVIgG 阳性提示现症感染或既往感染。抗 –HCV 阴转与否不能作为抗病毒疗效的指标。

（2）HCV RNA：HCV RNA 阳性是病毒感染和复制的直接标志。常用 RT–PCR 法在血液中检出 HCV RNA。定量检测适用于 HCV 现症感染的确认、抗病毒治疗前基线病毒载量分析，以及抗病毒治疗过程中及治疗结束后的应答评估。

（3）HCV 基因分型：有助于判断治疗的难易程度和确定个体化治疗方案。

4. 丁型肝炎

（1）HDAg、抗 –HDVIgM 和抗 –HDVIgG：常用 ELISA 法或 RIA 法检测。HDAg 是 HDV 的颗粒成分，阳性是诊断 HDV 感染的直接证据，但持续时间较短。急性感染时 HDAg 在血中持续 20 余天后出现抗 –HDVIgM，抗 –HDVIgM 是现症 HCV 感染的标志。慢性 HDV 感染时抗 –HDVIgG 可持续增高。抗 –HDVIgG 不是保护性抗体，高滴度提示感染持续存在；低滴度提示感染静止或终止。

（2）HDV RNA：血清或肝组织中 HDV RNA 阳性是病毒感染和复制的直接标志。常用 RT–PCR 法检测。

5. 戊型肝炎　常用 ELISA 法检测抗 –HEVIgM 或抗 –HEVIgG。由于两种抗体持续时间不超过 1 年，故均可作为近期感染的标记。但两种抗体均阴性不能完全排除戊型肝炎，因少数戊型肝炎患者始终不产生抗 –HEVIgM 和抗 –HEVIgG。

（七）影像学检查

可对肝脏、胆囊、脾脏进行超声、CT 和磁共振成像（MRI）等检查。用于监测 CHB 的临床进展、了解有无肝硬化、发现占位性病变和鉴别其性质，尤其是监测和诊断 HCC。

（八）病理学检查

对明确诊断、评价肝脏病变程度、排除其他肝脏疾病、判断预后和监测治疗应答具有重要价值。还可在肝组织中原位检测出病毒，判断病毒复制状态。

九、诊断

（一）流行病学资料

夏秋、秋冬出现肝炎流行高峰，或出现食物和水型暴发流行，有助于甲型和戊型肝炎的诊断。有与乙型、丙型肝炎患者密切接触史，特别是 HBV 感染的母亲所生婴儿或有输血、输入血制品病史、血液透析、静脉吸毒、多个性伴侣，对乙型、丙型肝炎的诊断有参考价值。

（二）临床表现

1. 急性肝炎　发病初常有畏寒、发热、乏力、周身不适、头痛、畏食、恶心等急性感染症状，并伴腹胀、腹泻、肝区疼痛不适等症状。部分患者出现黄疸、肝大。血清 ALT 显著升高，A/G 比值正常，黄疸型肝炎时血清总胆红素（TBIL）>17.1μmol/L，尿胆红素阳性。病程不超过 6 个月。

2. 慢性肝炎 肝炎病程持续半年以上，或发病日期不明确但有慢性肝病临床表现,符合慢性肝炎的实验室检查和肝组织病理学改变者。常有乏力、食欲缺乏、腹胀及肝区不适等症状,可有慢性肝病面容、蜘蛛痣、肝掌、肝大质地较硬、脾大体征。有些患者可出现黄疸。血清 ALT 反复或持续升高。

3. 重型肝炎（肝衰竭） 出现肝衰竭症候群表现。

4. 淤胆型肝炎 起病类似急性黄疸型肝炎,症状轻,但黄疸持续时间长,有粪色变浅、皮肤瘙痒及血清 ALP 升高、尿胆红素明显增多、尿胆原减少或缺如等梗阻性黄疸表现。

5. 肝炎肝硬化 多有慢性乙型或丙型肝炎病史,食欲缺乏、腹胀等消化道症状明显,肝功能受损引起白蛋白下降、A/G 倒置,有脾大、双下肢水肿及食管静脉曲张等门静脉高压表现。

（三）病原学检查

1. 甲型肝炎 有急性肝炎临床表现,并具备下列任何一项均可诊断为甲型肝炎:①抗 -HAVIgM 阳性;②抗 -HAVIgG 急性期阴性,恢复期阳性;③在粪便中检出 HAV 颗粒、HAVAg 或 HAV RNA。

2. 乙型肝炎 慢性 HBV 感染可分为:

（1）慢性乙型肝炎:为了临床上确定抗 HBV 治疗方案,根据 HBeAg 阳性与否可分为:HBeAg 阳性慢性乙型肝炎和 HBeAg 阴性慢性乙型肝炎;根据临床表现及生化检查,可进一步将上述两型慢性乙型肝炎分为轻、中、重三度。

（2）HBV 携带者:包括:①慢性 HBV 携带者;②非活动性 HBsAg 携带者。

（3）隐匿性慢性乙型肝炎:血清 HBsAg 阴性,但血清和（或）肝组织中 HBV DNA 阳性,并有慢性乙型肝炎的临床表现。除 HBV DNA 阳性外,患者可有血清抗 -HBs、抗 -HBe 和（或）抗 -HBc 阳性,但约 20% 隐匿性慢性乙型肝炎患者的血清学标志物均为阴性。诊断主要通过 HBV DNA 检测,需排除其他病毒及非病毒因素引起的肝损伤。

3. 丙型肝炎 抗 -HCVIgM 和（或）IgG 阳性,HCV RNA 阳性可诊断为慢性丙型肝炎。无任何症状和体征,肝功能和肝组织学正常者为无症状 HCV 携带者。

4. 丁型肝炎 有现症 HBV 感染,同时血清 HDAg 或抗 -HDV IgM 或高滴度抗 -HDV IgG 或 HDV RNA 阳性,或肝内 HDV Ag 或 HDV RNA 阳性,可诊断为丁型肝炎。低滴度抗 -HDV IgG 阳性可能为既往感染。无任何症状和体征,仅 HBsAg 和 HDV 血清学指标阳性为无症状 HDV 携带者。

5. 戊型肝炎 急性肝炎患者抗 -HEV IgG 高滴度,或由阴性转为阳性,或由低滴度到高滴度,或由高滴度到低滴度甚至阴转,或血清 HEV RNA 阳性,或粪便 HEV RNA 阳性或检出 HEV 颗粒,均可诊断为戊型肝炎。抗 -HEVIgM 可作为诊断参考,但须排除假阳性。

十、鉴别诊断

本病需与感染中毒性肝病、酒精性肝病、药物性肝损伤、自身免疫性肝病、肝外梗阻性黄疸、脂肪肝及妊娠急性脂肪肝等相鉴别。

十一、预后

1. 急性肝炎 甲型肝炎预后良好;戊型肝炎病死率一般为 1%~5%,妊娠后期患戊型肝炎的病死率可高达 10%~40%;急性乙型肝炎约 60%~90% 可完全恢复,10%~40% 可转为慢性或携带者;急性丙型肝炎约 60%~85% 转为慢性肝炎或携带者;急性丁型肝炎重叠 HBV 感染时约 70% 转为慢性。

2. 慢性肝炎 轻度慢性肝炎一般预后较好;重度慢性肝炎预后较差,约 80% 5 年内可发展为肝硬化,少数发展为肝癌;中度慢性肝炎在轻度和重度之间。慢性丙型肝炎较慢性乙型肝炎预后稍好。

3. 重型肝炎(肝衰竭) 重型肝炎(肝衰竭)预后差,病死率约 50%~70%。

4. 淤胆型肝炎 急性淤胆型肝炎预后较好,基本都能康复。慢性淤胆型肝炎预后差,容易发展为胆汁性肝硬化。

5. 肝炎肝硬化 静止性肝硬化可长时间维持生命,活动性肝硬化预后不良。部分肝炎肝硬化可演变为 HCC。

十二、治疗

病毒性肝炎的治疗应根据不同的病原、临床类型、病情轻重、发病时期及组织学损害区别对待。治疗原则以注意身心休息、给予合理营养、保持心理平衡、辅以适当药物,忌酒和避免使用损害肝脏药物。

(一)急性肝炎

急性肝炎多为自限性,一般可完全恢复。以一般治疗和对症治疗为主,但应避免劳累。饮食宜给予适合患者口味的清淡易消化食物,辅以药物对症治疗以恢复肝功能。药物不宜太多,以免加重肝脏负担。

一般不需抗病毒治疗,但急性丙型肝炎例外。若早期抗 HCV 治疗病毒应答佳,则建议持续单用聚乙二醇化干扰素(PegIFN)-α 治疗 12 周;若应答不佳则考虑联合或不联合利巴韦林(RBV)抗病毒治疗,疗程持续 48 周。

(二)慢性肝炎

慢性肝炎应根据患者具体情况采用以抗病毒治疗为核心的综合性治疗方案,包括合理的休息和营养,心理平衡,改善和恢复肝功能,调节免疫,抗病毒,抗纤维化等综合性治疗措施。

1. 一般治疗 合理休息,饮食宜给予适合患者口味的高蛋白、高热量、高维生素易消化食物,辅以心理治疗保持心理平衡。

2. 药物治疗 根据病情可选用改善和恢复肝功能、免疫调节、抗纤维化药物,如还原性谷胱甘肽、腺苷蛋氨酸、熊去氧胆酸、胸腺肽、丹参、冬虫夏草等。

在慢性乙型肝炎和丙型肝炎的治疗方案中,抗病毒治疗是核心和关键,只要有适应证,且条件允许,就应进行规范的抗病毒治疗。抗病毒治疗目标是抑制病毒复制,减少传染性;改善肝功能;减轻肝组织病变;减少和延缓肝脏失代偿、肝硬化、肝衰竭、肝癌及其并发症的发生,从而提高生活质量,延长存活时间。

(1)目前慢性乙型肝炎抗病毒治疗药物主要有两类,即干扰素和核苷(酸)类似物:已批准使用的干扰素有普通干扰素 α 和聚乙二醇化干扰素 α;已批准临床使用核苷(酸)类似物大致可分为两类,即核苷类似物和核苷(酸)类似物,前者包括拉米夫定(LAM)、恩替卡韦(ETV)、替比夫定(LdT),后者包括阿德福韦酯(DV)、富马酸替诺福韦酯(TDF)。其中恩替卡韦和富马酸替诺福韦酯被推荐为优先选用的强效低耐药抗 HBV 药物。

(2)目前慢性丙型肝炎抗病毒治疗药物主要有两类,即干扰素联合利巴韦林和直接抗病毒药物(DAAs),DAAs 代表药物为 Sofosbuvir、Ledipasvir、Paritaprevir。

中药治疗宜结合病情、辨证选用。

3. 重型肝炎 目前肝衰竭的内科治疗尚缺乏特效药物和手段。治疗原则为强调早期诊断、早期治疗,针对不同病因和诱因采取相应的治疗措施,并积极防治各种并发症。有条件者早期进行人工肝治疗,视病情进展情况进行肝移植前准备。

(1)一般支持治疗:绝对卧床、情绪安定是治疗的重要环节。鼓励摄入清淡易消化饮食,推荐肠道内营养,包括高碳水化合物、低脂、适量蛋白饮食,肝性脑病患者需减少膳食中蛋白质含量,控制肠内氨的产生。注意纠正水电解质及酸碱平衡紊乱,保持机体内环境稳定。禁用对肝肾有损害的药物。

(2)抗病毒治疗:对 HBsAg 阳性或 HBV DNA 阳性的急性、亚急性肝衰竭患者应尽早应用 NAs 抗病毒治疗,建议选择 ETV 或 TDF。抗病毒治疗应持续至发生 HBsAg 血清学转换。对于慢加急 / 亚急性肝衰竭及慢性肝衰竭患者,只要 HBV DNA 阳性就应抗病毒治疗;一般不主张使用干扰素。

(3)微生态调节治疗:可应用肠道微生态调节剂、乳果糖或拉克替醇,以减少肠道细菌易位或降低内毒素血症及肝性脑病的发生。

(4)促进肝组织修复治疗:可酌情使用促肝细胞生长因子和前列腺素 E_1 脂质体静脉滴注。

(5)免疫调节治疗:肝衰竭前期或早期,若病情发展迅速且无严重并发症者,可酌情使用肾上腺糖皮质激素,而后期使用免疫增强类药物是有益的。

(6)防治并发症:注意积极防治肝性脑病、上消化道出血、肝肾综合征、继发感染等并发症。

(7)人工肝支持系统:人工肝支持系统是治疗肝衰竭有效的方法之一,通过体外的机械、理化和生物装置,清除各种有害物质,补充必需物质,改善内环境,暂时替代衰竭肝脏的部分功能,为肝细胞再生及肝功能恢复创造条件或等待进行肝移植创造机会。

(8)肝移植:对经积极内科综合治疗和(或)人工肝治疗疗效欠佳的中晚期肝衰竭患者,肝移植是最有效的挽救性治疗手段,目前该技术基本成熟,但由于肝移植价格昂贵,供肝来源困难,排异反应、继发感染阻碍其临床广泛使用。

(三)淤胆型肝炎

早期治疗同急性黄疸型肝炎。在保肝治疗的基础上,黄疸持续不退时,可加用糖皮质激素治疗。

(四)肝炎肝硬化

可参照慢性肝炎和重型肝炎的治疗。有门静脉高压显著伴脾功能亢进明显时可考虑手术或介入治疗。

十三、预防

对肝炎患者和病毒携带者应注意隔离。搞好环境卫生和个人卫生,养成良好的卫生习惯,各种医疗器械和患者用具应实行“一人一用一消毒”制。凡血清抗 -HAVIgG 阴性者均可接种甲肝疫苗。对近期与甲型肝炎患者有密切接触的易感儿童可用免疫球蛋白被动免疫。凡 HBsAg、抗 -HBs 阴性者均可接种乙肝疫苗。HBV 慢性感染母亲的新生儿和暴露于 HBV 的易感者应尽早注射乙型肝炎免疫球蛋白。预防戊型肝炎可肌注“重组戊型肝炎疫苗(大肠埃希菌)”。目前丙型、丁型肝炎尚缺乏特异性免疫预防措施。

习 题

一、名词解释

1. Dane 颗粒
2. 慢性 HBV 携带者

3. 隐匿性慢性乙型肝炎

4. 酶胆分离

5. HBV 感染的窗口期

6. HBeAg 血清转换

7. 肝肾综合征

8. 肝肺综合征

二、填空题

1. 病毒性肝炎按临床表现可分为_____、_____、_____、_____、_____五型。

2. 乙型肝炎的母婴传播途径,包括_____、_____、_____、_____是母婴传播的主要方式。

3. _____是目前已明确的五型肝炎病毒中最易变异的一种。

4. _____是甲型肝炎现症感染的证据,是早期诊断甲肝最简便和最可靠的指标。

5. 肝性脑病其发生机制可能与_____、_____、_____有关。其中_____被认为是引起肝性脑病的主要原因。

6. 重型肝炎和肝硬化时_____是早期腹水形成的主要原因。_____、_____、_____是后期腹水形成的主要原因。

7. 按肝脏炎症活动情况,肝炎肝硬化分为_____与_____两型。根据肝组织病理和临床表现,肝炎肝硬化可分为_____和_____。未达到肝硬化标准,但肝组织纤维化表现明显者,称为_____。

8. 不同病原所致重型肝炎均可发生严重并发症,主要有_____、_____、_____、_____。

9. 尿胆红素和尿胆原检测有助于黄疸病因的诊断。肝细胞性黄疸时_____;溶血性黄疸以_____升高为主;梗阻性黄疸以_____升高为主。

10. HBV 慢性感染母亲的新生儿和暴露于 HBV 的易感者应尽早注射_____。

三、选择题

（一）A1 型题

1. 有关病毒性肝炎血清学标志物的意义,下列**错误**的是

　　A. 抗 –HEVIgG 高滴度可诊断为 HEV 近期感染

　　B. HBsAg 和 HDVAg 均呈阳性,可诊断为 HBV 及 HDV 联合感染

　　C. HCV–RNA 阳性时可诊断为 HCV 现症感染

　　D. 单项抗 –HBC 阳性时,可诊断为 HBV 现症感染

　　E. 抗 –HAVIgM 阳性可诊断为 HAV 近期感染

2. 有关乙型肝炎的描述下列**错误**的是

　　A. 重叠感染 HDV 易演变为肝衰竭　　　　B. 对慢性患者的治疗应以抗病毒为核心

　　C. 乙型肝炎是我国肝细胞癌的重要病因　　D. 成人感染 HBV 容易慢性化

　　E. 在我国家庭慢性 HBV 感染聚集现象较明显

3. 有关丙型肝炎的描述下列正确的是

    A. 丙型肝炎病毒只能通过输血传播

    B. 抗 –HCV 属保护性抗体

    C. 丙型肝炎黄疸发生率约占 40%

    D. 丙型肝炎极易慢性化,并可导致为肝细胞癌

    E. 急性丙型肝炎的治疗不应使用干扰素

4. 有关戊型肝炎的描述下列**不是**其特点的是

    A. 黄疸前期长,肝内淤胆现象常见

    B. 病情较重,尤其重叠感染在慢性乙肝基础上者

    C. 妊娠合并戊型肝炎者死亡率高

    D. 有慢性化过程,病程有超过半年的迁延现象

    E. 经粪 – 口途径感染

5. 有关肝衰竭的描述下列正确的是

    A. 急性肝衰竭的病死率最高,但存活者远期预后较好,多不发展为慢性肝炎及肝硬化

    B. 急性肝衰竭的病程一般不超过半个月

    C. 急性肝衰竭和亚急性肝衰竭的主要区别是后者肝性脑病出现较早,常发生在病程早期

    D. 慢性肝衰竭是指肝衰竭的病程超过半年

    E. 在甲型至戊型肝炎病毒中,在我国以 HBV 感染所致肝衰竭最常见

（二）A2 型题

6. 患者女性,45 岁。ALT 反复升高 8 年,现略感乏力,右上腹不适。无畏寒、发热,无厌油、恶心感,无尿黄。化验:ALT 124U/L,白蛋白 40g/L,球蛋白 35g/L,总胆红素 16.2μmol/L,血清抗 –HAVIgM（ –),抗 –HBs（ +),抗 –HBC（ +),抗 –HCV（ +)。诊断应初步考虑为

    A. 病毒性肝炎　慢性　乙型

    B. 病毒性肝炎　慢性　丙型

    C. 病毒性肝炎　慢性　甲、乙型肝炎病毒重叠感染

    D. 病毒性肝炎　慢性　乙、丙型肝炎病毒重叠感染

    E. 病毒性肝炎　慢性　甲、乙、丙型肝炎病毒重叠感染

7. 患者女性,12 岁。两年前体检发现 HBsAg 阳性,无不适,肝功正常。近 1 周来出现畏寒、发热,全身乏力,食欲减退,尿色黄染,伴恶心、厌油感。化验:ALT l380U/L,血清总胆红素 68μmol/L,HBsAg（ +),HBeAg（ +),抗 –HBc（ +),抗 –HAVIgM（ +)。最可能的诊断是

    A. 病毒性肝炎　乙型　慢性轻度

    B. 病毒性肝炎　乙型　慢性中度

    C. 病毒性肝炎　乙型　慢性重度

    D. 病毒性肝炎　甲型　急性黄疸型,合并乙型肝炎

    E. 病毒性肝炎　甲型　急性黄疸型,慢性乙肝病毒携带者

8. 患者男性,64 岁。肝功能 ALT 反复异常 1 年余,曾在外院经"保肝"、"降酶"等治疗效果不明显。1 周来,因劳累后出现食欲减退,伴轻度厌油、恶心感,未呕吐,无畏寒、发热。自觉轻度乏力,无腹胀,尿黄不明显,双下肢无水肿。化验:ALT 200U/L,血清总胆红素 23μmol/L,HBsAg（ +),抗 –HBs（ –),HBeAg（ +),抗 –HBe（ –),抗 –HBC（ +),B 超示肝脏弥漫性病变,脾不大。最可能的诊断是

    A. 病毒性肝炎　乙型　急性黄疸型　　　　B. 病毒性肝炎　乙型　急性无黄疸型

C. 病毒性肝炎　乙型　慢性中度　　　　D. 病毒性肝炎　乙型　慢加急性肝衰竭

E. 乙肝肝硬化

9. 患者男性,32 岁。体检发现 HBsAg 阳性 10 余年。近 3 周来自觉全身乏力,食欲缺乏,尿色黄染。近 1 周来尿黄较前加深,且出现皮肤发黄,伴腹胀,计算力、反应力减退。查体:精神萎靡,皮肤、巩膜重度黄染,腹部膨隆,肝脾未触及,腹水征阳性。化验:HBsAg(+),ALT 380U/L,白蛋白 30g/L,球蛋白 35g/L,总胆红素 455μmol/L,凝血酶原活动度 30%。B 超检查:肝实质回声增粗、增强,脾大,腹腔中等量积液。最可能的临床诊断是

A. 急性肝衰竭　　　　　B. 亚急性肝衰竭　　　　　C. 慢性肝衰竭

D. 慢加急性肝衰竭　　　E. 慢加亚急性肝衰竭

10. 患者女性,20 岁。10 天前劳累后出现畏寒、发热,体温达 38℃,伴乏力、食欲缺乏。3 天后体温下降至正常,但乏力感加重,食欲缺乏,伴恶心,未呕吐,近 3 天来发现尿色黄染逐渐加深,现呈浓茶样。查体:皮肤及巩膜中度黄染,肝肋下 1.0cm 可触及,质软,有轻触痛,脾侧卧位未触及,胆囊区无压痛,肝区有轻度叩击痛。化验肝功能:ALT 1200U/L,总胆红素 80μmol/L,抗 HBs(+),抗 HAVIgM(+)。此患者目前主要治疗措施是

A. 保肝治疗　　　　　　B. 卧床休息　　　　　　C. 调节免疫功能治疗

D. 抗病毒治疗　　　　　E. 支持治疗

（三）A3/A4 型题

患者男性,56 岁,肝硬化病史 5 年,自行间断服用中成药治疗。1 周来,因劳累后出现食欲减退,伴厌油、恶心感,未呕吐。尿黄进行性加深,显著乏力,自觉腹胀,双下肢水肿。化验肝功能:ALT 200U/L,血清白蛋白 28g/L,总胆红素 300μmol/L,凝血酶原活动度 35%。近 2 天出现嗜睡,烦躁不安伴牙龈出血,皮下瘀斑。

11. 该患者的诊断可能性最大的是

A. 急性黄疸型肝炎　　　B. 肝硬化　　　　　　　C. 急性肝衰竭

D. 慢性淤胆型肝炎　　　E. 慢性肝衰竭

12. 如在治疗过程中烦躁不安加重,意识障碍加深应立即给予的治疗是

A. 肌注苯巴比妥　　　　B. 静注地西泮　　　　　C. 用纳洛酮

D. 静注甘露醇　　　　　E. 使用醒脑静

13. 如检测 HBV 血清学标志物 HBsAg 阳性,且 HBV-DNA 阳性。在综合治疗基础上可进行抗病毒治疗,首选的抗病毒药物是

A. 干扰素　　　　　　　B. 恩替卡韦　　　　　　C. 利巴韦林

D. 阿昔洛韦　　　　　　E. 阿德福韦酯

患者女性,45 岁。2 个月前因子宫肌瘤引起阴道出血,致重度失血性贫血,术中输血1000ml,术后恢复顺利。近 1 周来无明显诱因出现轻度乏力,食欲减退,无恶心、厌油感,无尿黄、腹胀。查体:皮肤及巩膜无黄染,肝脾未肋下触及。肝功能检查 ALT 120U/L。

14. 该病例首先考虑

A. 甲型病毒性肝炎　　　B. 乙型病毒性肝炎　　　C. 丙型病毒性肝炎

D. 丁型病毒性肝炎　　　E. 戊型病毒性肝炎

15. 进行病毒性肝炎病毒血清学检查,HBV 病原学指标均阴性,抗 HCV 阴性。抗 HCV 阴性最可能的解释是

A. 病毒血清学检查有误　　　　　　　　　B. 抗 HCV 出现早,消失快

C. 抗 HCV 出现迟,目前尚未出现　　　　　　　D. 先天性免疫球蛋白缺乏

E. 可排除丙型肝炎

16. 为进一步明确病原,应首先考虑的检查是

A. 抗 HAV-IgM　　　　B. HAV-RNA　　　　C. HCV-RNA

D. 抗 HEV　　　　E. HEV-RNA

17. 如 HCV-RNA 阳性,确诊为急性输血后丙型肝炎最佳治疗方案是

A. "保肝"治疗 + 泼尼松

B. "保肝"治疗 + 聚乙二醇化干扰素(PegIFN)-α

C. "保肝"治疗 + 利巴韦林

D. "保肝"治疗 + 胸腺素

E. "保肝"治疗 + 阿昔洛韦

四、是非题(对的打√,错的打 ×)

1. 重症肝炎宜给予适合患者口味的高维生素、高蛋白、高糖易消化饮食。

2. 甲肝及戊肝的传播途径是消化道,粪 – 口传播为主。

3. 慢性肝衰竭是指病程超过 6 个月出现肝衰竭症候群者。

4. 消化道是乙型肝炎的主要传播途径。

5. 抗 –HBs 在急性自限性 HBV 感染后期,HBsAg 转阴很快出现,6~12 个月逐步上升达高峰,可持续多年,但滴度会逐渐缓慢下降,一般在 10 年内转阴。

6. 前 S_1 抗原和前 S_2 抗原阳性均为判断病毒复制的指标。

7. 抗 –HBs、前 S_1 抗体和前 S_2 抗体均为保护性抗体。

8. 感染 HBV 的年龄也是判断慢性化的最好指标,感染的年龄越轻,慢性化的可能性越低。

9. 感染 HCV 的年龄也是判断慢性化的指标,感染的年龄越大,慢性化的可能性越高。

10. 慢性无症状携带者肝组织均正常,故又称为非活动性携带者。

11. PTA 是目前临床上判定肝细胞损伤最特异、最灵敏、最常用的重要指标。

12. AFP 轻度升高也可提示大量肝细胞坏死后的肝细胞再生,为预后良好的标志。

13. HBsAg 阳性表示有现症 HBV 感染,阴性可排除 HBV 感染。

14. 抗 –HCV 阴转与否不能作为抗病毒疗效的指标。

15. 抗 –HEVIgG 可作为近期感染的标记。

16. 抗 –HEVIgM 或抗 –HEVIgG 抗体均阴性可完全排除戊型肝炎。

17. 有下列任何一项指标阳性,均可诊断为戊型肝炎。即急性肝炎患者抗 –HEV IgG 高滴度,或由阴性转为阳性,或由低滴度到高滴度,或由高滴度到低滴度甚至阴转,或血清 HEV RNA 阳性,或粪便 HEV RNA 阳性或检出 HEV 颗粒。

18. 对 HBsAg 阳性或 HBV DNA 阳性的肝衰竭者应尽早进行抗病毒治疗,首先选用干扰素,也可应用 LAM、ETV 与 LdT 等抑制病毒作用强且迅速的核苷(酸)类似物。

19. 肝衰竭前期或早期,若病情发展迅速且无严重并发症者,可酌情使用肾上腺糖皮质激素,而后期使用免疫增强类药物是有益的。

20. HDV 是一种缺陷病毒,只有 HBV 辅佐才能复制,故临床上多见于在 HBV 感染的基础上重叠 HDV 的感染。

五、简答题

1. 根据病理组织学特征和病情发展速度,重型肝炎(肝衰竭)可分为几类? 并简述各类诊断依据。

2. 简述病毒性肝炎治疗原则。

3. 简述重型肝炎的治疗原则及治疗措施。

4. 慢性乙型肝炎和丙型肝炎的抗病毒治疗目标是什么? 目前临床常用的药物有哪些?

六、病案分析

患者男性,52 岁,主因上腹部不适、周身乏力、食欲减退 2 月余就诊。2 月余前劳累后出现上腹部不适,进食后明显,伴周身乏力、食欲减退,在当地予以口服中药及输液治疗效果差,上腹部不适进行性加重,乏力感明显。无发热、畏寒、恶心、呕吐及厌油腻感。查体:皮肤巩膜无黄染,未见肝掌、蜘蛛痣,腹平软,无压痛,肝脾肋下未触及,肝区叩击痛阳性,移动性浊音阴性,双下肢无水肿。辅助检查:肝功能 ALT 249U/L, AST 117U/L, GGT 23U/L, TBIL 26.3μmol/L; HBsAg 阳性, HBeAb 阳性, HBcAb 阳性;肝、胆、胰、脾、双肾、腹腔 B 超示:肝实质回声增粗,胆囊壁水肿,余未见明显异常。其母亲为"慢乙肝患者"。

问题:

1. 该病最可能的诊断是什么?

2. 诊断依据有哪些? 应与哪些疾病相鉴别。

3. 为明确诊断,应进行哪些检查?

4. 请为该患者制订合理的治疗方案。

参 考 答 案

一、名词解释

1. Dane 颗粒:为完整的 HBV 颗粒,直径为 42nm,由包膜与核心组成。包膜厚 7nm,内含 HBsAg、糖蛋白与细胞脂质;核心直径为 27nm,含 HBV DNA、DNAP、HBcAg,为病毒复制的主体。

2. 慢性 HBV 携带者:血清 HBsAg 和 HBV DNA 阳性,HBeAg 或抗 HBe 阳性,但 1 年内连续随访 3 次以上,血清 ALT 和 AST 均在正常范围,肝组织学检查一般无明显异常。

3. 隐匿性慢性乙型肝炎:血清 HBsAg 阴性,但血清和(或)肝组织中 HBV-DNA 阳性,并有慢性乙型肝炎的临床表现。患者可伴有血清抗 HBs,抗 HBe 和(或)抗 HBc 阳性。另约 20% 隐匿性慢性乙型肝炎患者除 HBV-DNA 阳性外,其余 HBV 血清学标志均为阴性。诊断需排除其他病毒及非病毒因素引起的肝损伤。

4. 酶胆分离:重型肝炎患者可出现 ALT 快速下降,胆红素不断升高的酶胆分离现象,提示肝细胞大量坏死。

5. HBV 感染的窗口期:血清中的抗 –HBC 出现于 HBsAg 出现后 3~5 周,当时抗 –HBS 尚未出现,HBsAg 已消失,只检出抗 –HBC 和抗 –HBe,此阶段称为窗口期,表示急性乙型肝炎,HBV 正在被消除。

6. HBeAg 血清转换:HBeAg 消失而抗 –HBe 产生称为 HBeAg 血清转换,通常意味着机体从免疫耐受转为免疫激活,此时常有病变活动的激化。抗 –HBe 阳转后,病毒复制多处于静止状态,传染性降低,但部分患者仍有病毒复制、肝炎活动,可能存在 HBV 前 C 区基因变异。

7. 肝肾综合征:又称为功能性肾衰竭,是指重型肝炎和肝硬化时,由于内毒素血症、前列腺素 E_2 减少、有效血容量下降,肾血管收缩等因素可导致肾小球滤过率和肾血浆流量降低,引起功能性肾衰竭。功能性肾衰竭持续存在和发展,也可导致肾脏实质性损害。

8. 肝肺综合征:重型肝炎和肝硬化患者可出现肺水肿、间质性肺炎、盘状肺不张、胸腔积液和低氧血症等病理和功能改变,统称为肝肺综合征。其发生的根本原因为:肺内毛细血管扩张,出现动 – 静脉分流,严重影响气体交换功能,使肺通气 / 血流比例失调。同时肝功能衰竭出现门 – 体静脉分流,使肠道细菌进入肺循环释放内毒素也是发病的原因。主要表现为低氧血症和高动力循环症,临床上可出现胸闷、气促、呼吸困难、胸痛、发绀、头晕等症状,严重者可导致晕厥与昏迷。

二、填空题

1. 急性肝炎　慢性肝炎　重型肝炎　淤胆型肝炎　肝炎肝硬化
2. 宫内感染　围生期传播　分娩后传播　围生期传播或分娩过程
3. 丙肝病毒
4. 抗 –HAVIgM
5. 血氨及毒性产物蓄积　支链氨基酸 / 芳香族氨基酸比例失调　假性神经递质学说　血氨及毒性产物蓄积
6. 钠水潴留　肝淋巴液生成过多　门静脉高压　低蛋白血症
7. 活动性　静止性　代偿性肝硬化　失代偿性肝硬化　肝炎肝纤维化
8. 上消化道出血　肝肾综合征　肝性脑病　感染
9. 两者均为阳性　尿胆红素　尿胆原
10. 乙型肝炎免疫球蛋白

三、选择题

1. D　2. D　3. D　4. D　5. E　6. B　7. E　8. C　9. E　10. B　11. E　12. D
13. B　14. C　15. C　16. C　17. B

四、是非题

1. ×　2. √　3. ×　4. ×　5. ×　6. √　7. √　8. ×　9. √　10. ×　11. ×
12. √　13. ×　14. √　15. √　16. ×　17. √　18. ×　19. √　20. ×

五、简答题

1. 答:
(1)急性重型肝炎(急性肝衰竭,ALF):又称暴发型肝炎。起病急骤,发病 2 周内出现以 Ⅱ 度以上肝性脑病为特征的肝衰竭症候群。发病多有诱因,病死率高,常因肝肾功能衰竭、大出血及脑水肿、脑疝等死亡。病程一般不超过 3 周。

(2)亚急性重型肝炎(亚急性肝衰竭,SALF):又称亚急性肝坏死。起病较急,发病 2~26 周内出现肝衰竭症候群。首先出现 Ⅱ 度以上肝性脑病者,为脑病型;首先出现腹水以及其他相关症候(包括胸水等),称为腹水型。晚期可出现难治性并发症,如消化道大出血、严重感染、脑水肿、电解质紊乱及酸碱平衡失调等。白细胞升高,血红蛋白下降,低血糖,低胆固醇,低胆碱酯酶。一旦出现肝肾综合征,预后极差。病程较长,常超过3周至数个月。容易转为慢性肝炎及肝硬化。

（3）慢加急性（亚急性）重型肝炎[慢加急性（亚急性）肝衰竭,ACLF]:在慢性肝病基础上出现急性或亚急性肝功能失代偿的临床症候群。

（4）慢性重型肝炎（慢性肝衰竭,CLF）:是在肝硬化的基础上,肝功能进行性减退导致的以腹水或门静脉高压、凝血功能障碍和肝性脑病等为主要表现慢性肝功能失代偿,预后较差,病死率高。

2. 答:病毒性肝炎的治疗应根据不同的病原、临床类型、病情轻重、发病时期及组织学损害区别对待。治疗原则以注意身心休息、给予合理营养、保持心理平衡、辅以适当药物,忌酒和避免使用损害肝脏药物。

3. 答:重型肝炎治疗原则为强调早期诊断、早期治疗,针对不同病因和诱因采取相应的治疗措施,并积极防治各种并发症。有条件者早期进行人工肝治疗,视病情进展情况进行肝移植前准备。

（1）一般支持治疗:绝对卧床、情绪安定是治疗的重要环节。鼓励摄入清淡易消化饮食,推荐肠道内营养,包括高碳水化合物、低脂、适量蛋白饮食,肝性脑病患者需减少膳食中蛋白质含量,控制肠内氨的产生。注意纠正水电解质及酸碱平衡紊乱,保持机体内环境稳定。禁用对肝肾有损害的药物。

（2）抗病毒治疗:对 HBsAg 阳性或 HBV DNA 阳性的急性、亚急性肝衰竭患者应尽早应用 NAs 抗病毒治疗,建议选择 ETV 或 TDF。抗病毒治疗应持续至发生 HBsAg 血清学转换。对于慢加急/亚急性肝衰竭及慢性肝衰竭患者,只要 HBV DNA 阳性就应抗病毒治疗;一般不主张使用干扰素。

（3）微生态调节治疗:可应用肠道微生态调节剂、乳果糖或拉克替醇,以减少肠道细菌易位或降低内毒素血症及肝性脑病的发生。

（4）促进肝组织修复治疗:可酌情使用促肝细胞生长因子和前列腺素 E_1 脂质体静脉滴注。

（5）免疫调节治疗:肝衰竭前期或早期,若病情发展迅速且无严重并发症者,可酌情使用肾上腺皮质激素,而后期使用免疫增强类药物是有益的。

（6）防治并发症:积极防治肝性脑病、上消化道出血、肝肾综合征、继发感染等并发症。

（7）人工肝支持系统:有条件、有适应证者应积极行人工肝支持系统治疗。

（8）肝移植:对经积极内科综合治疗和（或）人工肝治疗疗效欠佳的中晚期肝衰竭患者,肝移植是最有效的挽救性治疗手段。

4. 答:在慢性乙型肝炎和丙型肝炎的治疗方案中,抗病毒治疗是核心和关键,只要有适应证,且条件允许,就应进行规范的抗病毒治疗。抗病毒治疗目标是抑制病毒复制,减少传染性;改善肝功能;减轻肝组织病变;减少和延缓肝脏失代偿、肝硬化、肝衰竭、肝癌及其并发症的发生,从而提高生活质量,延长存活时间。

（1）目前慢性乙型肝炎抗病毒治疗药物主要有两类,即干扰素和核苷（酸）类似物:已批准使用的干扰素有普通干扰素 α 和聚乙二醇化干扰素 α;已批准临床使用核苷（酸）类似物大致可分为两类,即核苷类似物和核苷（酸）类似物,前者包括拉米夫定（LAM）、恩替卡韦（ETV）、替比夫定（LdT）,后者包括阿德福韦酯（DV）、富马酸替诺福韦酯（TDF）。其中恩替卡韦和富马酸替诺福韦酯被推荐为优先选用的强效低耐药抗 HBV 药物。

（2）目前慢性丙型肝炎抗病毒治疗药物主要有两类,即干扰素联合利巴韦林和直接抗病毒药物（DAAs）,DAAs 代表药物为 Sofosbuvir、Ledipasvir、Paritaprevir。

六、病案分析

1. 该病最可能的诊断是病毒性肝炎　乙型　慢性　中度。

2. 诊断依据　①其母亲为"慢乙肝患者"。可通过母婴垂直传播,可能为母婴传播导致长期 HBV 感染,现急性发作引起;②病程较长,上腹部不适、乏力、食欲缺乏 2 个月余;③体征:肝脾不大,肝区叩击痛阳性;④辅助检查:腹部 B 超示肝实质回声增粗,胆囊壁水肿,化验肝功能中度异常,乙肝表面抗原阳性。

应与下列疾病相鉴别:①病毒性肝炎　乙型　急性无黄疸型:临床表现为既往无肝炎病史及密切接触史,无输血及血制品史,有发热、畏寒、腹部不适、乏力、食欲减退、恶心、呕吐、腹胀、尿黄、厌油感、皮肤巩膜黄疸等症状和体征,化验肝功能异常,HBsAg 阳性,腹部 B 超表现为肝实质回声减低,胆囊壁水肿等。②乙肝肝硬化:多为慢性乙型肝炎基础上逐步发展演变为乙肝肝硬化,临床表现为腹部不适、乏力、食欲减退、恶心、呕吐、腹胀、尿黄、皮肤巩膜黄疸等症状和体征,化验肝功能异常,HBsAg 阳性,肝、胆、胰、脾、双肾、腹腔 B 超示肝实质回声弥漫性增粗,肝脏大小及形态改变,门脉增宽,脾大等,可出现白细胞及血小板减低。

3. 为明确诊断,进一步完善血常规、凝血系列、生化系列、血脂、AFP、血氨、HBV-DNA、甲戊肝抗体及丁肝抗体等相关辅助检查。

4. 治疗方案　①卧床休息,清淡饮食,接触隔离;②患者肝损害较重,辅以药物保肝治疗,药物不宜过多,以免加重肝脏负荷;③加强对症支持治疗,补充足够的热量及维生素,避免饮酒及应用损害肝脏药物;④根据 HBV-DNA 检测结果予以抗病毒治疗。

(张耀武)

第二节　艾　滋　病

学习目标

1. 掌握:艾滋病的流行病学特征、临床表现、诊断及治疗原则、预防。
2. 熟悉:艾滋病的病毒特点、发病机制、实验室检查及鉴别诊断。
3. 了解:艾滋病病理特点、病理生理。

内容要点

一、概念

艾滋病是获得性免疫缺陷综合征(AIDS)的简称,是由人免疫缺陷病毒(HIV)引起的一种致命性慢性传染病。本病主要经性接触、血液及母婴传播。HIV 主要侵犯、破坏 CD4$^+$ T 淋巴细胞,造成人体细胞免疫系统功能受损乃至缺陷,导致各种严重机会性感染和肿瘤发生。本病传播迅速、发病缓慢、病死率高。

二、病原学

HIV 属于反转录病毒科,慢病毒属中的单链 RNA 病毒。由核心和包膜两部分组成,核心包括两条正链 RNA、病毒复制所需的酶类及核心结构蛋白等。包膜主要嵌有 gp120 和 gp41 等。

目前 HIV 分为 HIV-1 型和 HIV-2 型,全球流行的主要毒株是 HIV-1。

HIV 主要感染 CD4$^+$ T 细胞、B 细胞、单核 – 吞噬细胞、小神经胶质细胞和骨髓干细胞等。

三、流行病学

（一）传染源

HIV 感染者和艾滋病患者是本病传染源。

（二）传播途径

主要的传染途径为性接触、血液接触和母婴传播。

1. **性接触传播**　是主要的传播途径,包括同性、异性和双性性接触。

2. **血液接触传播**　共用针具静脉吸毒,输入被 HIV 污染的血液或血制品以及介入性医疗操作等,均可受感染。

3. **母婴传播感染**　HIV 的孕妇可经胎盘将病毒传给胎儿,也可经产道及产后血性分泌物、哺乳等传给婴儿。

4. **其他**　接受 HIV 感染者的器官移植、人工授精或污染的器械等,医务人员被 HIV 污染的针头刺伤或破损皮肤受污染也可受染。

（三）易感人群

人群普遍易感,高危人群主要包括男性同性恋者、性乱者、静脉药瘾者、血友病患者、多次接受输血或血制品者、抗 HIV 阳性孕妇所产的婴儿。

（四）流行状况

艾滋病是全球最重要的公共卫生问题,艾滋病病毒感染者以青壮年为主。疫情正在从高危人群向一般人群扩散。

四、发病机制与病理解剖

（一）发病机制

HIV 侵入人体后,主要侵犯人体免疫系统,损伤和破坏以 CD4$^+$ T 淋巴细胞为主的多种免疫细胞（包括单核 – 吞噬细胞,B 细胞,自然杀伤细胞等）,引起以 CD4$^+$ T 淋巴细胞为主的多种免疫细胞功能受损,导致细胞免疫缺陷,引起各种机会性感染和肿瘤的发生。

（二）病理解剖

AIDS 的病理特点是组织炎症反应少,机会性感染病原体多。病变主要在淋巴结和胸腺等免疫器官。

五、临床表现

潜伏期平均 9 年,可长达 15 年。

（一）急性期

感染 HIV 的 2~4 周,大多数患者临床症状轻微,以发热最为常见,体征有皮疹、淋巴结肿大等。此期血清可检出 HIV RNA 及 P24 抗原。

（二）无症状期

持续时间一般为 6~8 年,血中可检出 HIV 的核心蛋白和包膜蛋白的抗体,CD4$^+$ T 淋巴细胞计数逐渐下降,此期具有传染性。

（三）艾滋病期

此期主要的临床表现为 HIV 相关症状、各种机会性感染及肿瘤。

1. HIV 相关症状　主要表现为持续 1 个月以上的发热、盗汗、腹泻；体重减轻 10% 以上。部分患者表现为神经精神症状。还可出现持续性全身淋巴结肿大，其特点为：①除腹股沟以外有两个或两个以上部位的淋巴结肿大；②淋巴结直径≥1cm，无粘连，无压痛；③持续时间超过 3 个月。

2. 各种机会性感染及肿瘤

（1）呼吸系统：主要是人肺孢子菌引起的肺孢子菌肺炎（PCP），约占艾滋病肺部感染的70%~80%，是艾滋病的主要致死原因之一。表现为慢性咳嗽、发热、发绀、血氧分压降低，少有肺部啰音。胸部 X 线检查显示间质性肺炎。

（2）消化系统：约 70% 艾滋病患者发生消化系统病变，包括不同病原体引起的食管炎、肠炎等，主要表现为消化道症状。

（3）中枢神经系统：常有隐球菌、结核杆菌、弓形虫、艾滋病毒和巨细胞病毒等感染引起脑炎、脑膜炎、脑脓肿等。

（4）其他感染：包括口腔、皮肤、眼部等部位。

（5）肿瘤：以恶性淋巴瘤、卡波西肉瘤常见。

六、实验室检查

（一）一般检查

白细胞、血红蛋白、红细胞及血小板均可有不同程度减少。尿蛋白常阳性。

（二）免疫学检查

CD4$^+$ T 淋巴细胞检测　CD4$^+$ T 淋巴细胞减少，CD4$^+$/CD8$^+$ 比例倒置。

（三）血生化检查

血生化检查可有血清转氨酶升高及肾功能异常等。

（四）病毒及特异性抗原、抗体检测

1. 病毒分离　感染者血液、脑脊液、精液及其他体液可分离出 HIV。

2. HIV 抗体检测　是 HIV 感染诊断最简便有效的方法。初筛 / 复检血清 gp24 及 gp120 抗体阳性，要经蛋白印迹检测确认即确证试验。

3. 抗原检测　测血清 HIV p24 抗原，有助于 HIV 感染的诊断。

4. HIV 核酸测定　HIV RNA 载量的测定对早期诊断、提供抗病毒治疗依据、评估治疗效果等 HIV RNA 提供参考。

七、诊断

（一）诊断原则

需结合流行病学史（包括不安全性生活史、静脉注射毒品史、输入未经抗 HIV 抗体检测的血液或血液制品、HIV 抗体阳性者所生子女或职业暴露史等）、临床表现和实验室检查等进行综合分析，慎重做出 HIV/AIDS 诊断。

（二）诊断标准

1. 急性期　患者近期内有流行病学史和临床表现，结合实验室 HIV 抗体由阴性转为阳性即可诊断，或仅根据实验室检查 HIV 抗体由阴性转为阳性即可诊断。

2. 无症状期　有流行病学史，结合 HIV 抗体阳性即可诊断，或仅实验室检查 HIV 抗体阳性即可诊断。

3. 艾滋病期 有流行病学史、实验室检查 HIV 抗体阳性,加下述各项中的任何一项,即可诊断为艾滋病。或者 HIV 抗体阳性,而 CD4$^+$ T 淋巴细胞数 <200 个 /μl,也可诊断为艾滋病。①不明原因的持续不规则发热 1 个月以上,体温高于 38℃;②慢性腹泻 1 个月以上,次数 >3 次 / 日;③6 个月内体重下降 10% 以上;④反复发作的口腔白念珠菌感染;⑤反复发作的单纯疱疹病毒感染或带状疱疹感染;⑥肺孢子菌肺炎;⑦反复发生的细菌性肺炎;⑧活动性结核或非结核分枝杆菌病;⑨深部真菌感染;⑩活动性巨细胞病毒感染;⑪弓形虫脑病;⑫青霉菌感染;⑬反复发生的败血症;⑭中枢神经系统病变;⑮中青年人出现痴呆;⑯皮肤黏膜或内脏的卡波西肉瘤、淋巴瘤。

八、鉴别诊断

与原发性及继发性 CD4$^+$ 淋巴细胞减少症鉴别,艾滋病期应与各种原发的感染性疾病以及引起淋巴结肿大的其他疾病鉴别。

九、治疗

强调综合治疗,包括抗病毒、控制机会性感染、抗肿瘤和免疫治疗等。

(一)抗反转录病毒治疗

仅用一种抗病毒药物易诱发 HIV 变异,产生耐药性,目前主张联合用药,称为高效抗反转录病毒治疗(HAART)。抗反转录病毒(ARV)治疗药物有以下四类:

1. 核苷类反转录酶抑制剂(NRTI) 齐多夫定(ZDV)、司坦夫定(d4T)、替诺福韦醋(TDF)、去羟肌苷(DDI)及拉米夫定(3TC)等。

2. 非核苷类反转录酶抑制剂(NNRTI) 奈韦拉平(NVP)、依非韦伦(EFZ)、依曲韦林(ETV)等。

3. 蛋白酶抑制剂(PI) 利托那韦(RTV)、茚地那韦(IDV)、沙奎那韦及奈非那韦等。

4. 整合酶抑制剂 拉替拉韦(RAV)。

5. 治疗方案 成人及青少年初治患者推荐方案为 2 种 NRTI+1 种 NNRTI 或 2 种 NRTI+1 种加强型 PI(含利托纳韦)。

(二)免疫调节治疗

基因重组 IL-2 与抗病毒药物同时应用。

(三)并发症的治疗

根据机会性感染的不同病原体进行相应治疗;肿瘤以抗病毒同时联合化疗为主。

(四)对症支持治疗

加强营养支持治疗,有条件可辅以心理治疗。

(五)预防性治疗

有下列情形者,应接受预防性治疗:HIV 感染而结核菌素试验阳性者服 INH 4 周;CD4$^+$ 细胞 <0.2 × 10^9/L 者,应接受肺孢子菌肺炎的预防性治疗,可用喷他脒或服用 SMZ/TMP;医务人员被污染针头刺伤或实验室的意外接触,应在 2 小时内接受 AZT 等治疗,疗程 4~6 周。

十、预防

(一)管理传染源

及时发现 HIV 感染者,并做好隔离、治疗工作。对高危人群重点检测。加强国境检疫,防止病例及染毒制品输入。

（二）切断传播途径

加强艾滋病防治宣传，每年的 12 月 1 日定为世界艾滋病日，普及预防艾滋病知识。严禁吸毒，特别是静脉吸毒。加强性生理卫生教育，取缔娼妓，禁止性乱，高危人群用避孕套，规范治疗性病。严格筛查血液及血制品，严禁 HIV 感染者献血、捐献器官及其他体液。使用一次性注射器。严格消毒患者用过的医疗器械，对职业暴露采取及时干预。对 HIV 感染的孕妇采用干预措施。

（三）保护易感人群

目前疫苗仍在研制试验阶段。

习 题

一、名词解释

1. AIDS
2. HAART
3. PCP

二、填空题

1. 预防艾滋病的主要措施包括_____、_____、_____、_____。
2. HIV 核心的结构包括_____、_____、_____。
3. HIV 感染的靶细胞包括_____、_____、_____、_____和_____。
4. HIV RNA 定量检测的临床意义包括_____、_____、_____和_____。
5. 目前，国内抗 HIV 的药物可分为_____、_____、_____和_____四大类。

三、选择题

（一）A1 型题

1. 下列**不是** HIV 主要传播途径的是
   A. 同性性行为　　　　B. 异性不洁性行为　　　　C. 共餐共宿
   D. 母婴传播　　　　　E. 静脉内吸毒
2. 下列**不是** HIV 感染的高危人群是
   A. 静脉吸毒者　　　　B. 医务工作者　　　　C. 血友病患者
   D. 野外工作人员　　　E. HIV 感染者所产婴儿
3. 在 HIV 直接和间接作用下杀伤的细胞中，**不包括**
   A. 生殖道上皮细胞　　　　　B. CD4⁺ T 细胞和 CD8⁺ T 细胞
   C. 骨髓干细胞　　　　　　　D. 单核 - 巨噬细胞
   E. NK 细胞和 B 细胞
4. 在 AIDS 进展期机体各种免疫应答能抑制 HIV 复制，但**不包括**
   A. 中和抗体　　　　　　　　B. 巨噬细胞吞噬病原
   C. ADCC　　　　　　　　　　D. NK 细胞介导的细胞毒作用
   E. T 细胞介导的细胞毒作用

5. HIV 感染的分期**不包括**

    A. 潜伏期　　　　　　　B. 急性感染　　　　　　C. 无症状感染

    D. 持续性全身淋巴结肿大　E. 艾滋病期

6. 抗 HIV 的核苷类似物抗反转录酶抑制剂**不包括**

    A. 齐多夫定　　　　　　B. 双脱氧胞苷和双氧肌苷　C. 沙奎那韦

    D. 拉米夫定　　　　　　E. 司坦夫定

7. HIV 感染者的体液和分泌物传染性最大的是

    A. 血液　　　　　　　　B. 精液和阴道分泌物　　C. 羊水

    D. 汗液　　　　　　　　E. 唾液

8. 下列**不易**传播 HIV 的途径是

    A. 不洁输血　　　　　　B. 同性性交　　　　　　C. 异性性交

    D. 哺乳　　　　　　　　E. 握手

9. 抗 HIV 感染的非核苷类似物反转录酶抑制剂**不包括**

    A. 奈韦拉平　　　　　　B. 依非韦伦　　　　　　C. 地拉韦定

    D. 齐多夫定　　　　　　E. 施多宁

10. 某男,视力急剧下降 5 日,测视力双眼均 0.1 左右,血检抗 HIV(+)、抗 CMV(+)、$CD4^+$ T 淋巴细胞 0.2×10^9/L,应选择的治疗是

    A. 干扰素 –α　　　　　B. 更昔洛韦　　　　　　C. HAART

    D. 氟康唑　　　　　　　E. 更昔洛韦 +HAART

（二）A2 型题

11. 男性,40 岁,3 周前有不洁性乱史。近 3 日发热 38.5℃,感乏力、食欲缺乏、全身酸痛,轻度咳嗽无痰,颈部浅淋巴结和腋下淋巴结肿大无压痛。这时如做 HIV 感染相关检查,最适于测

    A. $CD4^+$ 细胞计数　　　B. CD4/CD8　　　　　C. gp24 抗体和 gp120 抗体

    D. β 微球蛋白　　　　　E. gp24 抗原和 HIV RNA

（三）A3 型题

HIV 感染的孕妇,25 岁,已妊娠 14 周。

12. 防止母婴传播的最好方法是

    A. 注射抗 HIV 疫苗　　　B. 注射抗 HIV 免疫球蛋白　C. 口服齐多夫定

    D. 立即终止妊娠　　　　E. 口服奈韦拉平

13. 上述孕妇不愿终止妊娠,为防止母婴传播应当

    A. 注射抗 HIV 疫苗　　　　　　　　B. 注射抗 HIV 免疫球蛋白

    C. 口服齐多夫定（第 14~34 周）　　　D. 口服奈韦拉平

    E. 加强营养,严密观察

14. 上述孕妇未采取措施已分娩,为防止母婴传播最重要的是给新生儿

    A. 注射抗 HIV 疫苗　　　　　　　　B. 注射抗 HIV 免疫球蛋白

    C. 口服齐多夫定到 6 周龄　　　　　　D. 人工哺乳

    E. 与产妇隔离

四、是非题（对的打√,错的打 ×）

1. HIV 是一种变异性很强的病毒。

2. HIV 对外界抵抗力很强。

3. HIV 主要侵犯、破坏人体的 CD4$^+$ T 淋巴细胞,导致人体免疫功能缺陷,最终并发各种严重机会感染和恶性肿瘤。

4. 艾滋病并发的肿瘤以卡波西肉瘤和恶性淋巴瘤常见。

五、简答题

1. 简述抗 HIV 的药物。
2. 简述 HIV 感染者的预防性治疗。
3. 试述艾滋病的预防措施。

六、病案分析

某患者,女,25 岁,已妊娠 2 个月,面部有数个小疱疹,并轻度腹泻 1 个月。其丈夫静脉吸毒 2 年,6 个月前死于"肺部感染"。实验室检查:大便细菌培养(–)。血常规:WBC 3.5×10^9/L,CD4$^+$ TLC 0.25×10^9/L。

问题:

1. 该孕妇应做哪些化验和检查?
2. 如该孕妇抗 –HIV 阳性,目前应做何处理?
3. 分娩后母子各应做何处理?

参 考 答 案

一、名词解释

1. AIDS:即艾滋病,是指由人类免疫缺陷病毒引起的获得性免疫缺陷综合征,经血、体液、性接触和母婴传播,由于机体免疫力明显受损而导致机会性感染和肿瘤的发生。

2. HAART:高效抗反转录病毒治疗由于仅用一种抗病毒药物易诱发 HIV 变异,产生耐药性,因而目前主张联合用药称为高效抗反转录病毒治疗(HAART)。根据目前的 ARV 药物,可以组成 2NRTIs 为骨架的联合 NNRTI 或 PI 方案。

3. PCP:即卡氏肺孢子菌肺炎,是艾滋病人最常见的机会性感染,可通过气管灌洗液染色镜检找到病原体而确诊,常用喷他脒或复方磺胺甲噁唑治疗。

二、填空题

1. HIV 感染者抗病毒治疗　艾滋病病人隔离和排泄物消毒　禁娼禁毒　使用一次性注射器和筛选血制品
2. 双股正链 RNA　反转录酶　整合酶和蛋白酶　核心结构蛋白
3. CD4$^+$ TLC　单核吞噬细胞　B 淋巴细胞　小神经胶质细胞　骨髓干细胞
4. HIV 感染的早期诊断　提供抗病毒治疗依据　评估治疗效果　指导治疗方案调整
5. 核苷类反转录酶抑制剂　非核苷类反转录酶抑制剂　蛋白酶抑制剂　整合酶抑制剂

三、选择题

1. C　2. D　3. A　4. B　5. D　6. C　7. A　8. E　9. D　10. E　11. E　12. D

13. C 14. C

四、是非题

1. √ 2. × 3. √ 4. √

五、简答题

1. 答:分四大类:①核苷类反转录酶抑制剂:包括齐多夫定、拉米夫定等;②非核苷类反转录酶抑制剂:奈韦拉平等;③蛋白酶抑制剂:沙奎那韦、英地那韦等;④整合酶抑制剂:拉替拉韦。

2. 答:①HIV 感染而结核菌素试验阳性者服 INH 4 周;②CD4$^+$ T 细胞 <0.2×10^9/L 者,应接受肺孢子菌肺炎的预防性治疗;③意外接触者,应在 2 小时内接受齐多夫定等治疗,疗程 4~6 周。

3. 答:①及时发现 HIV 感染者,并做好隔离、治疗工作,对高危人群重点检测。加强国境检疫,防治病例及染毒制品输入;②切断传播途径,加强艾滋病防治宣传,每年的 12 月 1 日定为世界艾滋病日,普及预防艾滋病知识。严禁吸毒,特别是静脉吸毒。加强性生理卫生教育,取缔娼妓,禁止性乱,高危人群用避孕套,规范治疗性病。严格筛查血液及血制品,严禁 HIV 感染者献血、捐献器官及其他体液。使用一次性注射器。严格消毒患者用过的医疗器械,对职业暴露采取及时干预。对 HIV 感染的孕妇采用干预措施;③保护易感者:疫苗的研制及应用。

六、病案分析

答:1. 进一步检查:抽血查抗 –HIV、HIV RNA 载量、HSV 抗体和常规;大便查真菌孢子和隐孢子虫;生化检查:查肝功能、肾功能和血脂等。

2. 抗 –HIV(+)的处理:①劝其终止妊娠;②若坚持妊娠,则从第 28 周起口服齐多夫定;达到 HAART 指征则 HAART 治疗;③如有疱疹病毒、真菌感染或隐孢子虫肠炎,则分别给予更昔洛韦、氟康唑或螺旋霉素治疗。

3. 母子处理:①分娩后母亲应继续 HAART 治疗;②新生儿应医学追踪并测 HIV RNA 或 P24,如未感染应人工喂养;如已感染则应 HAART 治疗。

(王会亮)

第三节 手 足 口 病

学习要点

1. 掌握:手足口病的流行病学特征、临床表现、诊断标准、治疗。
2. 熟悉:手足口病的并发症、实验室检查、鉴别诊断、预防。
3. 了解:手足口病原学特点、发病机制、病理特点及预后。

内容要点

一、概念

手足口病(HFMD)是由多种肠道病毒引起,以发热,手、足、口腔、臀等部位散在皮疹、疱疹或疱疹性咽峡炎为主要特征的急性传染病。多发生于学龄前儿童,尤以 3 岁以下年龄组发病率最高。

二、病原学

引起本病主要为小 RNA 病毒科肠道病毒属的埃可病毒、柯萨奇病毒和新肠道病毒。其中以肠道病毒 71 型(EV71)和柯萨奇病毒 A16 型(CoxA16)最为常见。

三、流行病学

1. 传染源　患儿(者)、隐性感染者及带病毒者均为本病的传染源。
2. 传播途径　肠道病毒主要经粪 – 口和呼吸道飞沫传播。
3. 人群易感性　人群普遍易感,以婴幼儿发病率最高。
4. 流行特征　手足口病流行无明显的地区性,夏秋季达到高峰或易流行。

四、发病机制及病理

病毒常从上呼吸道或消化道侵入,在局部黏膜或淋巴组织中增殖,此时可出现局部症状;同时一些病毒可从呼吸道和消化道排出,另一些病毒可进入血液导致第一次病毒血症。进入血液的病毒再在单核 – 吞噬细胞系统增殖后入血导致第二次病毒血症。至全身各组织器官进一步增殖引起相应病变。

病变特征性表现为手、足、口、臀等部位皮疹、疱疹或溃疡。

五、临床表现

潜伏期多为 2~10 日,平均 3~5 日,最短在 24 小时内。

1. 一般病例表现　急性起病,有发热,手、足、口、臀等部位出现斑丘疹、疱疹。水疱和皮疹通常在一周内消退。不留瘢痕及色素沉着。
2. 重症表现　少数病例(尤其是 3 岁以下者)病情进展快,在发病 1~5 日左右出现脑炎、脑膜炎、脑脊髓炎、肺水肿、心肌炎、呼吸循环衰竭等。

六、实验室检查

1. 血常规检查　一般病例白细胞计数正常,重症病例白细胞计数可明显升高。
2. 脑脊液检查　呈病毒脑炎改变。
3. 血生化检查　可有 ALT、AST、CK–MB 升高,病情危重者可有血糖升高。
4. 血清学检查　急性期与恢复期血清 IgG 抗体有 4 倍以上升高或患者血清中特异性 IgM 抗体阳性。
5. 病原学检查
(1)病毒分离:自患者咽拭子、粪便、脑脊液、疱疹液等分离到肠道病毒。
(2)病毒核酸试验:自患者血清、脑脊液、粪便等标本中可检测出 CoxA16、EV71 等病毒核酸。

七、诊断

1. 临床诊断　根据流行病学资料,临床表现(发热,手、足、口、臀皮疹)。无皮疹病例,临床不宜诊断为手足口病。

2. 确定诊断 在临床诊断的基础上,分离出 CoxA16、EV71 或其他可引起手足口病的肠道病毒特异性核酸阳性或双份血清中和抗体有 4 倍以上升高可以确诊。

八、鉴别诊断

应与常见的发疹性疾病如麻疹、水痘、风疹、幼儿急疹、药物疹;其他病毒脑炎或脑膜炎;脊髓灰质炎;肺炎等鉴别。

九、预后

预后好;重症病例病情危重,预后差。发生神经源性肺水肿者,死亡率高。

十、治疗

1. 手足口病/(疱疹性咽峡炎) 一般治疗、对症治疗、中医中药治疗。

2. 神经系统受累阶段 控制颅内压、酌情使用激素、静脉注射丙种球蛋白等。

3. 呼吸、循环衰竭阶段 保持呼吸道通畅、吸氧、插胃管、导尿等。呼吸功能障碍时,及时气管插管,使用呼吸机正压机械通气。立即建立静脉通道,监测呼吸、心率、血压和血氧饱和度。在维持血压稳定的情况下,限制液体入量。继续使用降颅压药物,应用血管活性药物。酌情使用强心、利尿剂。糖皮质激素治疗。抑制胃酸分泌。静脉注射丙种球蛋白。注意血糖变化,必要时可注射胰岛素。给予有效抗生素。保护心、脑等重要脏器功能,维持内环境稳定。其他对症支持治疗。

4. 生命体征稳定阶段 做好呼吸道管理,防治呼吸道感染;加强支持疗法;应用促进各脏器功能恢复的药物;功能康复治疗;中西医结合治疗。

十一、预防

疫情报告,对患者进行隔离治疗。避免接触患病儿童。本病流行期间不宜带儿童到人群聚集、空气流通差的公共场所。对住院患儿使用过的病床及桌椅等设施和物品必须消毒后才能继续使用。注意个人卫生,饮食卫生、环境卫生。我国已研制成功 EVTI 型手足口病疫苗,现已用于临床。

习 题

一、填空题

1. 引起手足口病的最常见的病原体是_____、_____。
2. 手足口病的主要传染源是_____、_____,最主要的传播途径为_____。
3. 发病率最高的年龄组为_____。

二、选择题

(一)A1 型题

1. 关于手足口病,下列**错误**的是
   A. 以发热、手、足、口腔、臀等部位散在皮疹、疱疹为主要特征

B. 多发生于学龄前儿童,尤以 3 岁以下年龄组发病率最高。

C. 致死原因主要为脑干脑炎及神经源性肺水肿。

D. 引起本病以 EV71 和 CoxA16 为主。

E. 疱疹易化脓,愈后有瘢痕。

（二）A3/A4 型题

患者,女,3 岁,2 日前出现发热、咳嗽,1 日前出现恶心、呕吐,拒食。查体:患儿手足远端和臀部散在分布十几个斑丘疹、疱疹,口内有三处溃疡。

2. 考虑最可能的诊断是

    A. 手足口病   B. 水痘   C. 系统性红斑狼疮

    D. 幼儿急疹   E. 麻疹

3. 引起本病的病原体最有可能是

    A. 埃可病毒   B. 腺病毒   C. 肠道 71 型病毒

    D. EB 病毒   E. 水痘病毒

4. 为确定诊断下列最有意义的是

    A. 起病急缓   B. 皮疹的特点   C. 发病的季节

    D. 血常规检查   E. 病原学检查

三、简答题

试述手足口病的临床诊断依据。

参 考 答 案

一、填空题

1. 肠道病毒 71 型（EV71） 柯萨奇病毒 A16 型（CoxA16）

2. 患者 隐性感染者 粪-口传播

3. 3 岁以下

二、选择题

1. E   2. A   3. C   4. E

三、简答题

答:①夏秋季节发病,常见于学龄前儿童,婴幼儿多见。发病前的直接或间接接触史。②发热,手、足、口、臀部出现斑丘疹、疱疹等表现,可伴有上呼吸道感染症状。③部分病例仅表现为手、足、臀部皮疹或疱疹性咽峡炎。④极少数重症病例有神经系统损害、呼吸及循环衰竭表现,皮疹不典型者,需结合病原学或血清学检查做出诊断。无皮疹病例,临床不宜诊断为手足口病。

（李金成）

第四节　麻疹与风疹

一、麻疹

学习目标

1. 掌握：麻疹与风疹的流行病学特征、典型临床表现、并发症、诊断、治疗及预防。
2. 熟悉：麻疹与风疹的实验室检查、鉴别诊断。
3. 了解：麻疹与风疹的病原学、临床分型、发病机制、病例特点。

内容要点

（一）概念

麻疹是由麻疹病毒引起的急性呼吸道传染病，临床表现以发热、咳嗽、流涕及眼结膜充血为主要症状，特征性表现为口腔黏膜斑（Koplik's spots）及皮肤斑丘疹，可引起支气管肺炎、喉炎、脑炎等并发症。

（二）病原学

麻疹病毒只有一个血清型。中心为单链 RNA，脂蛋白包膜有血凝素、融合蛋白、基质蛋白，无神经氨酸酶。麻疹病毒对日光、紫外线及一般消毒剂敏感，在空气飞沫中保持传染性不超过 2 小时。

（三）流行病学

1. 传染源　患者是唯一的传染源。从潜伏期最后 2 日（发病前 2 天）至出疹后 5 天内均具有传染性。
2. 传播途径　主要经呼吸道飞沫传播。
3. 人群易感性　普遍易感，易感者接触患者后 90% 以上发病，病后可获得持久免疫力。儿童发病率高，近年来青少年及成人发病率相对上升。
4. 流行特征　一年四季均可发生，以冬春季为高峰。

（四）发病机制与病理解剖

麻疹病毒经空气飞沫侵入上呼吸道或眼结合膜后，经复制增殖引起二次病毒血症，而后随血流播散至全身各组织器官，出现一系列临床表现。病毒血症持续到出疹后 2 日，在病程第 15 天以后，病毒被清除，进入恢复期。

麻疹的病理特征是细胞融合形成多核巨细胞，皮疹为病毒或免疫损伤毛细血管及真皮淋巴细胞浸润、充血肿胀所致。

（五）临床表现

1. 典型麻疹　临床过程分三期：

（1）前驱期：从发热到出疹一般持续 3~4 天。主要表现为上呼吸道炎症和眼结膜炎症。在发热 2~3 日，多数患者可见到麻疹黏膜斑（Koplik's spots，科氏斑），它是麻疹前驱期的特征性体征,具有诊断价值。科氏斑位于双侧第二磨牙对面的颊黏膜上,为0.5~1mm针尖大小的小白点,周围绕以红晕。

(2)出疹期:发热3~4日后,从耳后发际开始出疹,渐及前额、面、颈、躯干及四肢,最后达手掌及足底,2~5日布及全身。皮疹初为充血性斑丘疹,部分病例出现出血性皮疹。皮疹高峰时,全身中毒症状加重。全身表浅淋巴结及肝脾肿大。

(3)恢复期:皮疹按出疹顺序隐退,留浅褐色色素斑,经1~2周消失,伴有糠麸样脱屑。无并发症者病程10~14日。

2. 非典型麻疹

(1)轻型麻疹:呼吸道症状及发热轻,无麻疹黏膜斑或不典型,皮疹少而色淡,病程短,并发症少。

(2)重型麻疹:病情重,死亡率高。①中毒性麻疹:中毒症状重,体温高达40℃以上,早期出现大量紫蓝色融合性皮疹,伴有气促、发绀、心率快,甚至谵妄、抽搐及昏迷。②休克性麻疹:除中毒症状外,出现循环衰竭,皮疹稀少、色淡而迟迟不能透发或皮疹刚出现又突然隐退。③出血性麻疹:皮疹为出血性,常伴有黏膜、内脏出血和严重中毒症状。④疱疹性麻疹:疱疹位于真皮内,内含澄清液,周围有红晕,疱疹有时融合成大疱。发热高,中毒症状严重。

(六)实验室检查

1. 血常规检查 白细胞总数初期正常或稍高,出疹期减少,淋巴细胞增多。

2. 多核巨细胞及麻疹抗原检测 初期取病人的鼻咽分泌物、痰和尿沉渣涂片可见多核巨细胞,有助于早期诊断;可用直接荧光抗体检测剥脱细胞中麻疹病毒抗原。

3. 血清抗体测定 测定血清特异性IgM抗体,阳性是诊断麻疹的标准方法,IgG抗体恢复期较早期增高4倍以上即为阳性,也可以诊断麻疹。

4. 病原学检查 包括病毒分离、病毒抗原检测、RT-PCR扩增麻疹病毒RNA等。

(七)并发症

肺炎、喉炎、心肌炎、脑炎、亚急性硬化性全脑炎。

(八)诊断

1. 流行病学资料 如当地有无麻疹流行,有无麻疹疫苗接种史,有无麻疹患者接触史等。

2. 临床表现 出现急起发热、咳嗽、流涕、流泪、结膜充血、口腔黏膜斑、典型皮疹、疹退后糠麸样脱屑、色素沉着等。

3. 实验室检查 白细胞总数初期正常或稍高,出疹期减少,淋巴细胞增多。血清抗体测定阳性,病毒分离出麻疹病毒。

(九)鉴别诊断

应与风疹、幼儿急疹、猩红热、药物疹、柯萨奇病毒、埃可病毒感染相鉴别。

(十)治疗

对麻疹病毒尚无特效抗病毒药物,主要为对症治疗,加强护理,预防和治疗并发症。

1. 一般治疗 眼、鼻、口腔保持清洁,多饮水。对住院麻疹患儿应补充维生素A,以降低并发症和病死率。

2. 对症治疗 高热可酌用小剂量解热药物或物理降温;咳嗽可用祛痰镇咳药;剧咳和烦躁不安可用少量镇静药。

3. 并发症治疗

(1)喉炎:对喉部水肿者可试用肾上腺糖皮质激素。

（2）肺炎：治疗同一般肺炎，合并细菌感染较为常见，主要为抗菌治疗。

（3）心肌炎：严重心肌炎，可适当应用营养心肌药物。

（4）脑炎：处理基本同病毒性脑炎。

（十一）预防

预防麻疹的关键措施是对易感者接种麻疹疫苗，提高其免疫力。

1. 管理传染源 早诊断、早隔离、早治疗。流行期间，集体托幼机构的儿童应暂停接送，对接触患者的易感儿童应隔离检疫 3 周，已作被动免疫者应隔离 4 周。

2. 切断传播途径 流行期间避免易感儿童到公共场所或探亲、访友。无并发症麻疹应在家中隔离，患儿的病室每日应开窗通风 1~2 小时。

3. 保护易感人群 主动免疫应用麻疹疫苗接种；被动免疫常用人血丙种球蛋白或胎盘丙种球蛋白肌注。

二、风疹

学习目标

1. 掌握：风疹的流行特点、临床表现、诊断及预防。

2. 熟悉：风疹的实验室检查、鉴别诊断、治疗。

3. 了解：风疹的病原学、发病机制、病理特点。

内容要点

（一）概念

风疹是风疹病毒引起的急性呼吸道传染病。临床特征为低热、上呼吸道轻度炎症、红色斑丘疹和耳后、枕后与颈部淋巴结肿大。孕妇在妊娠早期感染风疹病毒后，易引起先天性风疹综合征。

（二）病原学

风疹病毒属披盖病毒科，核心为单股正链 RNA，外有包膜，其表面刺突有凝集雏鸡等禽类红细胞的活性，它只对人和猴有致病力。

（三）流行病学

1. 传染源 风疹患者、无症状带病毒者是传染源。

2. 传播途径 主要经空气飞沫传播。

3. 人群易感性 多见于 5~9 岁儿童，育龄妇女对风疹较易感，病后可获得较持久免疫力。

4. 流行特征 世界性流行，四季均可发生，以冬春季发病较高，常 6~10 年出现一次周期流行。

（四）发病机制与病理解剖

感染后风疹病毒首先在局部增生复制后进入血循环，引起病毒血症，播散引起全身淋巴结肿大。抗原抗体复合物引起毛细血管炎症，发生皮疹。当孕妇在妊娠早期感染风疹病毒时，病毒可经胎盘感染胎儿，在胎儿各器官均可发现较大数量的病毒，直接影响胎儿的生长发育，引起宫内发育迟缓和先天畸形。

风疹病情轻，病变少，真皮上层毛细血管充血及有少量渗出液。淋巴结呈非特异性炎症。

（五）临床表现

低热、上呼吸道炎症轻微，发热 1~2 日即出皮疹，开始于面部，1 日内遍及全身，面部和四肢较少，躯干、背部皮疹较多，手掌和足底无皮疹。皮疹初为淡红色斑疹，继以丘疹或斑丘疹，部分可融合似麻疹，躯干背部皮疹较密，融合成片，类似猩红热样皮疹。可出现全身淋巴结肿大，以耳后、枕后及颈部淋巴结肿大明显。

孕妇患风疹，特别是发生在妊娠的前 3~4 个月内，可引起先天性风疹，胎儿可出现发育迟缓、多种脏器损害与畸形等，总称为先天性风疹综合征。

（六）实验室检查

1. 血常规　白细胞总数减少，淋巴细胞增多，并可出现异型淋巴细胞及浆细胞。

2. 血凝抑制试验　采用初期及恢复期血清做血凝抑制试验检查血清抗体。

3. 酶联免疫吸附试验（ELISA）　检测风疹 IgM 抗体，该抗体以出疹后 5~14 日阳性率最高。

4. 病原学检查　间接免疫荧光法可直接检测病毒抗原，应用斑点杂交法检测 RNA，尚可早期做风疹病毒分离。

（七）诊断

1. 诊断依据

（1）流行病学资料：易感者在病前 2~3 周有与风疹病人接触史。

（2）临床表现：临床表现以轻度上呼吸道炎症、低热、皮疹和耳后、枕后及颈淋巴结肿大为特征。孕妇早期感染风疹后可造成胎儿发育迟缓和畸形等损害。

（3）实验室检查：白细胞总数正常或减少，淋巴细胞增多。血常规检查、血清抗体测定、荧光抗体检查、病毒分离阳性。

2. 鉴别诊断　应与麻疹、幼儿急疹、猩红热、药物疹等相鉴别。

（八）治疗

目前尚无特效疗法，主要是对症和支持治疗。本病预后良好。

（九）预防

预防的重点是预防先天性风疹。

习 题

一、名词解释

1. 麻疹黏膜斑（Koplik 斑）

2. 麻疹

3. 先天性风疹综合征（CRS）

二、填空题

1. 麻疹常见的并发症有 ＿＿＿＿＿、＿＿＿＿＿、＿＿＿＿＿、＿＿＿＿＿。

2. 麻疹的出疹日期一般是发热后第 ＿＿＿＿＿ 日。

3. 重型麻疹包括 ＿＿＿＿＿、＿＿＿＿＿、＿＿＿＿＿、＿＿＿＿＿。

4. 麻疹患者须隔离至出疹后 ＿＿＿＿＿ 日，有并发症者延长至 ＿＿＿＿＿ 日。对接触麻疹的易感儿童隔离检疫 ＿＿＿＿＿ 周，已作被动免疫者延长至 ＿＿＿＿＿ 周。

5. _____是麻疹的唯一传染源。主要通过_____传播。

6. 典型麻疹病程分三期即_____、_____、_____。

7. 麻疹最主要的并发症是_____。

8. 麻疹黏膜斑一般是在发热后_____天出现。

三、选择题

（一）A1 型题

1. 麻疹出疹期典型皮疹出疹的顺序是

    A. 躯干→四肢→手掌→足底

    B. 耳后、发际→额面→颈→躯干→四肢→手掌、足底

    C. 额面→颈→躯干→四肢

    D. 耳后、发际→躯干→四肢→手掌、足底

    E. 面→颈→耳后→躯干→四肢

2. 麻疹并发脑炎下列**不正确**的是

    A. 多见于儿童

    B. 病情轻重与麻疹轻重有平行关系

    C. 多发生在出疹后 2~6 日

    D. 发生在早期可能为病毒直接侵犯中枢神经

    E. 发生于恢复期可能与免疫反应有关

3. 下列对于麻疹的早期诊断最有价值的是

    A. 明显的上呼吸道炎症状　　　　　B. 结膜充血、怕光、流泪、眼睑水肿

    C. 咳嗽和声音嘶哑　　　　　　　　D. 口腔颊部黏膜可见白色点状黏膜斑

    E. 颈部淋巴结肿大

4. 控制麻疹流行最有效而可行的措施是

    A. 普遍肌注丙种球蛋白

    B. 普遍接种麻疹活疫苗

    C. 普遍接种麻疹活疫苗加普遍肌注丙种球蛋白

    D. 隔离病儿

    E. 成人血 10~15ml 两侧臀部深层肌注

5. 麻疹肺炎的治疗，**不适当**的是

    A. 抗生素　　　　　　　　　　　　B. 吸氧

    C. 呼吸道隔离　　　　　　　　　　D. 少量输血，改善体力

    E. 补充液体、电解质及葡萄糖

6. 风疹的主要传播途径是

    A. 血液传播　　　　　B. 空气飞沫传播　　　　C. 直接接触传播

    D. 虫媒传播　　　　　E. 性接触传播

（二）A2 型题

7. 患儿 2 岁，发热 4 日，有流涕、咳嗽、流泪，今日晨起发现前额及耳后有淡红色斑丘疹，体温 39℃，口颊黏膜充血，最可能的诊断是

    A. 风疹　　　　　　　　　B. 幼儿急疹　　　　　　　C. 猩红热

    D. 麻疹　　　　　　　　　　E. 肠道病毒感染

（三）A3 型题

患者，男，8 个月，于 2008 年 12 月 26 日入院。患者 5 日前无明显诱因发热、咳嗽，3 日前皮肤又出现红色斑丘疹，曾在当地诊所治疗，效果差。入院检查：T 39.5℃，P 138 次 / 分，R 25 次 / 分，BP 未测。口颊黏膜充血，全身膝关节以上皮肤可见红色斑丘疹，压之退色，疹间皮肤正常，双肺呼吸音粗，双下肺可闻及湿啰音及少许干啰音，心率 128 次 / 分，律齐，其余检查正常。

8. 该患者最可能的诊断是

    A. 麻疹并支气管炎　　　　　　B. 幼儿急疹并支气管炎

    C. 猩红热并肺炎　　　　　　　D. 麻疹并肺炎

    E. 风疹并上呼吸道感染

9. 该疾病的治疗原则是

    A. 抗病毒治疗　　　　　　　　B. 对症治疗

    C. 抗菌治疗　　　　　　　　　D. 抗菌、抗病毒、对症治疗

    E. 支持疗法

四、是非题（对的打√，错的打 ×）

1. 麻疹病程多为 7~10 日，传染性强，主要发生在儿童，易造成流行，病后有持久免疫力。

2. 麻疹自麻疹疫苗接种以来，发病率已显著下降，近年来麻疹的发病年龄向大年龄组推移，青少年及成人发病率相对上升。

3. 麻疹发热 1~2 日后，开始出现典型皮疹，从耳后发际开始，渐及前额、面、颈、躯干及四肢，最后达手掌及足底，2~5 日遍布及全身。

4. 先天性风疹为胎儿经胎盘受染，发生在妊娠 3 个月内。

五、简答题

1. 简述麻疹的临床特征。

2. 试述预防麻疹的综合性措施。

六、病案分析

某患者，女，17 岁，学生，因发热伴咳嗽、流涕、流泪 4 日，出疹 1 日，于 2016 年 12 月 8 日入院。患者入院前在当地诊所按"上呼吸道感染"治疗无好转，用药不详，昨日发现躯干部皮疹，故来我院求治并收住院。

入院检查：T 38.6℃，P 68 次 / 分，R 17 次 / 分，BP 115/70mmHg。营养中等，发育正常。神志清，精神差，急性病容。头面及躯干部有散在红色斑丘疹，疹间可见正常皮肤，压之褪色，表浅淋巴结未触及。结膜充血，口腔颊部可见黏膜斑。颈软，气管居中，甲状腺无肿大，胸廓两侧对称。心、肺、腹（－）。实验室检查：血常规：HB120g/L，WBC 7×10^9/L，N 0.88，L 0.12。X 线检查：两肺纹理增多、增浓，左肺可见淡薄斑状片阴影，右肺门影增浓，心膈未见异常。

问题：

1. 该患者最可能的诊断是什么？

2. 制订诊疗计划。

3. 该患者需要与哪些疾病鉴别？

参 考 答 案

一、名词解释

1. 麻疹黏膜斑（Koplik 斑）：发热 2~3 日,麻疹患者可见位于双侧第二磨牙对面的颊黏膜上,为 0.5~1mm 针尖大小的小白点,周围绕以红晕。最初只有几个,在 1~2 日内逐渐增多,互相融合,似鹅口疮,亦可见于唇内、牙龈等处,2~3 日内消失。它是麻疹前驱期的特征性体征,具有诊断价值。

2. 麻疹：麻疹病毒引起的急性呼吸道传染病。临床表现以发热、咳嗽、流涕、眼结膜充血为主要症状,以口腔黏膜斑及皮肤斑丘疹为特征,可引起肺炎、喉炎、脑炎等并发症。

3. 先天性风疹综合征（CRS）：是指孕妇患风疹后（尤以妊娠 3 个月内）,风疹病毒经胎盘传染给胎儿,引起先天性风疹。除可发生死胎、流产和早产外,大多数婴儿出生时即有各种畸形或多种脏器损害表现,表现为心血管畸形、白内障、小头畸形、智力障碍、骨发育障碍、视网膜病变、听力损害,亦可表现为巨细胞肝炎、间质性肺炎、贫血、紫癜、脑膜炎及进展性脑炎等。

二、填空题

1. 肺炎 喉炎 心肌炎 脑炎 亚急性硬化性全脑炎
2. 3~4
3. 中毒型麻疹 休克型麻疹 出血型麻疹 疱疹型麻疹
4. 5 10 3 4
5. 麻疹患者 空气飞沫
6. 前驱期 出疹期 恢复期
7. 支气管肺炎
8. 2~3

三、选择题

1. B 2. B 3. D 4. B 5. A 6. B 7. D 8. D 9. D

四、是非题

1. √ 2. √ 3. × 4. √

五、简答题

1. 答：临床表现以发热、咳嗽、流涕、眼结膜充血为主要症状,以口腔黏膜斑及皮肤斑丘疹为特征,可引起肺炎、喉炎、脑炎等并发症。

2. 答：综合性预防措施

（1）早诊断、早隔离、早治疗。患儿应隔离至出疹后 5 日,有并发症者延长至 10 日。流行期间,集体托幼机构的儿童应暂停接送,并加强晨间检查,对接触者中的易感儿童应隔离检疫 3 周,已作被动免疫者应隔离 4 周。发现病人及早治疗。

（2）切断传播途径。流行期间避免易感儿童到公共场所或探亲、访友。无并发症麻疹应在家中隔离,患儿的病室每日应开窗通风 1~2 小时。医护人员接触病人,应穿隔离衣和洗手。

（3）保护易感人群：①主动免疫：是保护易感人群预防麻疹的最好办法。接种对象为未患麻疹的小儿,最佳年龄为 15 个月左右。复种年龄应在初种后 4~5 年。②被动免疫：年幼体弱者接触麻疹患者后,可采用被动免疫以预防发病。接触病人后 5 日内注射,可有保护作用,5 日后注射可减轻症状。免疫有效期 3~8 周。目前常用人血丙种球蛋白 3ml（或 0.25ml/kg）肌注或胎盘丙种球蛋白 3~6ml 肌注。

六、病案分析

答：1. 麻疹合并支气管炎。

2. 给予易消化饮食,抗病毒治疗（如阿昔洛韦）,应用抗生素（如 β– 内酰胺类抗生素）,对症支持治疗。取病人的鼻咽分泌物、痰和尿沉渣涂片查多核巨细胞,或用直接荧光抗体检测剥脱细胞中麻疹病毒抗原等,以确诊。

3. 应与麻疹、幼儿急疹、猩红热、药物疹等相鉴别。

（王会亮）

第五节 水痘与带状疱疹

学习要点

1. 掌握：水痘与带状疱疹的临床表现、诊断、鉴别诊断及治疗。
2. 了解：水痘与带状疱疹的病原学特点、流行病学特征、发病机制及病理特点、实验室检查。

内容要点

一、概念

水痘及带状疱疹是由同一病毒,即水痘–带状疱疹病毒感染所引起的两种不同表现的急性传染病。原发感染为水痘,是小儿常见急性传染病。带状疱疹多见于成人,是潜伏在感觉神经节的水痘–带状疱疹病毒再激活后引起的皮肤感染。

二、病原学

水痘–带状疱疹病毒属疱疹病毒科,核心为线性双链 DNA,由对称 20 面体的衣壳包裹,外层为脂蛋白膜。受感染的细胞形成多核巨细胞,核内有嗜酸性包涵体。

三、流行病学

1. 传染源 水痘和带状疱疹患者是本病的传染源。
2. 传播途径 水痘主要经空气飞沫和直接接触疱液传播,也可通过接触污染的用具传播。带状疱疹一般认为是患水痘后潜伏性感染的病毒再激活所致。
3. 人群易感性 普遍易感,水痘多见于儿童,病后免疫力持久。带状疱疹愈后可复发。

4. 流行特征 呈全球性分布。水痘四季均可发生,以冬春季发病多见,多为散发。带状疱疹常年散发,发病率随年龄增长而增加,免疫功能低下者易发。

四、发病机制与病理解剖

病毒经直接接触或经上呼吸道侵入人体后,在皮肤、黏膜细胞及淋巴结内增殖,然后进入血流形成病毒血症,主要损害皮肤。

水痘的病变主要在表皮棘细胞,细胞水肿变性,形成单房性透明水疱。病灶周边及基底部有充血、单核细胞及多核细胞浸润,多核巨细胞内含有嗜酸性包涵体。

部分病人患水痘后,病毒潜伏在神经节内,当免疫力下降或某些诱因病毒被激活后,沿感觉神经离心传播至该神经支配的皮肤细胞内增殖,引起相应皮肤节段发生疱疹,同时可引起神经节炎,即发生带状疱疹。

带状疱疹主要病变部位在神经和皮肤,病理变化主要是受累神经节炎症。

五、临床表现

病人可以发热、头痛起病,病后数小时或 1~2 日出现皮疹。皮疹初起于躯干和头部,继而扩展至面部及四肢,四肢末端稀少,呈向心性分布,此为水痘皮疹的特征之一。斑疹、丘疹、水疱、结痂四种形态皮疹同时存在,这是水痘皮疹的又一重要特征。水痘皮疹初为红斑疹,后丘疹,再发展为疱疹。1~2 日干枯结痂,1~3 周后脱痂,一般不留瘢痕。

水痘常见并发症:皮疹继发细菌感染,水痘肺炎。

带状疱疹沿周围神经分布区域皮肤出现成簇的红色斑丘疹,很快发展为水疱,数个水疱集成簇状,数簇连接成片,沿神经支配的皮肤成带状排列。疱疹多限于身体一侧,皮损很少超过躯干中线,伴有显著的神经痛为本病的突出特征。带状疱疹可发生于任何感觉神经分布区,但以脊神经胸段最常见,约占 60%。三叉神经第一支亦常受侵犯。

六、实验室检查

1. 血常规 白细胞总数正常或稍高,淋巴细胞相对增多。

2. 疱疹刮片 刮取新鲜疱疹基底组织涂片,瑞氏染色见多核巨细胞,苏木素伊红染色常可见细胞核内包涵体。

3. 病毒分离 将疱疹液直接接种于人胚成纤维细胞,分离出病毒再作鉴定,仅用于非典型病例。

4. 免疫学检测 补体结合抗体高滴度或双份血清抗体滴度升高 4 倍以上有诊断价值。取疱疹基底刮片或疱疹液,直接荧光抗体染色查病毒抗原简捷有效。

5. 病毒 DNA 检测 用聚合酶链反应检测患者呼吸道上皮细胞和外周血白细胞中水痘-带状疱疹病毒 DNA,比病毒分离简便。

七、诊断

(一)诊断依据

1. 水痘 典型病例根据临床表现及流行病学史即可诊断,非典型病例需靠实验室检测做出病原学诊断。

2. 带状疱疹 典型病例根据单侧性、沿周围神经分布、排列呈带状的疱疹和伴有神经痛的症状,诊断多不困难,非典型病例需靠实验室检测做出病原学诊断。

(二)鉴别诊断

水痘应与天花、带状疱疹、丘疹样荨麻疹、脓疱疹等鉴别。带状疱疹出疹前应与胸膜炎、肋软骨炎相鉴别,出疹后应与单纯疱疹、脓疱疮、丘疹样荨麻疹进行鉴别。

八、治疗

(一)一般处理和对症治疗

1. 水痘 病人急性期应卧床休息,补充足够水分和营养,加强皮肤护理。止痒,疱疹破裂后可涂甲紫或新霉素软膏等。

2. 带状疱疹 休息,保护患处。神经疼痛剧烈者,可给予镇痛剂。

(二)抗病毒治疗

阿昔洛韦为首选药物。

(三)防治并发症

1. 继发细菌感染者,可选用抗生素。

2. 因脑炎出现脑水肿时应脱水治疗。合并重症肺炎或脑炎时,在病程后期,水痘已结痂,可在采取相应措施的同时酌情使用激素。

九、预防

1. 水痘 隔离病人,避免与急性期病人接触,患者呼吸道分泌物、污染物应消毒。接触者早期应用丙种球蛋白、带状疱疹免疫球蛋白肌注。水痘病毒减毒活疫苗接种。

2. 带状疱疹 患者应避免与易感儿及孕妇接触。

习 题

一、名词解释

水痘

二、填空题

1. 水痘肺炎多数在出疹后的_____日发生。

2. 水痘常见皮损有_____、_____、_____、_____。

3. 水痘常见并发症有_____、_____、_____、_____、_____等。

三、选择题

(一)A1 型题

1. 水痘和带状疱疹的病原体是

    A. 水痘病毒　　　　　　B. 带状疱疹病毒　　　　　　C. 一种肠道病毒

    D. 一种呼吸道病毒　　　E. 水痘-带状疱疹病毒

2. 水痘的主要传播源是

    A. 患者　　　　　　　　B. 隐性感染者　　　　　　C. 感染的动物

D. 病毒携带者　　　　　　　E. 免疫功能低下者

3. 水痘的主要传播途径是

A. 空气飞沫传播和直接接触　　　B. 血液传播

C. 性接触传播　　　　　　　　　D. 虫媒传播

E. 动物源性接触传播

4. 水痘皮疹特点是

A. 手足、头部皮疹密集

B. 皮疹呈全身散在性分布

C. 离心性分布,躯干无皮疹

D. 向心性分布,头面部无皮疹

E. 向心性分布,头面躯干密集,四肢稀疏

5. 水痘抗病毒治疗的首选药物是

A. 干扰素　　　　　B. 白介素 –2　　　　　C. 阿昔洛韦

D. 利巴韦林　　　　E. 贺普丁

6. 带状疱疹特点是

A. 集簇性分布,不过身体中线,局部灼痒、刺痛

B. 稀疏性分布,局部灼痒、刺痛

C. 集簇性分布,局部瘙痒不刺痛

D. 集簇性分布,常超过身体中线,局部灼痒、刺痛

E. 散在分布,局部灼痒、刺痛

（二）A2 型题

7. 患儿,3 岁,发热 3 天,皮疹 2 天,伴咳嗽 1 天,查 T:38.6℃,皮肤可见斑丘疹及疱疹,面部、耳后、胸背部多,四肢相对较少。该患儿最可能的诊断是

A. 丘疹样荨麻疹　　　　B. 带状疱疹　　　　C. 水痘

D. 脓疱疮　　　　　　　E. 疱疹性湿疹

四、简答题

简述水痘皮疹分布的特点及演变过程。

五、病案分析

某患者,女,4 岁,学生,因发热伴出水痘样皮疹 3 日,于 2016 年 12 月 29 日入院。入院前曾在当地医院按"水痘"进行抗病毒、对症治疗,效果不佳,今皮疹量增多,稍有头晕,前来我院求治,门诊以"水痘"收住院,病后大小便正常,睡眠好。

入院检查:T 37.5℃,P 88 次 / 分,R 18 次 / 分,BP 100/70mmHg,神清,精神差,发育正常,营养中等,急性病容,自动体位,查体合作,全身皮肤均有散在性皮疹,有红色刚出的斑丘疹,有周边红中心液化的疱疹,表浅淋巴未触及,头颅大小正常,巩膜无黄染,双侧瞳孔等大,对光反射存在,扁桃体无肿大,颈软,气管居中,甲状腺无肿大,胸廓对称,呼吸平稳,双肺呼吸音粗糙,支气管可听到痰鸣音,心率 80 次 / 分,律齐,心音响亮,各瓣膜听诊区未闻及病理性杂音,腹软,肝脾肋下未触及,肠鸣音存在,双肾区无叩击痛,脊柱四肢无畸形,双下肢活动自如,生理反射正常,病理反射阴性。实验室检查:血常规检查正常。胸透:双侧肺纹理增强。

问题:

1. 该患者最可能的诊断是什么?
2. 制订诊疗计划。
3. 该患者需要与哪些疾病鉴别?

参 考 答 案

一、名词解释

水痘:水痘–带状疱疹病毒引起的急性呼吸道传染病,临床特征是分批出现的皮肤黏膜斑疹、丘疹、疱疹及结痂,全身症状轻微。

二、填空题

1. 1~6
2. 斑疹　丘疹　疱疹　结痂
3. 皮疹继发细菌感染　水痘肺炎　水痘脑炎　水痘肝炎　急性脑病伴内脏脂肪变性

三、选择题

1. E　2. A　3. A　4. E　5. C　6. A　7. C

四、简答题

答:皮疹分布特点:先见于头部及躯干部,呈向心性分布,头面、躯干密集,而四肢皮疹稀疏散在,手掌、足底更少。斑疹、丘疹、水疱、结痂四种形态皮疹可在同一部位同时存在。

演变过程:初为红斑疹,数小时后变为丘疹,再经数小时发展为疱疹,疱液透明,数小时后变混浊,1~2日后疱疹中心干枯而结痂,1~3周后脱痂。

五、病案分析

答:1. 水痘并支气管炎。

2. 卧床休息,抗病毒治疗,对症、支持、抗感染治疗,刮取新鲜疱疹基底组织涂片,查多核巨细胞及细胞核内嗜酸性包涵体。或取双份血清查抗体滴度变化以进一步明确诊断。

3. 水痘应与天花、带状疱疹、丘疹样荨麻疹、脓疱疹等鉴别。

(李金成)

第六节　流行性腮腺炎

学习要点

1. 掌握:流行性腮腺炎的临床表现、并发症、诊断、治疗原则。
2. 熟悉:流行性腮腺炎的实验室检查方法、鉴别诊断。

3. 了解：流行性腮腺炎病毒特点、流行特征、发病机制、病理特点及预防。

内容要点

一、概念

流行性腮腺炎是由腮腺炎病毒所引起的急性呼吸道传染病。临床主要表现为发热和腮腺非化脓性肿痛。除侵犯腮腺外，可累及全身多个腺体和器官，引起脑膜炎、脑膜脑炎、睾丸炎、卵巢炎和胰腺炎等。常见于儿童和青少年。

二、病原学

腮腺炎病毒属于副粘病毒科，是单股核糖核酸病毒，包膜表面有含血凝素的神经氨酸酶糖蛋白（HN），相当于 V 抗原（病毒抗原），刺激机体在感染后 2~3 周产生 V 抗体，该抗体具有保护作用。其核蛋白（NP）又称 S 抗原（可溶抗原），刺激机体在发病后 1 周产生 S 抗体，此抗体无保护作用，可用于诊断。

三、流行病学

1. 传染源　患者及隐性感染者为传染源。
2. 传播途径　主要经空气飞沫传播，密切接触亦可传播。
3. 易感人群　普遍易感。患病后可获得持久免疫力。
4. 流行特征　全球均有发生，一年四季不断有散发病例，以冬、春季为发病高峰，5~15 岁年龄组发生率高，多散发，在托幼机构或小学内常引起暴发流行。

四、发病机制与病理解剖

腮腺炎病毒经鼻黏膜或口腔黏膜侵入，引起局部炎症，进入血液形成病毒血症，再经血流播散侵入腮腺组织，引起腮腺病变，亦可进入中枢神经系统及其他腺体而发生脑膜脑炎和其他腺体炎症。

腮腺炎的病理特征是腮腺的非化脓性炎症。炎症可造成腺导管阻塞，淀粉酶潴留，淀粉酶经淋巴管进入血流，使血及尿中淀粉酶增高。

五、临床表现

多数以耳下部肿胀为首发症状，发病数小时至 1~2 日出现颧弓或耳部疼痛，腮腺逐渐肿大，体温上升可达 39~40℃。通常一侧腮腺先肿大，1~4 日后累及对侧。腮腺肿大以耳垂为中心，向前、后、下发展。局部皮肤紧张发亮但一般不发红，呈梨形，边缘不清，触之有弹性、疼痛，表面发热但不化脓。张口、咀嚼、吞咽困难，进酸性食物疼痛加重。腮腺管口早期红肿呈脐形，挤压无脓性分泌物。颌下腺或舌下腺可以同时受累。不典型病例可始终无腮腺肿胀，仅表现为颌下腺或舌下腺肿胀。

六、并发症

脑膜炎、脑膜脑炎、脑炎、睾丸炎、卵巢炎、急性胰腺炎等。

七、实验室检查

（一）常规检查

白细胞总数大多正常,淋巴细胞相对增加,有睾丸炎者白细胞可增加。尿常规一般正常,有肾损害时尿中可出现蛋白和管型。

（二）血清和尿中淀粉酶测定

90% 患者发病早期血清和尿淀粉酶增高,其增高幅度与腮腺肿胀程度成正比,但也有可能与胰腺受累有关。

（三）脑脊液检查

在无脑膜炎并发症患者中,约 50% 的病例脑脊液中白细胞数轻度增加,且能从脑脊液中分离出腮腺炎病毒。并发脑膜炎时脑脊液变化同其他病毒性脑膜炎。

（四）血清学检查

1. 抗体检查　一般用补体结合试验,分别检测 S 及 V 抗体。S 抗体出现早而消失快,S/V 比例高者提示急性感染,其效价一般高于 1∶200 或双份血清效价上升 4 倍可诊断为腮腺炎。

2. 抗原检查　近年来已应用特异性抗体或单克隆抗体来检测腮腺炎抗原,可作早期诊断。

（五）病原学检查

1. 病毒分离　取早期患者的唾液、血、尿、脑脊液等,接种于鸡胚、猴肾等组织中,可分离病毒。

2. 病毒 RNA 检测　应用聚合酶链反应(PCR)技术检测腮腺炎病毒 RNA,可大大提高可疑患者的诊断。

八、诊断

（一）诊断依据

1. 流行病学资料　当地是否有本病流行,发病前 2~3 周是否有接触史,是否患过流行性腮腺炎,近期是否进行了预防接种等资料。

2. 临床特点　起病较急,发热,以耳垂为中心的腮腺肿大、疼痛,非化脓性炎症,张口咀嚼困难,食酸性食物时疼痛加重。

3. 实验室检查　对于不典型病例,可用实验室检查方法进行确诊。

（二）鉴别诊断

应与化脓性腮腺炎、其他病毒性腮腺炎、其他原因引起的腮腺肿大、急性淋巴结炎相鉴别。

九、治疗

（一）一般治疗

病人应隔离、卧床休息至腮腺肿大消退,给予流质或半流质饮食,避免酸性、辛辣食物摄入。保持口腔清洁卫生,餐后用生理盐水漱口。

（二）抗病毒治疗

发病早期可试用利巴韦林(病毒唑)。亦有报道应用干扰素治疗成人腮腺炎合并睾丸炎患者,能使腮腺炎和睾丸炎症状较快消失。

（三）中医治疗

板蓝根注射液肌注，普济消毒饮加减、板蓝根 60~90g 水煎服，板蓝根冲剂口服。紫金锭、醋调如意金黄散、醋调青黛散调匀外敷。

（四）对症治疗

对于腮腺肿胀较重的患者，可适当应用镇痛剂。体温过高者给予药物、物理降温。

（五）并发症治疗

1. 睾丸炎 用丁字带托起阴囊，局部冷湿敷。口服泼尼松。男性成年患者，为预防睾丸炎的发生，早期可应用己烯雌酚。

2. 脑膜脑炎 若剧烈头痛、呕吐，可静脉滴注 20% 的甘露醇，对于重症患者可应用地塞米松。

十、预防

1. 管理传染源 对病人按呼吸道传染病隔离，隔离至病人临床症状消失。集体机构儿童接触后医学观察 21 日。

2. 切断传播途径 病室内要注意通风，对被污染的用具进行煮熟或暴晒处理。

3. 保护易感人群 主动免疫应用腮腺炎减毒活疫苗，由于腮腺炎减毒活疫苗有致畸作用，故孕妇禁用。被动免疫可应用恢复期血清或高价免疫球蛋白。

习 题

一、名词解释

流行性腮腺炎

二、填空题

1. 流行性腮腺炎的传染源为_____和_____。主要经过_____和_____传播，患病后可获得_____免疫力。

2. 流行性腮腺炎儿童常见的并发症有_____和_____，成年男性常见_____，成年女性常见_____。

3. 疑诊断流行性腮腺炎并发胰腺炎时应做_____检查。

三、选择题

（一）A1 型题

1. 流行性腮腺炎的基本病理变化是

　A. 受累腺体的化脓性炎症

　B. 受累腺体的非化脓性炎症

　C. 腮腺的充血、肿胀

　D. 腮腺的充血、肿胀及粒细胞浸润

　E. 受累腺体的充血、肿胀及粒细胞浸润

2. 流行性腮腺炎患者的隔离期为

　A. 腮腺肿大前 7 日至肿大后 9 日

    B. 腮腺开始肿大至肿大后 9 日

    C. 腮腺肿大前 1 日至肿胀完全消退

    D. 腮腺开始肿大至肿胀完全消退

    E. 发病后 3 周

  3. 流行性腮腺炎表现为

    A. 非化脓性炎症,腮腺管口红肿

    B. 腮腺肿大,局部红、肿、痛明显

    C. 耳后肿大,局部皮肤发红

    D. 颌下肿大,有压痛,局部皮肤发红

    E. 腮腺肿大,挤压后腮腺管有脓性分泌物流出

(二) A2 型题

  4. 某患者,男,16 岁,左腮腺肿大似核桃样约 2.5cm×2.5cm 大小,有触疼,张口、咀嚼、吞咽困难,进酸性食物疼痛加重。 T 38.5℃,P80 次 / 分,R20 次 / 分,BP 110/70mmHg,急性病容,精神差。该患者最可能的诊断是

    A. 流行性腮腺炎

    B. 化脓性腮腺炎

    C. 其他病毒性腮腺炎

    D. 其他原因引起的腮腺肿大

    E. 急性淋巴结炎

四、是非题(对的打√,错的打 ×)

  1. 流行性腮腺炎的腮腺肿大以耳垂为中心向前、后、下蔓延。

  2. 流行性腮腺炎的腮腺肿大,挤压后腮腺管有脓性分泌物流出。

五、简答题

  1. 流行性腮腺炎患者血、尿淀粉酶升高的原因是什么?

  2. 流行性腮腺炎如何与化脓性腮腺炎进行鉴别?

六、病案分析

  某患者,男,13 岁,学生,因两腮肿大 8 日,发热 3 日,阴囊水肿 1 日,于 2009 年 1 月 16 日入院。入院前曾在当地诊所按流行性腮腺炎“给外敷膏药”,3 日前始发热,体温高达 39℃,在当地诊所给予输液治疗(用药不详),体温时高时低,昨日上午出现阴囊肿痛,今急来求治,门诊以流行性腮腺炎并睾丸炎收入病房。

  入院检查:T 36.7℃, P 80 次 / 分, R 20 次 / 分, BP 110/60mmHg。营养中等,神志清,精神好,急性病容,自动体位,皮肤黏膜无黄染,无皮疹表浅淋巴结未触及,五官端正,头颅无畸形,巩膜无黄染,两瞳孔等大等圆,对光反射良好,外耳道及鼻腔无异常分泌物,左下颌腺肿大,有压疼,腹软,气管居中,扁桃腺无肿大,两侧胸廓对称无畸形,两肺呼吸音清晰,无干湿性啰音,心率 80 次 / 分,律齐,各瓣膜间均未闻及病理性杂音,腹平软,肝脾肋下未触及,肝区无叩击痛,移动性浊音界阴性,肾区无叩击痛,脊柱四肢无畸形,活动自如,下肢无水肿,右侧睾丸肿大,约 4.0cm×4.0cm 大小,有触疼,神经系统生理反射存在,布氏征阴性,克氏征阴性,双侧巴

氏征阴性。实验室检查：血常规正常。肝功能：TP 63.6g/L，ALB 29.1g/L，ALP 149U/L。

问题：

1. 该患者最可能的诊断是什么？

2. 制订诊疗计划。

3. 该患者需要与哪些疾病鉴别？

参 考 答 案

一、名词解释

流行性腮腺炎：由腮腺炎病毒引起的急性呼吸道传染病，临床上以腮腺非化脓性肿胀、疼痛、发热伴咀嚼受限为特征。

二、填空题

1. 患者 隐性感染者 空气飞沫 密切接触 持久

2. 脑炎 脑膜炎 睾丸炎 卵巢炎

3. 血、尿淀粉酶测定

三、选择题

1. B 2. A 3. A 4. A

四、是非题

1. √ 2. ×

五、简答题

1. 答：腮腺炎时，腮腺导管壁细胞肿胀、坏死，管腔中充满坏死细胞及渗出物，从而造成腺导管阻塞、扩张，淀粉酶潴留。淀粉酶经淋巴管进入血流，使血及尿中淀粉酶增高。

2. 答：化脓性腮腺炎腮腺肿大常为单侧，局部皮肤明显红肿，质硬，界限清楚。脓肿形成后，触之有波动感，挤压腺体时可于腮腺管口看到脓液流出。血白细胞总数及中性粒细胞均明显增高。

流行性腮腺炎腮腺肿大多为双侧，局部皮肤紧张发亮但一般不发红，触之有弹性，边缘不清，表面发热但不化脓，挤压腺体时腮腺管口无脓性分泌物流出。白细胞总数大多正常，淋巴细胞相对增加。

六、病案分析

1. 流行性腮腺炎，右侧睾丸炎。

2. 卧床休息，抗感染治疗（可用头孢地嗪），对症支持治疗，血清和尿中淀粉酶测定，必要时进行血清学检查。

3. 应与化脓性腮腺炎、其他病毒性腮腺炎、其他原因引起的腮腺肿大、急性淋巴结炎相鉴别。

（孙美兰）

第七节 流行性感冒病毒感染

一、普通流行性感冒

学习要点

1. 掌握：普通流行性感冒的临床表现、诊断、治疗。
2. 熟悉：普通流行性感冒的病原学、流行病学、辅助检查、预防。
3. 了解：普通流行性感冒的发病机制与病理。

内容要点

（一）概念

流行性感冒简称流感，是由流感病毒引起的急性呼吸道传染病。是一种传染性强、传播速度快的疾病。临床主要表现为急起高热、头痛、全身酸痛、乏力等中毒症状明显，而呼吸道症状相对较轻。婴幼儿、老年人及体弱患者则可引起严重的并发症。由于流行性感冒病毒致病力强，多发生变异，易引起暴发流行。一般秋、冬季是高发期。

（二）病原学

流感病毒属正黏液病毒科的 RNA 病毒，病毒结构自外向内可分为包膜、基质蛋白及核心三部分。核心部分含核蛋白、P 蛋白和 RNA，具有型特异性。基质蛋白构成病毒外壳骨架，包膜中有两种重要糖蛋白，即血凝素（HA）和神经氨酸酶（NA）。人流感病毒根据其 NP 抗原性可分为甲、乙、丙三型（即 A、B、C 三型），三型间无交叉免疫。甲型流感病毒按 HA 与 NA 抗原特异性的不同，分为若干个亚型（$H_1 \sim H_{16}$，$N_1 \sim N_9$）。抗原变异是流感病毒独特的和显著的特征。在感染人类的三种流感病毒中，甲型流感病毒变异性极强，为人类流感的主要抗原，常引起大流行和中小流行。流感病毒不耐热，对常用化学消毒剂及紫外线均敏感。

（三）流行病学

1. 传染源　流感患者及隐性感染者为主要传染源。
2. 传播途径　主要在人与人之间经空气飞沫直接传播。
3. 人群易感性　人群普遍易感，感染后获得免疫力，但不同亚型间无交叉免疫性。
4. 流行特征　甲型流感除散发外，可以呈暴发、流行甚至大流行。乙型流感以局部流行为主，丙型流感多为散发。流感大流行时无明显季节性，而散发则以冬春季较多。患者以小儿和青年多见。

（四）发病机制与病理解剖

流感病毒经呼吸道吸入后，吸附和侵入呼吸道纤毛柱状上皮细胞，在细胞内复制。在神经氨酸酶的协助下，新的病毒颗粒被不断释放并播散，短期内使大量呼吸道上皮细胞受感染和发生炎症。病毒在呼吸道上皮增殖时，同时产生多种细胞因子，与患者全身中毒症状有关，但一般不发生病毒血症。

（五）临床表现

1. 典型流感 主要为全身中毒症状明显,呼吸道症状相对轻微,病程 4~7 天。
2. 轻型流感 急性起病,轻或中度发热,全身及呼吸道症状轻,2~3 天内自愈。
3. 肺炎型流感 病初类似典型流感,1~2 天后病情迅速加重,出现肺炎表现。查体双肺可闻及干湿啰音,但无肺实变体征。痰细菌培养阴性,抗生素治疗无效。多因呼吸、循环衰竭而死亡。

（六）并发症

呼吸系统的并发症主要为继发性细菌性感染,包括急性鼻窦炎、急性化脓性扁桃体炎、细菌性气管炎、细菌性肺炎等。肺外并发症有中毒性休克、中毒性心肌炎和瑞氏综合征等。

（七）诊断

流感流行期间诊断较容易,可根据接触史及典型的临床表现做出临床诊断。散发病例与轻型病例诊断较困难。确诊依靠从病人分泌物中检出流感病毒抗原、血清抗体反应、RT-PCR 阳性或分离到病毒。

（八）治疗

治疗主要是对症治疗和抗病毒治疗。对症治疗主要是根据病人的临床表现,给予解热、镇痛、止咳、祛痰等处理。抗病毒治疗可选用离子通道 M_2 阻滞剂(金刚烷胺)或者神经氨酸酶抑制剂(奥司他韦)。有继发细菌感染者,应使用抗菌药物。

（九）预防

及早对流感患者进行呼吸道隔离和早期治疗,隔离时间为 1 周或至主要症状消失。流感流行期间,易感者尽量少去公共场所,注意通风。流感患者的用具及分泌物使用消毒剂消毒。采用疫苗接种来保护易感人群,也可使用抗病毒药物预防。

二、人禽流行性感冒

学习要点

1. 熟悉:人禽流行性感冒的临床表现、诊断、治疗。
2. 了解:人禽流行性感冒的病原学、流行病学、发病机制与病理、辅助检查、预防。

内容要点

（一）概念

人禽流行性感冒(人禽流感),是由禽甲型流感病毒某些亚型中的一些毒株引起的急性呼吸道传染病。主要临床表现有高热、咳嗽和呼吸急促,病情轻重不一,其中高致病性禽流感常由 H_5N_1 亚型引起,病情严重,可出现毒血症、感染性休克、多脏器功能衰竭以及 Reye 综合征等多种并发症而致人死亡。

（二）病原学

禽流感病毒属正黏病毒科甲型流感病毒属。基因组为分节段单股负链 RNA。依据其外膜血凝素(H)和神经氨酸酶(N)蛋白抗原性的不同,目前可分为 16 个 H 亚型($H_1 \sim H_{16}$)和 9 个 N 亚型($N_1 \sim N_9$)。禽甲型流感病毒除感染禽外,还可感染人、猪、马、水貂和海洋哺乳动物。感染人的禽流感病毒亚型为 H_5N_1、H_9N_2、H_7N_7 等,其中感染 H_5N_1 的患者病情重,病死率高。禽流感病毒具有启动人类新的流感大流行的潜在威胁。

禽流感病毒不耐热,对低温抵抗力较强。常用消毒剂容易将其灭活,紫外线直接照射,可迅速破坏其活性。但在自然条件下,存在于口腔、鼻腔和粪便中的病毒具有较强的抵抗力。

(三)流行病学

1. 传染源 患禽流感或携带禽流感病毒的鸡、鸭、鹅等禽类为主要传染源,特别是鸡;野禽在禽流感的自然传播中扮演了重要角色。

2. 传播途径 经呼吸道传播,也可通过密切接触感染的家禽分泌物和排泄物、受病毒污染的水等被感染,直接接触病毒毒株也可被感染。目前尚无人与人之间传播的确切证据。

3. 人群易感性 人类对禽流感病毒并不易感。尽管任何年龄均可感染,在已发现的H5N1感染病例中,13岁以下儿童所占比例较高,病情较重。

4. 高危人群 从事家禽养殖业者及其同地居住的家属、在发病前1周内去过家禽饲养、销售及宰杀等场所者以及接触禽流感病毒感染材料的实验室工作人员、与禽流感患者有密切接触的人员为高危人群。

(四)发病机制与病理解剖

血凝素H能识别靶细胞表面受体并与其结合,与靶细胞膜融合;能与多种动物红细胞表面上的受体结合,使红细胞发生凝集,它在感染靶细胞、决定宿主范围方面起着重要作用。神经氨酸酶N具有唾液酸酶活性,能切割唾液酸,还能切除呼吸道黏液中的神经氨酸,使病毒在宿主体内自由穿过。在人下呼吸道,H5N1病毒主要黏附于Ⅱ型肺泡上皮、肺泡巨噬细胞和终末细支气管的无纤毛的类立方上皮细胞,向上靠近气管,黏附逐渐减少,与人感染H5N1病毒后弥漫性肺泡损害,在Ⅱ型肺泡上皮发现H5N1病毒抗原一致。

禽流感在禽类的特征性病理改变为水肿、充血、出血和"血管套"形成,主要表现在心肌、肺、脑、脾、胰腺等。人禽流感病理特点突出表现为反应性嗜血细胞综合征,触发引起大量细胞因子入血,从而造成上述各器官的严重病理改变。

(五)临床表现

潜伏期一般在7天以内,通常为2~4天。不同亚型的禽流感病毒感染人类后可引起不同的临床症状。感染H_9N_2亚型的患者通常仅有轻微的上呼吸道感染症状,部分患者甚至没有任何症状,感染H_7N_7亚型的患者主要表现为结膜炎;重症患者一般均为H5N1亚型病毒感染。患者呈急性起病,早期表现类似普通型流感。主要为发热,体温大多持续在39℃以上,热程1~7天,一般为3~4天,可伴有流涕、鼻塞、咳嗽、咽痛、头痛、肌肉酸痛和全身不适。部分患者可有恶心、腹痛、腹泻、稀水样便等消化道症状。重症患者病情发展迅速,可出现高热不退,几乎所有患者都有临床表现明显的肺炎,可有肺部实变体征。

(六)并发症

可发生急性肺损伤、急性呼吸窘迫综合征(ARDS)、肺出血、胸腔积液、全血细胞减少、肾功能衰竭、败血症、休克及Reye综合征等多种并发症。可继发细菌感染,发生败血症。

(七)诊断

根据流行病学接触史、临床表现及实验室检查,排除其他疾病后可做出人禽流感的诊断。流行病学应包括:①发病前1周内曾到过疫点;②有病死禽接触史;③与被感染的禽或其分泌物、排泄物等有密切接触;④与禽流感患者有密切接触;⑤实验室从事有关禽流感病毒研究。

1. 医学观察病例 有流行病学接触史,1周内出现流感样临床表现者。对其进行7天医学观察。

2. 疑似病例　有流行病学接触史和临床表现,呼吸道分泌物或相关组织标本甲型流感病毒 M1 或 NP 抗原检测阳性或编码它们的核酸检测阳性者。

3. 临床诊断病例　被诊断为疑似病例,但无法进一步取得临床检验标本或实验室检查证据,而与其有共同接触史的人被诊断为确诊病例,并能够排除其他诊断者。

4. 确诊病例　有流行病学接触史和临床表现,从患者呼吸道分泌物标本或相关组织标本中分离特定病毒,或采用其他方法,禽流感病毒亚型特异抗原或核酸检查阳性,或发病初期和恢复期双份血清禽流感病毒亚型毒株抗体滴度 ≥ 4 倍升高者。

（八）治疗

目前缺乏特异性治疗手段,以对症、支持治疗为主,预防并发症。

（九）预防

对流感患者应早发现、早诊断、早隔离、早报告、早治疗,及早隔离患者,按乙类传染病的特殊病种实施严密的消毒隔离,一切用物均应专人专用。

在有禽流感疫情存在期间,不要自行宰杀禽类食用,因为直接接触患病家禽的粪便或呼吸道分泌物时就有可能感染上禽流感。发现疫情时,应尽量避免与禽类接触,对鸡肉等食物应彻底煮熟。加强对禽类的监测,如确定有禽流感流行,应及时销毁受染家禽,进行彻底地环境消毒。不吃未熟的肉类及蛋类等食品;保持室内空气流通,如有空调设备,应经常清洗隔尘网,尽量少去空气不流通和人群聚集的公共场所;注意个人卫生,用正确的方法洗手,打喷嚏或咳嗽时掩住口鼻。

注意自身健康、保持良好的免疫力也是避免感染禽流感病毒的有效措施。

习　题

一、名词解释

1. 瑞氏综合征
2. 人禽流感

二、填空题

1. 根据内部和外部的不同,将流感病毒分为_____、_____、_____三型,_____型流感病毒为人类流感的主要病原,_____型及_____型流感相对较少。

2. 典型流感_____症状较重,_____症状较轻。

3. 肠胃型流感,除发热外,以_____、_____、_____症状为主。

4. _____及_____是流行性感冒的主要传染源,主要经_____传播。

5. 人禽流感的传染源主要是患禽流感或携带禽流感病毒的_____、_____、_____等家禽。其中_____是最主要的传染源。

三、选择题

（一）A1 型题

1. 流感的免疫状况为
　A. 病后可获得稳固免疫力

    B. 接种疫苗后可获得稳固免疫力

    C. 病后可获得对同型病毒的免疫力

    D. 各亚型间有交叉免疫力

    E. 接种疫苗后对同一亚型的变种无交叉免疫力

2. 关于流感,下列**不正确**的是

    A. 老人及儿童患者常并发肺炎

    B. 患者需隔离至退热后 2 日

    C. 白细胞总数正常或稍低

    D. 确诊主要靠病毒分离

    E. 金刚烷胺对甲、乙、丙型流感病毒均有抑制作用

3. 能抑制流感病毒的药物是

    A. 万古霉素   B. 氟康唑   C. 氧氟沙星

    D. 红霉素   E. 金刚烷胺

4. 预防流感最有效的方法是

    A. 使用抗生素   B. 使用抗毒素   C. 使用中草药

    D. 免疫预防   E. 使用抗病毒药物

5. 流行性感冒病毒最容易发生变异的型别为

    A. 乙型流感病毒   B. 甲型流感病毒   C. 丙型流感病毒

    D. 丁型流感病毒   E. 甲型和乙型流感病毒

6. 流行性感冒的临床特点为

    A. 上呼吸道症状较轻,发热和全身中毒症状较重

    B. 上呼吸道症状较轻,发热和全身中毒症状也较轻

    C. 上呼吸道症状以及发热和全身中毒症状均较重

    D. 无上呼吸道症状,而发热和全身中毒症状较重

    E. 上呼吸道症状较轻,无发热和全身中毒症状

7. 人禽流感病毒的传播途径为

    A. 与鸡、鸭等有密切接触

    B. 与鸡、鸭和人禽流感病人有密切接触

    C. 与鸡、鸭等有密切接触,但还没有人与人之间传播的直接证据

    D. 与猫、狗有密切接触

    E. 感染途径仍不清除

（二）A2 型题

  8. 患者,男性,35 岁。农学院技术员,7 日前到越南养鸡场参观,2 日前高热、全身酸痛、咳嗽,X 线发现双肺实质炎症及左侧胸腔少量积液,临床诊断考虑为

    A. 传染性非典型肺炎   B. 流行性感冒   C. 钩端螺旋体病

    D. 人禽流感   E. 恙虫病

四、是非题（对的打√,错的打 ×）

1. 甲型与乙型流感病毒的血凝素和神经氨酸酶常发生变异,与流感流行有关。

2. 人对流感病毒普遍易感,1~3 岁年龄段发病率较高。

五、简答题

1. 试述流行性感冒的临床特点。
2. 试述流行性感冒的抗病毒治疗。
3. 怎样预防和控制禽流感的流行?

参 考 答 案

一、名词解释

1. 瑞氏综合征:由脏器脂肪浸润所引起的以脑水肿和肝功能障碍为特征的一组综合征,一般只发生于儿童,表现为肝大、无黄疸,脑脊液正常。可能与服用阿司匹林有关。

2. 人禽流感:由禽甲型流感病毒某些亚型的毒株引起的急性呼吸道传染病。

二、填空题

1. 甲 乙 丙 甲 乙 丙
2. 全身中毒 上呼吸道
3. 恶心 呕吐 腹泻
4. 流感患者 隐性感染者 空气飞沫
5. 鸡 鸭 鹅 鸡

三、选择题

1. C 2. E 3. E 4. D 5. B 6. A 7. C 8. D

四、是非题

1. √ 2. ×

五、简答题

1. 答:流行性感冒的临床特点为急起高热、显著的头痛、乏力、全身肌肉酸痛等中毒症状,而呼吸道症状轻微。

2. 答:流感抗病毒治疗,应在发病 48 小时内使用抗流感病毒药物。

(1)神经氨酸酶抑制剂:奥司他韦(达菲),为新型抗流感病毒药物,试验研究表明对禽流感病毒 H_5N_1 和 H_9N_2 有抑制作用。成人剂量每日 150mg,儿童剂量每日 3mg/kg,分 2 次口服,疗程 5 天。

扎那米韦是一种雾化吸入剂,应用后上呼吸道能达到高浓度,抑制病毒复制与释放,且无全身不良反应,被批准用于治疗无并发症的、年龄 ≥ 7 岁的患者,最好在症状发作 2 天内使用。

神经氨酸酶抑制类药物能抑制流感病毒的复制,降低其致病性,减轻流感发病时的症状、缩短病程、减少并发症,此类药毒性低,不易引起抗药性且耐受性好,是目前流感化学治疗药物中前景最好的一种。

（2）离子通道 M_2 阻滞剂：金刚烷胺和金刚乙胺可抑制禽流感病毒株的复制,早期应用可阻止病情发展、减轻病情、改善预后。金刚烷胺成人剂量每日 100~200mg,儿童每日 5mg/kg,分 2 次口服,疗程 5 天。治疗过程中应注意中枢神经系统和胃肠道副作用,肾功能受损者酌减剂量,有癫痫病史者忌用。长期用药易产生耐药性,药敏试验结果表明,大多数分离到的禽流感病毒（H_5N_1）对金刚烷胺、金刚乙胺有较强的耐药性。

3. 答：加强对禽流感疫情的监测,及时对疫区禽类采取严密的隔离和消毒措施。确定有禽流感发生时,应及时销毁受染禽类动物,并对禽舍及禽粪等垃圾进行消毒和无害化处理。邻近疫区的家禽进行禽流感疫苗免疫接种。接触禽流感动物和人禽流感患者时,应按呼吸道隔离处理；穿隔离衣,戴口罩,戴手套。与病禽和患者有亲密接触者,可口服金刚烷胺预防。

（孙美兰）

第八节　传染性非典型肺炎

学习要点

1. 掌握：严重急性呼吸综合征的临床表现、辅助检查、诊断、治疗、预防。
2. 熟悉：其病原学、流行病学。
3. 了解：其发病机制与病理。

一、概述

传染性非典型肺炎国际上称严重急性呼吸综合征,是 SARS 冠状病毒引起的一种新的急性呼吸系统传染病。主要通过近距离飞沫、接触患者呼吸道分泌物及密切接触传播。临床上以起病急、发热、头痛、肌肉酸痛、乏力、干咳少痰为特征,严重者出现气促或呼吸窘迫。传染性强、病死率高。

二、病原学

SARS 冠状病毒（SARS-CoV）为一种变异的冠状病毒。归属于冠状病毒科冠状病毒属。SARS-CoV 是一类单股正链 RNA 病毒,其基因和蛋白与已知的人类和动物冠状病毒差异较大,完全属于新一类的冠状病毒。SARS 冠状病毒对外界的抵抗力和稳定性要强于其他人类冠状病毒。

SARS-CoV 特异性 IgM 抗体出现早,IgG 抗体在起病后 2 周左右出现,可能是保护性抗体。

三、流行病学

患者是主要传染源。急性期患者传染性强,潜伏期患者传染性低或无传染性,康复患者无传染性。个别患者可造成数十甚至成百人感染,被称为"超级传播者"。

短距离的飞沫传播是本病的主要传播途径。接触患者的体液或分泌物亦可导致感染。SARS 亦可通过实验室传播。

人群普遍易感,患者家庭成员和收治患者的医务人员属高危人群。

四、发病机制及病理解剖

发病机制尚不清楚。起病早期可出现病毒血症。从体外病毒培养分离过程中可观察到对细胞的致病性,推测在人体的 SARS-CoV 可能对肺组织细胞有直接的损害作用。目前倾向于认为 SARS-CoV 感染诱导的免疫损伤是本病发病的主要原因。

肺部的病理改变主要是肺实变,肺泡损伤。双肺明显膨胀,镜下以弥漫性肺泡损伤病变为主,有肺水肿及透明膜形成。

五、临床表现

潜伏期 1~16 天,常见的为 3~5 天。

典型患者起病急,以发热为首发症状,热程为 1~2 周。伴有头痛、肌肉酸痛、全身乏力,部分患者有腹泻。病情于 10~14 天达到高潮,可出现频繁咳嗽,气促和呼吸困难。轻型患者临床症状轻,病程短。重症患者病情重,进展快,易出现呼吸窘迫综合征。儿童患者的病情轻。

六、辅助检查

血常规、血液生化检查、免疫学检测、分子生物学检测、病毒分离培养、影像学检查。

七、诊断

诊断须依据流行病学资料,症状体征及实验室检查、胸部影像检查进行综合诊断。确诊则依赖于病原学检查。

八、治疗

目前尚无特效治疗手段,临床上以对症支持治疗为主。

习　题

一、名词解释

1. SARS
2. 超级传播者

二、填空题

1. 传染性非典型肺炎是由＿＿＿＿引起的急性呼吸系统传染病,又称为＿＿＿＿。
2. 传染性非典型肺炎的主要传染源是＿＿＿＿,主要传播途径是＿＿＿＿。
3. 传染性非典型肺炎患者常见的首发症状是＿＿＿＿,一般持续＿＿＿＿周。
4. 传染性非典型肺炎患者多以发热为首发症状,热型常呈＿＿＿＿、＿＿＿＿等。

三、选择题

（一）A1 型题

1. 传染性非典型肺炎的英文名称缩写为

A. AIDS   B. SARS   C. ARDS

D. HFRS   E. MODS

2. 传染性非典型肺炎的病原体为

 A. 新型轮状病毒 B. 新型冠状病毒 C. 新型衣原体

 D. 新型支原体 E. 细菌

3. SARS 的传染源**不包括**

 A. 急性期患者 B. 康复患者 C. 潜伏期患者

 D. 超级传播者 E. 动物

4. 传染性非典型肺炎的人间传播途径**不包括**

 A. 近距离飞沫传播 B. 接触传播 C. 气溶胶传播

 D. 蚊虫传播 E. 消化道途径

5. 我国将 SARS 列入法定传染病管理范畴,属于

 A. 甲类传染病

 B. 乙类传染病

 C. 丙类传染病

 D. 乙类传染病,但其预防、控制措施采取甲类传染病的方法执行

 E. 丙类传染病,但其预防、控制措施采取乙类传染病的方法执行

6. 对传染性非典型肺炎病人发病后的密切接触者,应自与病人最后接触之日起,进行医学观察的天数为

 A. 7 天   B. 10 天   C. 14 天

 D. 21 天   E. 30 天

7. SARS 主要流行于

 A. 春季   B. 盛夏   C. 冬末春初

 D. 夏末秋初 E. 秋末冬初

（二）A2 型题

8. 某男,28 岁,在广州居住,于 2003 年 2 月 15 日开始出现发热,咳嗽,痰少,于 2 月 18 日入院,体检:T 39.5℃,颌下淋巴结轻度肿大,肝肋下 1.0cm。白细胞计数 $3.91 \times 10^9/L$,N 0.75,L 0.16,X 线胸片示双肺斑片影。本例最可能的诊断是

 A. 流行性感冒 B. 流行性脑脊髓膜炎 C. 肺结核

 D. 真菌性肺炎 E. 传染性非典型肺炎

四、是非题（对的打√,错的打 ×）

1. SARA 冠状病毒与已知的冠状病毒差异不大。

2. SARS 的肺部体征明显,可闻及明显的干湿性啰音。

3. 查 SARS-CoA 特异性抗原,可用于 SARS 早期诊断,特异性和敏感性较高。

4. SARS 的发病机制有 SARS-CoA 的直接损伤和免疫损伤。

5. SARS 是甲类传染病。

五、简答题

1. 试述 SARS 的诊断依据。

2. 试述 SARS 患者的治疗。

参 考 答 案

一、名词解释

1. SARS：即严重急性呼吸综合征,是 SARS 冠状病毒引起的一种新的急性呼吸系统传染病,在中国称传染性非典型肺炎。主要通过近距离飞沫、接触患者呼吸道分泌物及密切接触传播。临床上以起病急、发热、头痛、肌肉酸痛、乏力、干咳少痰为特征,严重者出现气促或呼吸窘迫。传染性强、病死率高。

2. 超级传播者：个别 SARS 患者可造成数十甚至成百人感染,这样的患者被称为超级传播者。

二、填空题

1. SARS 冠状病毒　严重急性呼吸综合征
2. 患者　短距离飞沫
3. 发热　1~2
4. 不规则热　稽留热

三、选择题

1. B　2. B　3. B　4. D　5. D　6. C　7. C　8. E

四、是非题

1. ×　2. ×　3. √　4. √　5. ×

五、简答题

1. 答：（1）流行病学资料：①与 SARS 患者有密切接触史,或属于被感染的群体发病者之一,或有明确传播他人的证据;②发病前 2 周内曾到过或居住于严重急性呼吸综合征流行的区域。

（2）症状与体征：起病急,以发热为首发症状,可有咳嗽,多为干咳、少痰、偶有血丝痰;可有胸闷,严重者出现呼吸困难,或明显呼吸窘迫。肺部体征不明显,部分患者可闻及少许湿啰音,或有肺实变体征。

（3）辅助检查：外周血白细胞计数一般不升高或降低;常有淋巴细胞计数减少,部分患者血小板减少。

（4）胸部影像检查：肺部有不同程度的片状、斑片状浸润性阴影或呈网状改变,部分患者进展迅速,呈大片状阴影。

2. 答：目前尚缺少特异性治疗手段,临床上以对症支持治疗为主。在目前疗效尚不明确的情况下,应尽量避免多种药物（如抗生素、抗病毒药、免疫调节剂、糖皮质激素等）长期、大剂量地联合应用。具体治疗措施包括：①隔离和护理;②一般治疗;③氧疗;④肾上腺糖皮质激素的合理应用;⑤其他：控制并发和（或）继发细菌感染,早期可用抗病毒药物,使用增强细胞免疫和体液免疫的药物,可选用中药辅助治疗。

（唐秀荣）

第九节 流行性乙型脑炎

学习要点

1. 掌握：流行性乙型脑炎的临床表现、并发症、诊断方法、治疗。
2. 熟悉：流行性乙型脑炎的临床分型、实验室检查、鉴别诊断、预防。
3. 了解：流行性乙型脑炎的病原学、流行病学特点、发病机制与病理解剖。

内容要点

一、概念

流行性乙型脑炎简称乙脑，是由乙脑病毒引起的以脑实质炎症为主要病变的中枢神经系统急性传染病。

二、病原学

乙脑病毒为嗜神经病毒，其抗原性稳定，较少变异。人与动物感染后，可产生补体结合抗体、中和抗体及血凝抑制抗体，有助于临床诊断及流行病学调查。

三、流行病学特征

1. 传染源　猪尤其是幼猪为最主要传染源，人不是主要传染源。
2. 传播途径　主要通过蚊虫叮咬传播，库蚊为主要传播媒介。
3. 人群易感性　普遍易感，感染后可获得较持久免疫力。
4. 流行特征　2~6 岁儿童发病率最高。除东北、青海、新疆、西藏外均有流行，农村高于城市，有严格季节性，以 7、8、9 三个月多见。

四、发病机制与病理解剖

发病与乙脑病毒对神经组织的直接侵袭或免疫性损伤导致神经细胞变性、坏死和胶质细胞增生与炎性细胞浸润等有关。

脑及脊髓均可受累，尤以大脑皮质、丘脑和中脑最为严重。主要病理改变为脑实质和脑膜充血水肿、神经细胞变性坏死、软化灶形成、胶质细胞增生、血管变化和炎症反应。

五、临床表现

（一）典型临床经过可分为 4 期

1. 初期　病程 1~3 天。体温在 1~2 日内升至 39~40℃，伴有头痛、精神倦怠、食欲差、恶心呕吐和嗜睡等。
2. 极期　病程第 4~10 日，主要表现为脑实质受损症状。
（1）高热：体温高达 40℃，多呈稽留热型，一般持续 7~10 日。发热越高，热程越长，病情越重。

（2）意识障碍：为主要表现，多发生于第3~8日，表现为嗜睡、谵妄、定向力障碍、昏睡或昏迷，持续1周以上。嗜睡具有早期诊断意义，昏迷越深，时间越长，病情越重、预后越差。

（3）惊厥或抽搐：是病情严重的表现，主要由高热、脑实质炎症、脑水肿、呼吸道分泌物堵塞等所致。可先出现面部、眼肌、口唇局部小抽搐、随后肢体抽搐、强直性痉挛，发生于单肢、双肢或四肢，重者发生全身强直性抽搐，持续数分钟至数十分钟，伴有意识障碍。

（4）呼吸衰竭：主要为中枢性呼吸衰竭，由脑实质炎症、脑水肿、脑疝、颅内高压和低血钠脑病所致，以脑实质病变尤其是延脑呼吸中枢病变为主要原因。表现为呼吸节律不规则及幅度不均匀，如呼吸表浅、节律不齐、双吸气、叹息样呼吸、潮式呼吸、抽泣样呼吸及下颌呼吸等，最后呼吸暂停，甚至呼吸停止。继发小脑幕切迹疝表现为患侧瞳孔先变小，逐渐散大，上眼睑下垂、眼球外斜，对侧肢体肌力减弱或麻痹，病理征阳性；继发枕骨大孔疝表现为极度烦躁、深昏迷、面色苍白、眼球固定、瞳孔散大、对光反应消失等。并发肺炎或呼吸肌麻痹，出现周围性呼吸衰竭，表现为呼吸困难、呼吸表浅、短促、呼吸先快后慢、胸式或腹式呼吸减弱、发绀明显，但呼吸节律整齐。

高热、惊厥及呼吸衰竭是乙脑极期的严重症状，三者相互影响，互为因果。

（5）颅内高压症：表现为剧烈头痛、频繁呕吐、血压升高和脉搏变慢、四肢肌张力增高、瞳孔忽大忽小，视神经乳头水肿等。

（6）其他神经系统症状和体征：①神经反射：浅反射减弱或消失，深反射先亢进后消失。②锥体束受损：病理反射征阳性。③脑膜刺激征：以较大儿童及成人多见。④其他：失语、听觉障碍；膀胱和直肠麻痹；体温调节障碍；吞咽困难、语言障碍；震颤、不随意运动等。

（7）循环衰竭：少见。

3. 恢复期 体温逐渐下降，精神神经症状和体征逐日好转，2周左右可完全恢复。重症病人需1~6个月才能逐渐恢复。

4. 后遗症期 少数重症病人半年后仍有精神神经症状，为后遗症。主要有意识障碍、痴呆、失语、精神失常及肢体瘫痪、癫痫等。

（二）临床分型
轻型、普通型、重型、极重型。

乙脑的临床类型及各型临床特点

型别	体温（℃）	神志	惊厥	呼吸衰竭	瘫痪	恢复期症状	后遗症	病程
轻型	38~39	清楚或嗜睡	—	—	—	无	—	5~7日
普通型	39~40	嗜睡或浅昏迷	可有	—	—	多无	—	7~14日
重型	40~41	昏迷或深昏迷	反复	可有	可有	有	部分有	14日以上
极重型	40~41以上	深昏迷	频发	常有	常有	有	大部分有	不定

（三）并发症
以支气管肺炎最常见，其次为肺不张、败血症、尿路感染、压疮等，重型患者可致上消化道大出血。

六、实验室检查

（一）血常规检查
白细胞总数增高，中性粒细胞达80%以上。

（二）脑脊液检查

压力增高,外观无色透明或微混浊,白细胞多在(50~500)$\times 10^9$/L,早期以中性粒细胞为主,随后以淋巴细胞为主,蛋白轻度增高,糖或氯化物正常。

（三）血清学检查

1. 特异性 IgM 抗体测定　可早期诊断。

2. 补体结合试验　补体结合抗体出现较迟,不能早期诊断,主要用于回顾性诊断或流行病学调查。

3. 血凝抑制试验　血凝抑制抗体阳性率高于补体结合抗体,可用于临床诊断及流行病学调查。

（四）病毒分离

1. 病毒分离　在早期死亡者的脑组织可分离出乙脑病毒。但脑脊液和血中不易分离到病毒。

2. 病毒抗原或核酸检测　在组织、血液或其他体液通过直接免疫荧光或聚合酶链反应可检测到乙脑病毒抗原或特异性核酸。

七、诊断与鉴别诊断

（一）诊断依据

有严格的季节性,多在 7、8、9 月发病;多见于儿童,临床表现有高热、头痛、呕吐、惊厥、意识障碍、病理反射以及脑膜刺激征阳性;实验室检查见白细胞总数及中性粒细胞增高,脑脊液白细胞增多,压力和蛋白增高,糖、氯化物正常。特异性 IgM 抗体检查早期出现阳性。补体结合试验双份血清抗体效价呈 4 倍增高。检测到乙脑病毒抗原或特异性核酸者可确诊。

（二）鉴别诊断

1. 中毒性痢疾　起病更急,发病 24 小时内出现高热、抽搐与昏迷,有感染性休克。一般无脑膜刺激症状,脑脊液大多正常。做肛拭或生理盐水灌肠镜检可见大量脓白细胞。

2. 化脓性脑膜炎　流脑冬春季多见,皮肤黏膜出现瘀点,脑膜刺激征显著,脑脊液呈化脓性改变,涂片和培养可发现病原菌。其他化脓性脑膜炎主要根据脑脊液涂片和培养发现相应病原菌予以鉴别。

3. 结核性脑膜炎　多有结核病史或结核病接触史。脑脊液糖及氯化物均降低,蛋白明显增高,白细胞增多,以淋巴细胞为主,脑脊液薄膜涂片与培养可检出结核杆菌,结核菌素试验阳性,X 线胸片可发现结核病灶。

八、预后

主要死因为中枢性呼吸衰竭。

九、治疗

目前无特效抗病毒药,主要采取对症和支持治疗。重点处理好高热、抽搐和呼吸衰竭等危重症状是降低病死率和减少后遗症的关键。

（一）一般治疗

隔离病人;口腔和皮肤清洁;昏迷、抽搐病人设护栏;补充液体和电解质。

（二）对症治疗

1. 高热　以物理降温为主,药物降温为辅。措施:①物理降温:冰敷额部、枕部和体表大血管部位,用30%~50%乙醇或温水擦浴,冷盐水灌肠等;②药物降温:可用50%安乃近滴鼻,但应防止用药过量致大量出汗引起循环衰竭;有循环衰竭禁用酒精擦浴和冷水浴;③亚冬眠疗法:用于持续高热伴反复抽搐者,能降温、镇静、止痉。

2. 惊厥或抽搐　病因治疗。①脑水肿所致者用20%甘露醇,呋塞米,肾上腺糖皮质激素等脱水治疗;②高热所致者以降温为主;③呼吸道痰阻者,及时吸痰、吸氧,保持呼吸道通畅,必要时行气管切开;④低血钠性脑病及低血钙者,纠正电解质紊乱;⑤脑实质炎症引起者及时用镇静剂。首选地西泮,或用水合氯醛、亚冬眠疗法等。

3. 呼吸衰竭　病因治疗。①用鼻导管或面罩吸氧。②脑水肿者行脱水治疗。③呼吸道分泌物阻塞者吸痰、翻身拍背、体位引流等,必要时用化痰药物和糖皮质激素雾化吸入,适当加抗生素防治细菌感染;有严重排痰障碍者可用纤维支气管镜吸痰。无效时可用气管插管或气管切开建立人工气道。④中枢性呼吸衰竭可用洛贝林、尼可刹米等呼吸中枢兴奋剂。⑤血管扩张剂山莨菪碱或阿托品、酚妥拉明等应用可改善脑微循环、减轻脑水肿、解除脑血管痉挛和兴奋呼吸中枢。⑥早期应用纳洛酮有退热、止痉、神志转清、纠正呼吸衰竭等作用。

4. 循环衰竭　扩容,升压、强心、利尿、维持水电解质平衡。

（三）中医中药治疗　常用白虎汤、清瘟败毒饮、安宫牛黄丸。

（四）其他治疗

1. 肾上腺糖皮质激素　不常规应用,重症患者早期应用氢化可的松。
2. 免疫治疗　用免疫调节药如转移因子、免疫核糖核酸、胸腺素等。
3. 抗病毒治疗　早期应用抗病毒药如利巴韦林、干扰素等。

（五）恢复期及后遗症处理

加强营养,精心护理,防压疮和细菌感染;行吞咽、语言、智力、肢体等功能训练,给予理疗、针灸、推拿、按摩、高压氧、中药等治疗。

十、预防

乙脑的预防应采取以防蚊、灭蚊及预防接种为主的综合措施。
1. 管理传染源　加强家畜管理,流行季节前给猪进行疫苗接种。
2. 切断传播途径　灭蚊、防蚊。
3. 预防接种　普遍采用地鼠肾组织灭活或减毒活疫苗。接种时不能与伤寒三联菌苗同时注射,以免引起过敏等不良反应。凡有过敏体质、严重心肾疾病、中枢神经系统疾病及发热者禁用。

习　题

一、名词解释

乙脑

二、填空题

1. 乙脑极期的三大严重症状是_____、_____、_____。
2. 乙脑预防的重点是_____、_____。
3. 乙脑发生惊厥的主要原因是_____、_____、_____、_____。
4. 乙脑最主要的传染源是_____。
5. 乙脑高热伴有四肢厥冷者禁用_____和_____进行物理降温。

三、选择题

（一）A1 型题

1. 乙脑最常见的并发症是
   - A. 肺不张
   - B. 尿路感染
   - C. 压疮
   - D. 支气管肺炎
   - E. 应激性溃疡

2. 乙脑最主要的传染源是
   - A. 病人
   - B. 马
   - C. 猪
   - D. 牛
   - E. 羊

3. 乙脑主要的死亡原因是
   - A. 循环衰竭
   - B. 周围性呼吸衰竭
   - C. 中枢性呼吸衰竭
   - D. 意识障碍
   - E. 并发肺炎

4. 关于乙脑的叙述，错误的是
   - A. 蚊虫传播
   - B. 水平传播
   - C. 垂直传播
   - D. 病后有持久免疫力
   - E. 普遍易感

5. 可通过蚊虫叮咬传播的病毒是
   - A. 乙型肝炎病毒
   - B. 汉坦病毒
   - C. 乙脑病毒
   - D. 艾滋病毒
   - E. SARS 病毒

6. 乙脑传染过程中最常见的表现是
   - A. 病原体被消灭
   - B. 隐性感染
   - C. 潜伏性感染
   - D. 显性感染
   - E. 病毒携带者

7. 乙脑病人的抢救重点是
   - A. 高热、惊厥、循环衰竭
   - B. 高热、惊厥、呼吸衰竭
   - C. 高热、惊厥、意识障碍
   - D. 高热、昏迷、呼吸衰竭
   - E. 高热、惊厥、心力衰竭

8. 乙脑发生惊厥的常见原因以下错误的是
   - A. 高热
   - B. 颅内高压
   - C. 呼吸道痰阻
   - D. 脑实质炎症
   - E. 低钙血症

9. 鉴别流脑和乙脑，下列价值最大的是
   - A. 皮肤瘀点、瘀斑
   - B. 发热程度
   - C. 颅内压增高程度
   - D. 意识障碍的程度
   - E. 有无病理反射

10. 下列属于人畜共患的传染病是
    - A. 流脑
    - B. 乙型脑炎
    - C. 伤寒

D. 霍乱　　　　　　　　　　E. 病毒性肝炎

（二）A2 型题

11. 男，12 岁，高热伴头痛 2 天，神志不清半天于 7 月 11 日入院。体检：T 40.5℃，P 110 次 / 分，R 28 次 / 分，昏迷状，心肺未见异常，肝肋下仅及，脾未扪及，Kernig 征阴性，巴宾斯基征阳性，外周血象 WBC 20×10^9/L，N 0.92。本例临床诊断最可能是

　　A. 败血症　　　　　　　　B. 结核性脑炎　　　　　　　C. 流行性脑脊髓膜炎
　　D. 流行性乙型脑炎　　　　E. 疟疾

12. 男性，20 岁，外地来穗学生。高热 3 天，抽搐、意识障碍 1 天入院，体检：T 40℃，R 30 次 / 分，颈抵抗，Kernig 征阳性，巴宾斯基征阳性，四肢肌张力增高，外周血象：WBC 20×10^9/L，0.87。尿蛋白（＋）。为明确诊断，下列检查最为重要的是

　　A. 血培养　　　　　　　　B. 乙脑特异性抗体检查
　　C. 脑脊液检查　　　　　　D. 病毒分离
　　E. 流行性出血热抗体检查

（三）A3 型题

女性，10 岁，高热伴头痛 3 天，抽搐伴神志不清 12 小时于 8 月 18 日入院，体检：T 40.5℃，P 110 次 / 分，R 28 次 / 分，昏迷状，心肺未见异常，肝肋下触及，约 0.5cm，脾未扪及，克氏征、布氏征阴性，巴宾斯基征阳性，外周血象 WBC 20×10^9/L，N 0.85。

13. 本病例临床诊断最可能的是

　　A. 败血症　　　　　　　　B. 结核性脑膜炎　　　　　　C. 流行性乙型脑炎
　　D. 流行性脑脊髓膜炎　　　E. 脑型疟疾

14. 为明确诊断，下列检查最为重要的是

　　A. 血培养　　　　　　　　B. 乙脑特异性抗体检查　　　C. 脑脊液检查
　　D. 病毒分离　　　　　　　E. EHF 抗体检查

四、是非题（对的打√，错的打 ×）

1. 乙脑患者体温过高与病毒血症及神经系统炎症有关。
2. 乙脑的传染源主要是患者及隐性感染者。
3. 预防乙脑的关键措施是防蚊灭蚊及接种乙脑疫苗。
4. 乙脑脑脊液检查特点是病程早期以淋巴细胞增高为主，后期以中性粒细胞为主。
5. 乙脑患者高热而四肢厥冷提示循环不良。

五、简答题

1. 乙脑发生中枢性呼吸衰竭时的主要临床表现有哪些？如何进行治疗？
2. 简述乙脑的流行病学特点及预防措施？
3. 试述乙脑的诊断依据？其需要与哪些疾病相鉴别？

六、病案分析

患儿，男性，5 岁。因发热、头痛、全身不适 3 天，意识障碍 1 小时于 2002 年 8 月 10 日 9 时 30 分收入院。近半个月内有蚊虫叮咬史。查体：T 40℃，P 120 次 / 分，R 30 次 / 分。面部潮红，呈嗜睡状，双侧瞳孔等圆等大，对光反射存在，颈部轻微抵抗，双肺呼吸音粗，心率

120 次 / 分,律齐,各瓣膜区未闻及杂音,腹部无异常体征,巴宾斯基征阳性。

问题:

1. 本病例应首先诊断为何种疾病?需要与哪些病种相鉴别?

2. 为明确诊断仍需做哪些检查?

3. 本病例如何进行治疗?

参 考 答 案

一、名词解释

乙脑:是流行性乙型脑炎的简称,是由乙脑病毒引起的以脑实质炎症为主要病变的中枢神经系统急性传染病。

二、填空题

1. 高热　惊厥　呼吸衰竭

2. 防蚊灭蚊　预防接种

3. 高热　脑实质炎症　脑水肿　呼吸道分泌物堵塞

4. 猪

5. 酒精擦浴　冷水浴

三、选择题

1. D　2. C　3. C　4. C　5. C　6. B　7. B　8. E　9. A　10. B　11. D　12. B　13. C　14. B

四、是非题

1. √　2. ×　3. √　4. ×　5. √

五、简答题

1. 答:乙脑发生中枢性呼吸衰竭时主要临床表现有:呼吸节律不规则及幅度不均匀,如呼吸表浅、节律不齐、双吸气、叹息样呼吸、潮式呼吸、抽泣样呼吸及下颌呼吸等,最后呼吸暂停,甚至呼吸停止。

治疗措施:①氧疗;②加强脱水;③保持呼吸道通畅,必要时采用气管插管或气管切开建立人工气道;④应用呼吸中枢兴奋剂如洛贝林、尼可刹米;⑤用血管扩张剂山莨菪碱或阿托品、酚妥拉明等;⑥早期应用纳洛酮等。

2. 答:乙脑的流行病学特点:①传染源:猪尤其是幼猪是最主要的传染源,人不是主要传染源;②传播途径:主要通过蚊虫叮咬传播,库蚊为主要传播媒介;③人群易感性:普遍易感,感染后可获得较持久免疫力;④流行特征:2~6 岁儿童发病率最高,除东北、青海、新疆、西藏外均有流行,农村高于城市,有严格的季节性,以 7、8、9 三个月多见。

预防措施:①控制和管理传染源:早期发现及时隔离病人,加强对易感家畜家禽管理,流行季节前给猪进行疫苗接种;②切断传播途径:灭蚊、防蚊措施;③预防接种:采用地鼠肾组织灭活或减毒活疫苗。

3. 乙脑的诊断依据：有严格的季节性，多在 7、8、9 月发病；多见于儿童，临床表现有高热、头痛、呕吐、惊厥、意识障碍、病理反射以及脑膜刺激征阳性；实验室检查见白细胞总数及中性粒细胞增高，脑脊液白细胞增多，压力和蛋白增高，糖、氯化物正常。特异性 IgM 抗体早期出现阳性。补体结合试验双份血清抗体效价呈 4 倍以上增高。或检测到乙脑病毒抗原或特异性核酸。

需要鉴别的疾病：①中毒性痢疾；②化脓性脑膜炎；③结核性脑膜炎。

六、病案分析

答：1. 本病例应首先诊断为：乙脑。需要与以下疾病相鉴别：①中毒性痢疾；②化脓性脑膜炎；③结核性脑膜炎。

2. 为明确诊断仍需做以下检查：①血常规检查；②脑脊液检查；③血清学检查：特异性 IgM 抗体测定，补体结合试验，血凝抑制试验；④病毒分离、病毒抗原和核酸检测。

3. 本病例治疗措施：①一般治疗：隔离病人，口腔和皮肤清洁，病床设护栏，补充液体和电解质。②对症治疗：高热，以物理降温为主，药物降温为辅，使肛温保持在 38℃左右；脑水肿加强脱水治疗。③中医中药治疗。④其他治疗：用免疫调节药如转移因子、免疫核糖核酸、胸腺素等；早期应用抗病毒药如利巴韦林、干扰素等。

（唐秀荣）

第十节 狂 犬 病

学习要点

1. 掌握：狂犬病的预防。
2. 熟悉：狂犬病的病原学及流行病学；狂犬病的临床表现、诊断及治疗。
3. 了解：发病机制、病理解剖及实验室检查。

内容要点

一、概念

狂犬病又名恐水症，是由狂犬病毒引起的一种累及中枢神经系统为主的人兽共患急性传染病。人主要通过被犬、狼、猫等动物咬伤或抓伤而感染发病。临床表现为特有的高度兴奋、恐水、怕风、流涎、咽肌痉挛、进行性瘫痪。病死率几乎 100%。

二、病原学

狂犬病毒属弹状病毒科，单股负链 RNA。狂犬病毒包含 5 种蛋白质，其中外膜糖蛋白抗原具有神经毒性，并刺激机体产生具有保护作用的中和抗体。内层的 N 抗原能刺激机体产生补体结合抗体，有助于临床诊断。

从狂犬病患者或患病动物体内分离出的病毒株称为"野毒株"或"街毒株",其特点为致病力强,能在唾液腺中繁殖,感染后可导致发病。固定毒株是野毒株经多次兔脑组织传代而获得的毒株,其特点为毒力减弱,不侵犯唾液腺,失去致病力,但保留其抗原性,可供制备狂犬病减毒活疫苗之用。

三、流行病学

1. 传染源　主要是病犬,其次为猫。

2. 传播途径　病毒主要通过病兽咬伤、抓伤的皮肤伤口侵入人体,也可由染毒的唾液经创口或黏膜而感染。

3. 易感人群　人对狂犬病毒普遍易感,影响发病因素:咬伤部位是否神经末梢丰富、衣着厚薄、致伤程度、伤口局部是否及时清洗消毒、是否及时全程注射狂犬病疫苗、被咬伤者免疫功能是否健全等。

四、发病机制与病理解剖

（一）发病机制

1. 伤口局部组织病毒繁殖期　病毒侵入人体后,首先在伤口附近的肌细胞内繁殖,在局部停留后侵入周围神经。

2. 病毒侵入中枢神经期　病毒沿周围神经向中枢神经系统呈向心性扩散,至脊髓的背根神经节再大量繁殖,入侵脊髓并很快到达脑部,主要侵犯脑干和小脑等处的神经细胞。

3. 病毒向各器官扩散期　中枢神经系统的病毒向周围神经做离心性扩散,侵入各器官组织,尤以唾液腺、舌根部味蕾、嗅神经上皮等处含病毒量较多。

（二）病理解剖

主要为急性弥漫性脑脊髓炎,尤以与咬伤部位相当的脊髓背根神经节和脊髓节段、大脑的海马、延髓、脑桥、小脑等处病变严重。多数患者的神经细胞质中可见嗜酸性包涵体,即内格里小体,呈圆形或卵圆形,直径3~10μm,为狂犬病毒的集落,是本病特征性病变,对狂犬病毒感染具有确诊意义。

五、临床表现

潜伏期一般为20~90日。

1. 前驱期　具有诊断意义的早期表现是已愈合的伤口及其神经支配区域有麻木、痒、痛及蚁走感等异常感觉。本期持续2~4日。

2. 兴奋期　表现为高度兴奋,极度恐惧、恐水怕风、咽肌痉挛、呼吸困难等。本期持续1~3日。

3. 麻痹期　患者由安静进入昏迷状态,最后因呼吸和循环衰竭而死亡。本期持续6~18小时。

六、实验室检查

（一）血常规及脑脊液

外周血白细胞总数轻至中度增多,中性粒细胞增多。脑脊液蛋白及细胞数稍增多,糖及氯化物正常。

（二）病原学检查

1. 抗原检查 取病人脑脊液或唾液涂片、角膜印片或咬伤部位皮肤组织、脑组织通过免疫荧光法或 ELISA 法检测狂犬病毒抗原。

2. 抗体检查 用中和试验、补体结合试验或 ELISA 法检测血清中抗狂犬病毒抗体,主要用于流行病学调查和回顾性诊断。

3. 病毒分离 取病人的唾液、脑脊液、皮肤或脑组织,用细胞培养或用乳小白鼠接种法可分离病毒。

4. 内格里小体检查 取死者或动物脑组织作切片染色,镜检找内格里小体。

5. 核酸测定 采用反转录 – 聚合酶联反应法检测狂犬病毒 RNA。

七、诊断与鉴别诊断

（一）诊断依据

有被病犬或病兽咬伤抓伤史;临床上出现典型恐水、怕风、咽喉痉挛,或畏光、怕声、多汗、流涎和咬伤部位麻木、感觉异常等表现;结合狂犬病毒抗原检查、病毒核酸检查及内格里小体（＋）即可确诊。

（二）鉴别诊断

狂犬病应与破伤风、脊髓灰质炎、类狂犬病性癔症、狂犬病疫苗接种后神经系统并发症及其他病毒性脑炎相鉴别。

八、治疗

以对症综合治疗为主。

（一）隔离患者

单室严格隔离病人,让其安静卧床,避免声、光、风的刺激。医护人员必须穿隔离服、戴口罩及手套。患者的分泌物、排泄物及污染物品均须严格消毒。加装床栏,防止病人痉挛发作时坠床受伤。

（二）支持及对症疗法

1. 补充水、电解质及热量。

2. 兴奋不安、痉挛发作可应用安定或巴比妥类镇静剂。

3. 脑水肿 给予甘露醇等脱水剂。

4. 呼吸功能维护 保持呼吸道通畅,必要时气管切开,间歇正压给氧。

5. 心功能维护 可用 β 受体阻滞剂、降压药及强心剂治疗患者的心动过速、心律失常及血压升高等症状。

6. 防治继发感染可适当使用抗生素。

九、预防

1. 管理传染源 以犬的管理为主。捕杀野犬,家犬应登记及接种动物用狂犬疫苗。狂犬应击毙,并焚烧或深埋处理。

2. 伤口处理 是预防本病的关键措施。伤后立即用20%的肥皂水、清水或用0.1%新洁尔灭（不可与肥皂水合用）彻底清洗所有伤口,反复冲洗伤口至少30分钟,力求去除狗涎液,挤出污血。冲洗后用75%的酒精（或60度白酒）或5%碘酒反复消毒伤口处。伤口一般不包扎、缝合,以利排血引流。注射抗狂犬病免疫血清,预防细菌或破伤风感染。

3. 预防接种 于 0、3、7、14、30 日各肌注狂犬病疫苗 1 支。严重咬伤者,可全程注射 10 支本疫苗,分别于咬伤的 0、1、2、3、4、5、10、14、30、90 日肌注 1 支。

4. 被动免疫制剂的应用 凡被严重咬伤者(头面、颈部、手指 3 处以上部位咬伤、咬穿皮肤或舔伤黏膜),应尽快使用抗狂犬病免疫血清。

习 题

一、名词解释

1. Negri body
2. 街毒株
3. 固定毒株

二、填空题

1. 狂犬病毒糖蛋白能与_____结合,决定了狂犬病毒_____。
2. 狂犬病毒含有_____、_____、_____、磷蛋白和膜蛋白等 5 种主要的蛋白成分。
3. 狂犬病毒包括致病力强的_____和病力弱的_____。
4. 狂犬病的病变部位主要在_____,其病理变化主要是_____。
5. 狂犬病典型的临床经过包括_____、_____、_____共 3 期。

二、选择题

(一) A1 型题

1. 狂犬病毒属于
    A. DNA 病毒　　　　　　B. 肠道病毒　　　　　　C. 弹状病毒
    D. 反转录病毒　　　　　E. 杯状病毒
2. 下列不是狂犬病病毒特征的是
    A. 狂犬病毒属于 RNA 病毒
    B. 狂犬病毒煮沸 2 分钟可被灭活
    C. 狂犬病毒核蛋白可刺激机体产生保护性抗体
    D. 狂犬病毒传代可用地鼠肾细胞
    E. 狂犬病毒分街毒株和固定毒株
3. 狂犬病野毒株的特点包括下列内容,其中除外的是
    A. 毒力强　　　　　　　　　　　B. 潜伏期短
    C. 对人和犬有亲和力　　　　　　D. 能在唾液腺中繁殖
    E. 对 50%~70% 的乙醇敏感
4. 我国狂犬病的主要传染源是
    A. 病人　　　　　　　　B. 病犬　　　　　　　　C. 家猫
    D. 野狼　　　　　　　　E. 吸血蝙蝠
5. 下列不是狂犬病诱发的因素是

A. 受寒、惊吓、疲劳　　　　　　　B. 年老体弱、免疫力低下

C. 伤口被缝合包扎　　　　　　　　D. 咬伤 1 个月后注射狂犬疫苗

E. 咬伤后未冲洗伤口

6. 被狂犬咬伤后是否发病,影响最小的因素是

A. 衣着厚薄　　　　　　B. 咬伤部位　　　　　　C. 咬伤程度

D. 伤口处理情况　　　　E. 患者年龄

7. 关于狂犬病的流行病学,下列**错误**的是

A. 发展中国家狂犬病主要传染源是病犬

B. 发达国家狂犬病主要传染源是野生动物

C. 病毒主要通过咬伤的皮肤侵入体内

D. 外观正常的动物不会引起狂犬病

E. 狂犬病可通过呼吸道传播

8. 狂犬病病理变化主要是

A. 软脑膜急性炎症

B. 硬脑膜急性炎症

C. 脑脊髓急性弥漫性炎症

D. 大脑两半球表面及颅底软脑膜急性炎症

E. 大脑皮质、丘脑和中脑的急性炎症

9. 下列是狂犬病早期最有意义的临床表现是

A. 低热、头痛,全身不适　　　　　B. 恶心、呕吐

C. 烦躁、失眠　　　　　　　　　　D. 伤口及其神经支配区麻木、蚁走感

E. 对声、光、风敏感

10. 关于狂犬病的临床表现,下列**错误**的是

A. 极度恐怖　　　　　　　　　　　B. 恐水和怕风

C. 大量流涎出汗　　　　　　　　　D. 大部分兴奋期神志不清

E. 部分病人可出现精神失常和谵妄

(二)A2 型题

11. 8 岁男孩,不幸被家犬咬伤右手,伤口较深,家犬外观无异常。家犬于咬人后第 7 日死亡。该例应首先考虑

A. 病毒性脑炎　　　　　B. 行性脑脊髓膜炎　　　　C. 乙型脑炎

D. 结核性脑膜炎　　　　E. 狂犬病

(三)A3 型题

患者,男,35 岁,农民,1 年前被家犬咬伤过,未做特殊处理,家犬尚健在。此人 2 日前出现低热,头痛,恶心,烦躁不安,胡言乱语,不欲进食。入院体格检查:T 38.5℃,P 110 次 / 分,BP 155/90mmHg,神志清楚,呈极度恐怖状,颈软,双肺无异常发现,心律不齐,每分钟可闻及 3~4 次期前收缩。血象:WBC 1.2×10^9/L, N 0.84。

12. 此患者最可能的诊断是

A. 病毒性脑炎　　　　　B. 精神分裂症躁狂型　　　　C. 破伤风

D. 狂犬病　　　　　　　E. 高血压脑卒中

13. 此患者诊断最有意义的检查是

A. 脑脊液常规   B. 脑电图   C. 血液细菌培养

D. 心电图   E. 免疫检测特异性抗原

14. 对于患者的处理,下列**不妥当**的是

A. 隔离于安静的单人房间   B. 维护心血管和呼吸功能

C. 禁用镇静剂,以免呼吸抑制   D. 适当脱水

E. 静脉补液

四、是非题(对的打√,错的打 ×)

1. 狂犬病临床上以恐水怕风、咽肌痉挛、兴奋狂躁及进行性瘫痪为主要表现。

2. 狂犬病是由狂犬病病毒侵犯神经系统引起的慢性传染病。

3. 狂犬咬伤后的伤口应冲洗、消毒、缝合、包扎。

4. 被狂犬咬伤后,注射狂犬病免疫血清及伤口处理后可不必注射狂犬疫苗。

五、问答题

1. 被野犬咬伤,患者伤口该如何处理?

2. 被病犬咬伤后是否发病与哪些因素有关?

六、病案分析

某患者,男,36 岁,因乏力、发热 2 日后行为异常 1 日入院。病人于 3 日前无明显诱因出现疲乏无力,发热(未测体温),无畏寒,伴头晕、头痛,能忍受,未予重视。1 日前发热停止,病人出现咽部不适,随处吐口水,不愿进食,害怕与人见面,且不听家人的劝阻,遂来院就诊。病人起病以来无咳嗽、腹痛,大小便基本正常。2 个月前曾被野犬咬伤过而未作特殊处理。既往及家族无特殊病史。

体格检查:T 37℃,P 86 次/分,R 20 次/分,BP 136/80mmHg。神志清楚,瞳孔等大等圆,对光反射存在,颈部稍有抵抗感。心、肺、腹部无异常发现。四肢活动正常。克、布氏征(-),未引出病理征。病人一直在不停地吐口水。血常规:WBC10.8×10⁹/L,N 0.78,L 0.22。

问题:

1. 该病人最可能的诊断是什么?有哪些诊断依据?

2. 该病人还需要做哪些检查以帮助诊断?

3. 该病人应如何处理?

参 考 答 案

一、名词解释

1. Negri body:即内基小体,是狂犬病患者脑实质内具有特征性的嗜酸性包涵体,为狂犬病毒集落,最常见于海马及小脑 Purkinje 细胞,呈圆形或椭圆形,直径 3~10μm,具有诊断意义。

2. 街毒株:指从自然条件下感染的动物或人分离出的病毒,其致病力强。是狂犬病毒的野毒株。

3. 固定毒株：是狂犬病毒野毒株连续在家兔脑内多次传代获得的病毒株,其致病力弱,但仍保持其免疫原性,可供制备疫苗。

二、填空题

1. 乙酰胆碱受体　嗜神经性
2. 糖蛋白　核蛋白　聚合酶
3. 野毒株(街毒株)　固定毒株
4. 中枢神经系统　急性弥漫性脑脊髓炎
5. 前驱期　兴奋期　麻痹期

三、选择题

1. C　2. C　3. B　4. B　5. D　6. E　7. D　8. C　9. D　10. D　11. E　12. D
13. E　14. C

四、是非题

1. √　2. ×　3. ×　4. ×

五、问答题

1. 答：①尽快用20%肥皂水或0.1%季胺类消毒液反复冲洗半小时；②冲洗后用70%酒精反复涂擦；③伤口一般不要缝合或包扎；④及时全程注射狂犬疫苗,必要时加用免疫血清；⑤伤口有污染要预防性使用抗生素。出血较多的伤口要进行止血处理。

2. 答：①咬伤的部位和程度；②伤口是否及时和正确的处理；③是否及时全程注射狂犬病疫苗；④被咬伤者是否免疫低下或免疫缺陷。

六、病案分析

答：1. 该病人最可能的诊断是：狂犬病。

诊断依据：①2个月前曾被野犬咬伤过而未做特殊处理；②起病急,有病毒血症的表现,而且很快出现恐惧不安,咽肌不适,大量流涎；③生命体征基本正常,神志清楚,颈部稍有抵抗感,未引出病理征；④实验室检查提示血WBC及N均升高。

2. 进一步检查　①脑脊液常规、生化、病毒分离和细菌培养；②取病人的唾液、脑脊液和泪液,用RT-PCR检测狂犬病病毒的核酸；③免疫荧光检测病毒抗原；④用特异性抗原检测血清或脑脊液中的中和抗体。

3. 处理原则　①隔离(单人居住,保持周围环境安静)加强监护及抗病毒治疗；②镇静、保持呼吸道通畅(给氧,必要时气管切开)；③维持水、电解质平衡；④护心、护脑,脱水降颅压等。

(唐秀荣)

第十一节 肾综合征出血热

学习要点

1. 掌握：肾综合征出血热的临床表现、并发症、诊断、治疗。
2. 熟悉：肾综合征出血热的实验室检查、鉴别诊断、预防。
3. 了解：肾综合征出血热的病原学、流行病学、发病机制、病理解剖及预后。

内容要点

一、概念

肾综合征出血热是由汉坦病毒（HV）引起、以鼠类为主要传染源的一种自然疫源性疾病。临床上以发热、充血、出血、低血压休克和肾损害等为主要表现。

二、病原学特点

肾综合征出血热病毒属汉坦病毒，为 RNA 病毒。我国流行的主要是Ⅰ型和Ⅱ型。病毒对乙醚、氯仿、乙醇、碘酒、紫外线等敏感，对酸、热的抵抗力弱。

三、流行病学特征

（一）传染源

我国以黑线姬鼠和褐家鼠为主要传染源，林区以大林姬鼠为主，实验室感染以大白鼠为主。人不是主要传染源。

（二）传播途径

1. 接触传播 损伤的皮肤和黏膜接触含病毒的血液、排泄物、分泌物。
2. 呼吸道传播 鼠类的排泄物污染尘埃，经过呼吸道侵入人体。
3. 消化道传播 进食被鼠排泄物污染的食物感染。
4. 垂直传播 孕妇感染病毒后可经胎盘传给胎儿。
5. 虫媒传播 寄生鼠类的革螨或恙螨传播汉坦病毒。

（三）易感性和免疫力

普遍易感，以男性青壮年农民和工人较高，病后有较稳固免疫力，少有第二次发病者。

（四）流行类型和特点

1. 姬鼠型疫区 主要在农村和林区，传染源为黑线姬鼠和大林姬鼠。病原体为Ⅰ型病毒。
2. 家鼠型疫区 主要在城市，传染源为褐家鼠，病原体为Ⅱ型病毒。
3. 混合型疫区 主要在农村小城镇，黑线姬鼠和褐家鼠共存地区，Ⅰ型和Ⅱ型病毒混杂流行。

四、发病机制与病理解剖

（一）发病机制

1. 病毒的直接作用 汉坦病毒进入人体后随血液到达全身组织细胞导致感染细胞功能和结构损害。病毒作用于血管内皮细胞，引起血管壁通透性及脆性增加，血浆外渗，出现组织水肿、出血。

2. 免疫损伤作用 汉坦病毒侵入人体可引起机体组织损伤。免疫复合物引起的损伤是引起血管和肾脏损害的主要原因。

（二）病理生理

1. 休克 于病程 3~7 日出现的低血压休克称为原发性休克，少尿期以后发生的休克称为继发性休克。原发性休克的原因是：血管通透性增加，血浆外渗，血容量下降；血浆外渗血液浓缩而黏稠度升高，促进 DIC 发生，导致循环淤滞血流受阻，使有效血容量进一步下降。继发性休克的原因是：大出血、继发感染、有效血容量不足。

2. 出血 其原因包括：血管壁损伤、血小板减少和功能异常、肝素类物质增加、DIC 导致的凝血机制异常。

3. 急性肾衰竭 其原因是：肾血流障碍、肾小球和肾小管基底膜免疫损伤、肾间质水肿和出血、肾小球微血栓形成和缺血性坏死、肾素和血管紧张素 II 的激活、肾小管管腔被蛋白、管型等阻塞。

（三）病理解剖

基本病理变化是全身小血管和毛细血管的广泛受损，引起各脏器病变，以小血管和肾脏病变最明显，其次为心、肝、脑等脏器。

五、临床表现

早期表现为发热中毒症状、出血及充血外渗征、肾脏损害三症状。典型病例有发热期、低血压休克期、少尿期、多尿期、恢复期五期经过。

（一）发热期

主要表现为发热、全身中毒症状、毛细血管损伤和肾损害。

1. 发热 畏寒发热，体温 39~40℃，以稽留热或弛张热多见，持续 3~7 天。体温越高，持续时间越长，病情越重。

2. 全身中毒症状 表现为乏力、全身酸痛、头痛、腰痛、眼眶痛（"三痛"）。多数病人可出现消化道症状与体征。部分出现中枢神经系统症状。

3. 毛细血管损害征 表现为充血、出血及外渗水肿。皮肤充血潮红见于颜面、颈部、胸部等部位（皮肤"三红"），重者呈醉酒貌；黏膜充血见于眼结膜、软腭与咽部（黏膜"三红"）；球结膜水肿；部分有眼睑和脸部水肿；皮肤出血多在腋下和胸背部，呈搔抓样、条痕样则更具特征性；黏膜出血常见于软腭，呈针尖样出血点，眼结膜呈片状出血；少数有内脏出血。

此期肾损害表现为蛋白尿、管型尿等。

（二）低血压休克期

主要表现为低血压及休克。发生于病程第 4~6 日，多数在发热末期或退热同时出现血压下降，也可在热退后出现，持续 1~3 日。

（三）少尿期

以少尿或无尿、尿毒症、水、电解质和酸碱平衡紊乱为特征，是本病极期。多发生于病程5~8 日，持续 2~5 日。少尿期主要表现为尿毒症，出现多系统多器官损害症状。可有高血容量综合征表现。

（四）多尿期

尿量增至 2000ml/d 以上为多尿期。出现在病程 9~14 日，持续 7~14 日。根据尿量和氮质血症可分为以下 3 期：

1. 移行期　尿量 400~2000ml/d，虽然尿量增加，但血尿素氮、血肌酐仍可升高，患者还可因并发症死亡。

2. 多尿早期　尿量超过 2000ml/d，氮质血症未改善，症状仍重。

3. 多尿后期　尿量超过 3000ml/d，氮质血症逐步下降，精神食欲逐日好转，尿量可达4000~8000ml/d。应注意继发性休克、急性肾衰竭、电解质紊乱（低血钠、低血钾）及继发感染等。

（五）恢复期

尿量减少至 2000ml/d 或以下，一般情况逐渐好转。

六、临床类型

根据发热高低、中毒症状轻重和出血、休克、肾功能损害程度的不同，临床上可分为 5 型，见下表：

临床类型	体温	中毒症状	出血	休克	肾功能损害	尿蛋白
轻型	39℃以下	轻	有出血点	无	无	+~++
中型	39~40℃	较重	有出血点	有	有少尿	++~+++
重型	40℃以上	重	瘀斑、腔道出血	明显	少尿达 5 日或无尿 2 日	++++
危重型	40℃以上	重	脏器出血	顽固性	少尿达 5 日或无尿 2 日	++++
非典型	38℃以下	轻	散在出血点	无	无	±

七、并发症

（一）内脏出血

以呕血、便血最为常见，腹腔出血、咯血、鼻出血、阴道出血等较常见。

（二）肺水肿

1. 急性呼吸窘迫综合征（ARDS）。

2. 心源性肺水肿。

（三）中枢神经系统并发症

1. 病毒性脑炎和脑膜炎。

2. 脑水肿、高血压脑病、颅内出血。

（四）其他

继发感染、自发性肾破裂、心肌损害、肝损害等。

八、实验室及其他检查

（一）血常规检查

病程第 3 天血白细胞升高,早期以中性粒细胞增多为主,核左移,重者可呈类白血病反应。第 4~5 日后淋巴细胞增多,有较多异型淋巴细胞。血红蛋白和红细胞增高,血小板减少。

（二）尿常规检查

病程第 2 日出现蛋白尿,第 4~6 日尿蛋白达 +++~++++,突然出现大量尿蛋白对诊断很有帮助。尿蛋白随病情加重而增加。少数病人尿中出现膜状物等。

（三）血液生化检查

BUN、Scr 在低血压休克期开始上升,移行期达高峰,多尿后期下降。发热期血气分析以呼吸性碱中毒多见,休克期及少尿期以代谢性酸中毒为主。血钾少尿期升高,血钠、氯、钙多数降低,而磷、镁升高。

（四）凝血功能检查

DIC 高凝期凝血时间缩短、凝血酶时间缩短;低凝期血小板减少,纤维蛋白原下降,凝血酶原时间与凝血酶时间延长;纤溶亢进期纤维蛋白降解物升高。

（五）免疫学检查

1. 特异性抗体检测 在第 2 天特异性 IgM 抗体 1:20 为阳性,IgG 抗体 1:40 为阳性,1 周后滴度上升 4 倍或以上有诊断价值。

2. 特异性抗原检测 早期病人血清及周围血中性粒细胞、单核细胞、淋巴细胞和尿沉渣细胞均可检出汉坦病毒抗原。

（六）分子生物学检查

应用 RT-PCR 法检出汉坦病毒 RNA 具有诊断价值。

（七）病毒分离

将发热期病人的血清、血细胞和尿液等接种到细胞可分离到汉坦病毒。

九、诊断依据与鉴别诊断

（一）诊断依据

1. 流行病学资料 流行季节,病前 2 个月有疫区野外作业及留宿,或有与鼠类接触史。

2. 临床表现 出现发热及全身中毒症状、"三红征"、"三痛征"、皮肤搔抓样或条痕样出血、肾脏损害。患者热退后症状反而加重。典型患者出现发热期、低血压休克期、少尿期、多尿期和恢复期五期经过。

3. 实验室检查 血红蛋白和红细胞增高,白细胞增加,血小板减少,出现异型淋巴细胞;显著蛋白尿出现和尿中带膜状物有助于诊断;检出病毒抗原和特异性 IgM 抗体阳性可明确诊断。特异性 IgG 抗体双份血清效价升高 4 倍以上有诊断意义。RT-PCR 检测汉坦病毒 RNA 有助于早期和非典型患者的诊断。

（二）鉴别诊断

1. 流行性感冒 流感无出血倾向,无低血压,尿常规检查正常,血白细胞偏低,病程短。

2. 流行性脑脊髓膜炎 以 15 岁以下儿童多见。发病早期全身散在瘀点、瘀斑,有脑膜刺激征。脑脊液呈化脓性改变,皮肤瘀点及脑脊液涂片可见脑膜炎球菌。无皮肤黏膜充血、外渗现象、无明显肾损害。

3. 败血症　可有原发病灶，而无结膜水肿等外渗体征，出血倾向和肾损害不明显。病情无阶段性经过，白细胞数升高以中性粒细胞为主，无异型淋巴细胞，血培养阳性。

4. 急性肾小球肾炎　多见于儿童。尿液检查有异常改变，常伴有水肿、高血压，但无发热等中毒症状及出血倾向。

5. 血小板减少性紫癜　除皮肤有瘀点、瘀斑外，无其他发热等症状，骨髓涂片检查有特征性改变。

十、治疗

早发现、早休息、早治疗和就近治疗即"三早一就"为本病治疗原则。治疗应针对各期病理生理采取综合性、预防性治疗。早期及早抗病毒治疗，中晚期则针对病理生理对症治疗。注意把好休克、出血和肾功能衰竭与感染"四关"。

（一）发热期

治疗原则为抗病毒治疗，减轻外渗，改善中毒症状，补充耗损的体液，预防休克、DIC。

1. 抗病毒治疗　发热期用利巴韦林或 α– 干扰素抗病毒治疗。

2. 减轻外渗　及早卧床休息，可用芦丁、维生素 C 降低血管通透性等。

3. 改善中毒症状　高热以物理降温为主，忌用强烈发汗退热药。中毒症状严重，可用地塞米松静滴。呕吐频繁可用甲氧氯普胺肌注。

4. 预防 DIC　发热晚期凝血时间 3 分钟以内，类肝素物质不高，给予小量肝素阻止 DIC 发展，减轻少尿和出血。还可用丹参或低分子右旋糖酐抗凝。

（二）低血压休克期

治疗原则为积极补充血容量，调整酸碱平衡，减轻肾功能损害，预防多脏器衰竭。

1. 补充血容量　以早期、快速、适量为原则。抢救休克时快速扩容量应为休克时血浆渗出量的 1.5~2 倍。扩容液体以晶胶结合为原则，晶体液以平衡盐液为主，切忌单纯输入葡萄糖液；胶体液用低分子右旋糖酐、20% 甘露醇、血浆或白蛋白等，10% 低分子右旋糖酐输入量不宜超过 1000ml/d，以免引起出血。休克期血液浓缩不宜输用全血。年老或原有心肺疾病者应掌握输液速度和量。

2. 调整酸碱平衡　酸中毒用 5% 碳酸氢钠静滴。

3. 强心剂应用　血容量基本补足，心率在 140 次 / 分钟以上者，可静脉给予毛花苷 C 或毒毛花苷 K 强心。

4. 应用血管活性药与肾上腺糖皮质激素　经以上处理血压仍不稳定，可用多巴胺、间羟胺等血管活性药，也可用山莨菪碱扩张微血管、解除血管痉挛。同时应用地塞米松静滴。

（三）少尿期

治疗原则为"稳、促、导、透"，即稳定机体内环境，促进利尿，导泻和透析治疗。

1. 稳定机体内环境　①控制氮质血症；②维持水、电解质和酸碱平衡：少尿早期需与休克所致的肾前性少尿相鉴别，快速输注适量电解质溶液，同时用 20% 甘露醇静注，观察 3 小时后尿量不超过 100ml，为肾实质损害，应严格控制输入量，限制钠盐或适量补充钾盐。根据 CO_2CP 用 5% 碳酸氢钠纠正酸中毒。

2. 促进利尿　少尿初期可用 20% 甘露醇静注，利尿效果明显可重复应用，效果不明显应停止应用。常用呋塞米静注，亦可用酚妥拉明或山莨菪碱静滴。

3. 导泻　预防高血容量综合征和高血钾可用甘露醇、50% 硫酸镁、大黄等口服导泻，但必须无消化道出血。

4. 透析疗法　血液或腹膜透析。适应证：显著氮质血症，BUN 大于 28.56mmol/L，有严重尿毒症；高分解型肾功能不全，每日 BUN 升高大于 7.14mmol/L；高血钾大于 6mmol/L，ECG 有高尖 T 波；不易纠正的重度酸中毒；高血容量综合征；极度烦躁不安或伴脑水肿者以及无尿 24 小时以上或持续少尿 4 日以上。

（四）多尿期治疗

治疗原则：移行期和多尿早期的治疗与少尿期相同，多尿后期主要是维持水和电解质平衡，防治继发感染。

1. 维持水和电解质平衡　补液要适量，以口服为主，适当补充钠、钾。

2. 防治继发感染　继发呼吸道和泌尿系感染时忌用对肾脏有损害的抗生素。

（五）恢复期治疗

治疗原则为补充营养，逐渐恢复工作。

（六）并发症治疗

1. 消化道或内脏大出血　病因治疗，输新鲜血；血小板明显减少输新鲜血小板。用云南白药、去甲肾上腺素加水或凝血酶加生理盐水口服。DIC 低凝血期补充凝血因子和血小板，继发纤溶亢进用 6-氨基己酸或氨甲苯酸静滴，肝素类物质增高用鱼精蛋白或甲苯胺蓝静注。肾破裂出血手术治疗。

2. 中枢神经系统并发症　出现抽搐、痉挛用地西泮等镇静剂；脑水肿或颅内出血所致颅内高压用甘露醇静注，或通过导泻、透析等脱水。

3. 成人型呼吸窘迫综合征（ARDS）　用大剂量肾上腺糖皮质激素静注，限制入水量，进行高频通气，及时应用呼吸机进行呼气末正压通气，积极治疗肺水肿。

4. 左心衰肺水肿　应停止或控制输液，吸氧，半卧位，用扩血管药物酚妥拉明静滴。应用毛花苷 C 或毒毛旋花苷 K、氨茶碱、呋塞米强心利尿。根据具体情况应用降压、导泻、放血、透析等疗法。

5. 防治继发感染　应用对肾无损害的抗菌药物。

十一、预防

（一）灭鼠防鼠

最为关键。

（二）切断传播途径

1. 皮肤伤口及时包扎，避免被鼠类排泄物污染。

2. 避免鼠排泄物污染环境和食品；野外工作衣裤口要扎紧；清扫粮仓宜戴多层口罩；要防止被实验鼠咬伤。

3. 灭螨　流行地区可用 1‰乐果或 2‰敌敌畏灭螨。

（三）保护易感人群

用汉坦病毒灭活疫苗Ⅰ型、Ⅱ型，多数接种者能产生中和抗体。有发热、严重疾病和过敏者禁用。

习　题

一、名词解释

肾综合征出血热

二、填空题

1. 肾综合征出血热皮肤"三红征"是指_____、_____、_____。黏膜"三红征"是指_____、_____、_____。

2. 肾综合征出血热"三痛征"是指_____、_____、_____。

3. 肾综合征出血热的主要表现为_____、_____、_____。

4. 肾综合征出血热的治疗原则是_____、_____、_____、_____。

5. 典型肾综合征出血热病例有_____、_____、_____、_____、_____五期经过。

6. 肾综合征出血热的治疗应把好_____、_____、_____、_____"四关"。

7. 肾综合征出血热高热时可进行_____降温、禁用_____药物。

8. 肾综合征出血热少尿期的治疗原则是_____、_____、_____。

9. 肾综合征出血热低血压休克期的治疗原则是_____、_____、_____、_____。

10. 预防肾综合征出血热最关键的措施是_____。

三、选择题

（一）A1 型题

1. 肾综合征出血热最易侵犯的器官是
   A. 肺　　　　　　　　　B. 肾　　　　　　　　　C. 脑
   D. 肝　　　　　　　　　E. 心

2. 肾综合征出血热主要死亡原因是
   A. 循环衰竭　　　　　　B. 呼吸衰竭　　　　　　C. 肝功能衰竭
   D. 尿毒症　　　　　　　E. 心力衰竭

3. 肾综合征出血热最关键的预防措施是
   A. 灭鼠防鼠　　　　　　B. 灭螨　　　　　　　　C. 使用汉坦病毒灭活疫苗
   D. 皮肤伤口处理　　　　E. 搞好环境卫生

4. 肾综合征出血热的"三痛征"是指
   A. 头痛、全身痛、腰痛　　B. 头痛、腰痛、关节痛　　C. 头痛、腰痛、眼眶痛
   D. 头痛、腰痛、腹痛　　　E. 头痛、腰痛、腓肠肌痛

5. 肾综合征出血热移行阶段尿量为
   A. <300ml/d　　　　　　B. 400~2000ml/d　　　　C. >3000ml/d
   D. <2000ml/d　　　　　E. <500ml/d

6. 肾综合征出血热的极期是
   A. 发热期　　　　　　　B. 低血压休克　　　　　C. 少尿期

D. 多尿期　　　　　　　　　　E. 恢复期

7. 肾综合征出血热的传播可通过下列途径但**除外**

A. 呼吸道传播　　　　B. 消化道传播　　　　C. 输血传播

D. 母婴传播　　　　　E. 虫媒传播

8. 肾综合征出血热的基本病理变化是

A. 全身小血管损伤　　　　　　B. 全身单核巨噬细胞系统增生

C. 全身毛细血管病变　　　　　D. 全身感染而致的循环衰竭

E. 全身血容量降低

9. 下列**不是**肾综合征出血热血常规改变的特点是

A. WBC 增高　　　　　B. 血小板降低　　　　C. 红细胞、血红蛋白增加

D. 异型淋巴细胞出现　　E. 嗜酸性粒细胞增加

10. 肾综合征出血热在传染病中属于

A. 呼吸道传染病　　　　B. 消化道传染病　　　　C. 地方性传染病

D. 自然疫源性疾病　　　E. 人畜共患病

（二）A2 型题

11. 男性，40 岁，11 月发病，发热 3 天，血压 72/40mmHg，血白细胞 18×10^9/L，血小板 56×10^9/L，尿蛋白（+++），该病人的诊断首先应考虑为

A. 革兰阴性败血症　　　B. 急性肾小球肾炎　　　C. 肾综合征出血热

D. 血小板减少性紫癜　　E. 革兰阳性败血症

12. 男性患者，发热 6 天，近 2 天来体温正常，但尿量每天仅 30~40ml，查血小板 15×10^9/L，抗 HEV–IgM（+），目前治疗以下最重要的是

A. 大量补液　　　　　B. 抗病毒　　　　　C. 呋塞米静脉注射

D. 透析治疗　　　　　E. 甘露醇扩容

（三）A3 型题

患者男性，38 岁，发热 5 天，尿量减少 3 天，于 2001 年 2 月入院，体格检查：T 38℃，球结膜充血、水肿，可见出血斑，腋窝处皮肤可见条索状出血点，右臀部皮肤可见 5cm×8cm 瘀斑，实验室检查结果：血小板 21×10^9/L，BUN 34.5mmol/L。

13. 为明确诊断，下面检查最重要的是

A. 查异型淋巴细胞　　　　　　B. 肝功能检查

C. 骨髓穿刺检查　　　　　　　D. 肾综合征出血热特异 IgM 抗体检查

E. 头颅 CT

14. 病人目前最可能的临床诊断为

A. 急性肾小球肾炎　　　　　　B. 败血症

C. 原发性血小板减少性紫癜　　D. 肾综合征出血热

E. 流行性脑脊髓膜炎

四、是非题（对的打√，错的打 ×）

1. 肾综合征出血热是一种自然疫源性疾病。

2. 肾综合征出血热的传播途径单一。

3. 肾综合征出血热的传染源是猪。

4. 肾综合征出血热的主要病理变化是全身小血管广泛性损害。

五、简答题

1. 肾综合征出血热的诊断依据是什么?

2. 肾综合征出血热有哪些并发症?如何进行治疗?

3. 肾综合征出血热各期的治疗原则是什么?

六、病案分析

患者,男性,38岁,农民,1998年10月20日因发热伴全身酸痛、头痛、腰痛、眼眶痛、食欲减退3天入院。查体:体温40℃,颜面潮红,球结膜水肿,咽部充血,软腭及腋下可见出血点,心肺检查无异常发现,肝脾肋下未触及,肾区叩击痛明显,余无异常。实验室检查:尿蛋白++,血常规:白细胞$20×10^9$/L,中性粒细胞0.87,可见异型淋巴细胞,血小板$60×10^9$/L。

问题:

1. 本病例应首先诊断为何种疾病?

2. 为明确诊断仍需做哪些检查?

3. 本病例如何进行治疗?

参 考 答 案

一、名词解释

肾综合征出血热:是由汉坦病毒(HV)感染所致的自然疫源性疾病,鼠类为主要传染源。临床上以发热、充血、出血、低血压休克和肾损害为主要表现。

二、填空题

1. 颜面 颈部 胸部 眼结膜 软腭 咽部

2. 头痛 腰痛 眼眶痛

3. 发热 充血出血 低血压休克 肾损害

4. 早发现 早休息 早治疗 就近治疗

5. 发热期 低血压休克期 少尿期 多尿期 恢复期

6. 休克 出血 肾功能衰竭 感染

7. 物理降温 强烈发汗退热

8. 稳 促 导 透

9. 积极补充血容量 调整酸碱平衡 减轻肾功能损害 预防多脏器衰竭

10. 灭鼠防鼠

三、选择题

1. B 2. D 3. A 4. C 5. B 6. C 7. C 8. A 9. E 10. D 11. C 12. D
13. D 14. D

四、是非题

1. √ 2. × 3. × 4. √

五、简答题

1. 答:肾综合征出血热的诊断依据是:①流行病学资料:流行季节,病前2个月有疫区野外作业及留宿,或有与鼠类接触史。②临床表现:有发热及全身中毒症状、"三红征"、"三痛征"、皮肤搔抓样或条痕样出血、肾脏损害。典型患者出现发热期、低血压休克期、少尿期、多尿期和恢复期五期经过。③实验室检查:血液出现异型淋巴细胞;尿液出现显著蛋白尿和膜状物;病毒抗原和特异性IgM抗体阳性,特异性IgG抗体双份血清效价升高4倍以上;RT-PCR可检测出汉坦病毒RNA。

2. 答:肾综合征出血热的并发症有:①内脏出血:以呕血、便血最常见,腹腔出血、咯血、鼻出血、阴道出血等较常见;②肺水肿:急性呼吸窘迫综合征,心源性肺水肿;③中枢神经系统并发症:病毒性脑炎和脑膜炎,脑水肿、高血压脑病和颅内出血;④其他:继发感染等。

治疗措施:①消化道或内脏大出血:病因治疗,输新鲜血;血小板减少输新鲜血小板;用云南白药、去甲肾上腺素加水或凝血酶加生理盐水口服;DIC消耗性低凝血期,补充凝血因子和血小板,继发纤溶亢进用6-氨基己酸或氨甲苯酸静滴,肝素类物质增高用鱼精蛋白或甲苯胺蓝静注等;②中枢神经系统并发症:抽搐、痉挛用地西泮、异戊巴比妥钠等;颅内高压用甘露醇静注,或用导泻、透析等脱水;③ARDS:用大剂量肾上腺皮质激素如地塞米松静注,限制入水量,高频通气,及时应用呼吸机进行呼气末正压通气,积极治疗肺水肿;④左心衰肺水肿:停止或控制输液,吸氧,半卧位,用扩血管药物酚妥拉明静滴,用毛花苷C或毒毛旋花苷K、氨茶碱、呋塞米强心利尿,还可应用降压、导泻、放血、透析等疗法;⑤防止继发感染:应用对肾无损害的抗菌药物。

3. 答:肾综合征出血热各期的治疗原则:①发热期:抗病毒治疗,减轻外渗,改善中毒症状,补充耗损的体液,预防休克、DIC;②低血压休克期:积极补充血容量,调整酸碱平衡,减轻肾功能损害,预防多脏器衰竭;③少尿期:稳定机体内环境,促进利尿,导泻和透析治疗;④多尿期:移行期和多尿早期的治疗与少尿期相同,多尿后期主要是维持水和电解质平衡,防治继发感染;⑤恢复期:补充营养,逐渐恢复工作。

六、病案分析

答:1. 本病例应首先诊断为:肾综合征出血热。

2. 为明确诊断需做的检查项目:①免疫学检查:特异性抗体检测或特异性抗原检测;②分子生物学检查:检出汉坦病毒RNA;③病毒分离。

3. 治疗方法:①卧床休息,补充营养;②用利巴韦林或α-干扰素抗病毒治疗;③用芦丁、维生素C降低血管通透性,必要时输血小板;④高热时物理降温,忌用强烈发汗退热药;⑤应用地塞米松静滴;⑥给予小量肝素预防DIC;⑦积极补充血容量,调整酸碱平衡,预防多脏器损害或衰竭;⑧防治继发感染等并发症等。

(张 敏)

第十二节 登 革 热

学习要点

1. 掌握：登革热及登革出血热的临床表现、诊断、治疗。
2. 熟悉：登革热及登革出血热的实验室检查、鉴别诊断、预防。
3. 了解：登革热及登革出血热的病原学、流行病学特点、发病机制、病理解剖。

内容要点

一、概念

登革热是由登革病毒引起的由伊蚊传播的急性传染病。临床上以突起高热，剧烈头痛，全身肌肉、骨骼、关节酸痛，皮疹，淋巴结肿大及白细胞减少为特征。

二、病原学

登革病毒属于黄病毒科黄病毒属。有 4 个血清型，可用中和试验、补体结合试验、血凝抑制试验鉴定其型别。

三、流行病学

1. 传染源　患者和隐性感染是主要传染源。无慢性患者和慢性病毒携带者。
2. 传播途径　伊蚊是主要传播媒介。
3. 易感性与免疫力　普遍易感。感染后对同型病毒有持久免疫力。
4. 流行特征　主要流行于伊蚊繁殖地区和季节。

四、发病机制与病理解剖

登革病毒经伊蚊叮咬进入血液循环，形成二次病毒血症，引起临床症状。抗登革病毒抗体与登革病毒形成免疫复合物，激活补体系统，导致血管壁通透性增加，同时抑制骨髓白细胞和血小板系统，导致白细胞、血小板减少和出血倾向。

肝脏、肾脏、心脏、脑部退行性变等。

五、临床表现

（一）典型登革热

1. 发热伴寒战，热程为 5~7 日。
2. 全身中毒症状　发热时伴头痛、腰痛、眼眶痛，尤其骨、关节疼痛剧烈；消化道症状可有食欲下降、恶心、呕吐、腹泻或便秘等。严重者极度乏力呈衰竭状态。体检颜面潮红及酒醉面貌，眼结合膜充血及浅表淋巴结肿大。脉搏早期加快，后期相对缓脉多见。
3. 皮疹　于病程第 3~6 日出现，斑丘疹或麻疹样皮疹，以胸、背部多见，持续 1~5 日，皮疹消退后一般无脱屑及色素沉着。

4. 出血　常见皮肤、牙龈、鼻腔出血,也可见消化道、阴道出血及咯血、血尿等。

5. 其他　轻度肝大,个别有黄疸,脾大少见。

(二)轻型登革热

发热低,全身疼痛较轻,皮疹稀少或无疹,无出血倾向,但浅表淋巴结常肿大。病程一般1~4日。在流行期间此型较多见。

(三)重型登革热

罕见,但死亡率高。早期临床表现类似典型登革热,发病3~5日后突然加重,表现为脑膜脑炎,出现剧烈头痛、呕吐、谵妄、狂躁、昏迷、抽搐、大量出汗、血压下降、颈强直、瞳孔缩小等。部分表现为消化道大出血和失血性休克。多于24小时内死于中枢性呼吸衰竭或失血性休克。

六、并发症

以急性血管内溶血最常见,多发生于G-6-PD缺乏的患者。其他并发症包括精神异常、心肌炎、尿毒症、肝肾综合征和急性脊髓炎等。

七、实验室检查

1. 常规检查　血白细胞总数减少,中性粒细胞比例下降,血小板减少。部分有轻度ALT升高。部分可见尿蛋白和红细胞、白细胞。脑型病例脑脊液压力升高,白细胞和蛋白质正常或稍增加,糖和氯化物正常。

2. 血清免疫学检查　单份血清补体结合试验滴度>1∶32,血凝抑制试验滴度>1∶1280有诊断意义;双份血清,恢复期抗体滴度比急性期呈4倍以上增高者,可确诊。

3. 病毒分离　将急性期病人的血清接种于乳鼠脑内或C6/36细胞系可分离病毒。

4. 反转录聚合酶链反应(RT-PCR)　用于检测急性期血清中登革病毒核酸,其敏感性高于病毒分离,可用于早期快速诊断及血清型的鉴定。

八、诊断和鉴别诊断

(一)诊断依据

1. 流行病学资料　在登革热流行区或到过流行区,在流行季节发生高热,应想到本病可能。

2. 临床特征　急性起病,高热、骨关节和肌肉剧痛、明显乏力、皮疹、出血、浅表淋巴结肿大、束臂试验阳性等。

3. 实验室检查　血清学检查和病毒分离是确诊的主要依据。

(二)鉴别诊断

1. 流行性感冒　无皮疹,无淋巴结肿大,束臂试验阴性,血小板正常。

2. 麻疹　有前驱期卡他症状,有科普利克(Koplik)斑,皮疹从面部开始且数量较多,淋巴结和肝肿大少见。

3. 猩红热　有明显扁桃体炎的表现,起病第2日出疹,白细胞增多。

4. 其他　与钩端螺旋体病、药疹等疾病相鉴别。

九、治疗方法

主要采取支持及对症治疗。

1. 一般治疗　卧床休息，防蚊隔离至完全退热。

2. 对症治疗　①降温，慎用阿司匹林等解热止痛药。②口服或静脉补液。③使用卡巴克络、酚磺乙胺、维生素 C、维生素 K 等一般止血药物；大出血可输鲜血或血小板。④降低颅内压，使用地塞米松及甘露醇静滴脱水。呼吸中枢抑制者，用人工呼吸器。⑤休克者，及时补充血容量。

十、预防措施

防蚊灭蚊是预防本病最根本的措施。

附：登革出血热

一、定义

登革出血热是登革热的一种严重类型，临床特征为发热 2~5 日后病情突然加重，多个器官发生出血和（或）休克，血液浓缩，血小板减少，白细胞增加，肝大。多发生于儿童，病死率高。

二、病原学

4 型登革热病毒均可引起登革出血热，以第 2 型最常见。

三、流行病学

登革出血热多发生于登革热流行区域，新入疫区者很少发病。在东南亚，多发生于 1~4 岁儿童，海南省以 15~30 岁发病占多数。

四、发病机制与病理解剖

登革病毒感染机体后可产生特异性促进性抗体，促进登革病毒与单核细胞或吞噬细胞结合，释放炎症活性因子，导致血管壁通透性增加、血浆外渗、血液浓缩和休克。活性因子还能使凝血系统被激活而产生 DIC，加重休克与出血。

病理变化主要是全身毛细血管内皮损伤，引起出血和血浆外渗。

五、临床表现

潜伏期同登革热。临床上分为病情较轻的登革出血热及病情较重的登革休克综合征两型。

病程第 2~5 日，呈典型登革热表现。在退热前后 24 小时，病情突然加重，表现为皮肤湿冷、脉搏加快、昏迷或烦躁、皮肤瘀斑等。严重者脏器及腔道出血，肝大，束臂试验阳性。部分病例血压进行性下降，不及时治疗即进入休克，可于 4~24 小时内死亡。仅有出血者为登革出血热，同时有休克者为登革休克综合征，其预后不良。

实验室检查见血液白细胞总数和中性粒细胞均增加,血小板减少,血液浓缩,血细胞容积增加,凝血因子减少,补体下降,凝血酶原时间延长等。部分病例血清转氨酶升高。血清学检查和病毒分离同登革热。

六、诊断与鉴别诊断

登革出血热的诊断标准:①有登革热的典型临床表现;②多器官较大量出血;③肝大;④血小板 $<100 \times 10^9/L$,血细胞容积增加 $>20\%$。符合上述条件即可诊断为登革出血热。同时伴休克者,诊断为登革休克综合征。

登革出血热应与黄疸出血型钩端螺旋体病、败血症、肾综合征出血热等疾病相鉴别。

七、治疗与预防

以对症支持疗法为主,注意水电解质平衡,纠正酸中毒。休克者应快速输液以扩张血容量,加用血浆或血浆代用品,但不宜输全血,以免加重血液浓缩。严重出血者,除用止血药外,可输新鲜血液和血小板,并加用肾上腺糖皮质激素以减轻中毒症状。合并 DIC 者按 DIC 治疗。登革出血热的预防措施同登革热。

习　题

一、名词解释

登革热

二、填空题

1. 我国的登革热,临床上可分为_____、_____、_____三型。
2. 登革出血热的主要临床特征是_____、_____、_____和_____等。
3. 登革热分为_____和_____,后者又分为_____和_____。

三、选择题

(一)A1 型题

1. 引起登革热的病原体是
   A. 细菌 　　　　　　　　B. 病毒 　　　　　　　　C. 支原体
   D. 衣原体 　　　　　　　E. 立克次体
2. 登革热的主要传播途径是
   A. 蚊虫叮咬传播 　　　　B. 粪 – 口传播 　　　　　C. 呼吸道传播
   D. 血液体液传播 　　　　E. 皮肤接触传播
3. 登革热的主要传染源是
   A. 患者和隐性感染者 　　B. 病毒携带者 　　　　　C. 患者
   D. 隐性感染者 　　　　　E. 潜伏期感染者
4. 登革热的潜伏期一般为
   A. 2~5 天 　　　　　　　B. 3~15 天 　　　　　　　C. 8~11 天

D. 11~14 天   E. 14~17 天

5. 登革热最常见的并发症是

   A. 心肌炎   B. 尿毒症   C. 精神异常

   D. 急性血管内溶血   E. 消化道出血

6. 登革热发热期降温最好使用

   A. 口服解热镇痛药   B. 醇浴   C. 冰敷

   D. 肌内注射解热镇痛药   E. 温水擦浴

7. 下列哪型病毒引起的登革出血热最常见

   A. 3 型   B. 2 型   C. 1 型

   D. 4 型   E. 5 型

8. 下列**不是**登革热实验室检查特点的是

   A. 白细胞总数增加   B. 转氨酶轻度增加

   C. 尿中可有红细胞、白细胞及管型   D. 血小板减少

   E. 部分可检出特异性 IgM 抗体

9. 下列预防登革热的根本措施是

   A. 预防接种疫苗   B. 防蚊灭蚊   C. 隔离病人

   D. 加强监测预报工作   E. 普及疾病预防知识

10. 关于登革热的治疗，**错误**的是

   A. 恢复期应加强锻炼   B. 高热以物理降温为主

   C. 短期使用少量皮质激素   D. 加用止血药

   E. 防蚊隔离至完全热退

（二）A2 型题

患者，男，24 岁，农民，因畏寒、发热、全身酸痛、明显乏力、下肢疼痛不能行走 7 天，于 8 月 23 日入院。自诉当地蚊虫较多，且近期内有类似患者发生。入院体检：体温 39℃，脉搏 102 次 / 分，呼吸 25 次 / 分，眼结膜充血，颌下淋巴结肿大，有压痛。躯干部有散在充血性斑丘疹。心肺无异常。

11. 首先考虑的诊断是

   A. 肾综合征出血热   B. 流行性感冒   C. 钩体病

   D. 登革热   E. 伤寒

（三）A3 型题

女性，26 岁，广州农民，因畏寒、发热、全身酸痛、明显乏力、下肢疼痛不能行走 7 天，于 7 月 28 日入院。自诉当地近期内有类似患者发生。入院体检：体温 39℃，脉搏 108 次 / 分，呼吸 26 次 / 分，眼结膜充血，颌下淋巴结肿大，有压痛。躯干部有散在充血性斑丘疹。心肺无异常。

12. 为明确诊断，应进行的检查是

   A. 检测血清中登革病毒特异性 IgM 抗体

   B. 显凝试验

   C. 酶联免疫吸附试验

   D. 病毒分离

   E. 反转录聚合酶链反应（RT-PCR）

13. 患者于住院第 2 天，突然便血约 300ml，皮肤湿冷，烦躁不安，呼吸急促，呼吸 38 次 / 分，

心率 136 次 / 分,血压 50/20mmHg,应考虑可能是

    A. 典型登革热　　　　　　　　B. 轻型登革热

    C. 登革热并心肌炎　　　　　　D. 登革休克综合征

    E. 登革热并急性血管内溶血

14. 此时,正确的处理是

    A. 积极输液治疗　　　　　　　B. 应用止血药物

    C. 密切观察病情变化　　　　　D. 积极抗休克治疗

    E. 肾上腺皮质激素静脉滴注

四、简答题

1. 简述登革出血热的临床诊断标准。

2. 简述登革热的治疗。

参 考 答 案

一、名词解释

登革热:是由登革病毒引起的由伊蚊传播的急性传染病。临床上以突起高热,剧烈头痛,全身肌肉、骨骼、关节酸痛,皮疹,淋巴结肿大及白细胞减少为特征。

二、填空题

1. 典型　轻型　重型

2. 发热　全身毒血症状　皮疹　出血

3. 登革热　登革出血热　无休克的登革出血热　登革休克综合征

三、选择题

1. B　2. A　3. A　4. B　5. D　6. C　7. B　8. A　9. B　10. A　11. D　12. A
13. D　14. D

四、简答题

1. 答:①发热;②出血现象;③肝大;④血小板减少;⑤休克;⑥血液浓缩。病毒分离、登革病毒特异性抗体及分子生物学检查有助于诊断。

2. 答:(1) 一般治疗:卧床休息,防蚊隔离至完全退热。

(2) 对症治疗:①降温,慎用阿司匹林等解热止痛药。②口服或静脉补液。③使用卡巴克络、酚磺乙胺、维生素 C、维生素 K 等一般止血药物;大出血可输鲜血或血小板。④降低颅内压,使用地塞米松及甘露醇静滴脱水。呼吸中枢抑制者,用人工呼吸器。⑤休克者,及时补充血容量。

(张 敏)

第三章　立克次体感染性疾病

第一节　流行性斑疹伤寒

学习要点

1. 熟悉：流行性斑疹伤寒的流行病学、临床表现、治疗及预防。
2. 了解：流行性斑疹伤寒的病原学、发病机制、病理特点、断与鉴别诊断、实验室检查。

内容要点

一、概念

流行性斑疹伤寒又称虱传斑疹伤寒，是由普氏立克次体引起的通过人虱传播的急性传染病。临床以急性起病、稽留高热、剧烈头痛、皮疹以及中枢神经系统症状为主要特征。

二、病原学

普氏立克次体是专性细胞内寄生菌，革兰染色呈阴性，吉姆萨染色呈紫色。胞壁中有肽聚糖和脂多糖，后者有内毒素活性。普氏立克次体含有两类抗原，即耐热的组特异性可溶性抗原；不耐热的种特异性颗粒性抗原。普氏立克次体与变形杆菌某些 X 株（如 OX_{19} 株）有共同的耐热性多糖类抗原，故可用外斐反应做辅助诊断。

三、流行病学

1. 传染源　患者是本病的唯一传染源。从潜伏期末至热退后数天均有传染性，传染期约3周，但是以发病第1周的传染性最强。
2. 传染途径　人虱是流行性斑疹伤寒的传播媒介，主要为体虱。
3. 人群易感性　人群对本病普遍易感。病后可以获得持久免疫力。并与地方性斑疹伤寒有一定的交叉免疫。
4. 流行特征　本病呈世界性分布，多发生在寒冷地区，冬春季节发病较多。发病率高低与生活水平、卫生状况直接相关。

四、发病机制与病理解剖

本病的发病机制主要为病原体引起的血管病变、毒素引起的毒血症以及变态反应。立克次体侵入人体后先在局部淋巴组织或小血管内皮细胞中繁殖,侵入血流引起立克次体血症,引起全身毒血症状和血管炎。本病的基本病理变化为增生性、血栓性和坏死性血管炎。

五、临床表现

起病急骤,高热伴寒战、剧烈持久头痛、周身肌肉疼痛、眼结膜及脸部充血等。皮疹为本病重要体征。多于病程第 4~5 天开始出疹,起初见于腋下及躯干,之后迅速波及全身。皮疹大小形状不一,直径约 1~4mm,起初为鲜红色充血性斑丘疹,后转为暗红色。持续 1 周消退。常遗留色素沉着。

六、实验室检查

1. 血常规检查　白细胞计数多在正常范围,中性粒细胞常增高。嗜酸性粒细胞减少或消失。
2. 血清学检查　外斐反应是诊断本病最常用的血清学检查方法。早期效价在 1:160 以上或病程中效价升高 4 倍以上者,结合临床表现,具有诊断意义。补体结合试验特异性强,可与地方性斑疹伤寒鉴别。
3. 病原体分离　取发热期(最好发病 5 天以内)病人血液 3~5ml,接种于雄性豚鼠腹腔分离立克次体。

七、诊断与鉴别诊断

寒冷季节,居住在流行区或 1 个月内去过疫区,个人卫生状况差,有与带虱者接触史或者被虱叮咬可能性的患者,要警惕本病。临床表现有突起高热,持续剧烈头痛,全身肌肉酸痛;病程第 4~5 天出疹,迅速波及全身,由充血性转呈暗红色,中枢神经系统症状明显,常有肝脾大。血常规、外斐反应等有助于诊断。

本病需与伤寒、地方性斑疹伤寒、恙虫病、Q 热、肾综合征出血热、回归热及钩端螺旋体病等疾病相鉴别。

八、治疗

病人必须更衣灭虱,保持皮肤清洁。卧床休息,给高热量半流质饮食,补充足够的液体,注意补充维生素 C 与维生素 B。高热者给予物理降温或小剂量退热药;剧烈头痛和神经症状明显者给予止痛镇静剂;中毒症状重时可短期应用糖皮质激素。多西环素、四环素、氯霉素对本病的治疗有特效。

九、预防

讲究个人卫生,灭虱是预防本病的关键措施。

附:地方性斑疹伤寒

学习要点

1. 熟悉:地方性斑疹伤寒的流行病学、临床表现、诊断与鉴别诊断、治疗及预防。
2. 了解:地方性斑疹伤寒的病原学、发病机制以及病理特点及实验室检查。

内容要点

一、概念

地方性斑疹伤寒又称鼠型斑疹伤寒,或蚤传斑疹伤寒,是由莫氏立克次体感染引起的,由鼠蚤传播的急性传染病。

二、病原学

莫氏立克次体的病原学特点与普氏立克次体相似,但不耐热的颗粒抗原不同,可借补体结合试验或立克次体凝集试验区别;接种于雄性豚鼠腹腔可引起阴囊及睾丸明显肿胀,称豚鼠阴囊现象,此点为与普氏立克次体的重要鉴别点。

三、流行病学

1. 传染源 家鼠是本病的主要传染源。
2. 传染途径 主要通过鼠蚤的叮咬传播。
3. 人群易感性 人群对本病普遍易感,感染后可以获得持久的免疫力,与流行性斑疹伤寒有交叉免疫。
4. 流行特征 本病属于自然疫源性疾病。发生于世界各地,多见于热带和亚热带。夏秋季节多发。

四、发病机制与病理解剖

发病机制、病理解剖与流行性斑疹伤寒相似,但病变较轻。

五、临床表现

临床表现与流行性斑疹伤寒相似,但病情轻,病程短。

六、实验室检查

1. 血常规检查 外周血白细胞总数多正常,中性粒细胞正常或稍高。
2. 血清学检查 外斐反应可阳性,但滴度较流行性斑疹伤寒低。较为灵敏和特异性强的试验包括补体结合试验、立克次体凝集试验或间接免疫荧光抗体检测以及固相免疫测定等,可与流行性斑疹伤寒鉴别。
3. 豚鼠阴囊反应 将发热病人的血液接种于雄性豚鼠腹腔内,接种后 5~6 天,动物出现发热,阴囊因睾丸鞘膜炎而出现明显红肿,鞘膜渗出液涂片中可检出大量立克次体。
4. 生化检查 90% 病人的血清 AST、ALT、ALP 和 LDH 轻度升高。

七、诊断与鉴别诊断

居住地区有本病发生或发病前 1 个月内到过疫区,有鼠蚤及虱叮咬史。临床表现与流行性斑疹伤寒相似,但症状轻,皮疹少见,热程短。诊断需做外斐反应,并应做补体结合试验等与流行性斑疹伤寒鉴别。

鉴别诊断同流行性斑疹伤寒。

八、治疗

同流行性斑疹伤寒。

九、预防

最重要的预防措施是灭鼠、灭蚤。

习　　题

一、名词解释

1. 立克次体病
2. 流行性斑疹伤寒
3. 外斐反应
4. 布－津（Brill–Zinsser）病
5. 斑疹伤寒结节
6. 地方性斑疹伤寒
7. 豚鼠阴囊现象
8. 自然疫源性疾病

二、填空题

1. 立克次体是介于_____和_____之间的一种微生物。
2. 人类的立克次体病分为_____大组。在我国存在的立克次体病主要有_____、_____、_____和_____。
3. 流行性斑疹伤寒又称_____，是由_____氏立克次体感染引起的急性传染病；地方性斑疹伤寒又称_____，是由_____氏立克次体感染引起的急性传染病。
4. 流行性斑疹伤寒主要流行于_____季节；地方性斑疹伤寒主要发生于_____季节。
5. 流行性斑疹伤寒患者的变形杆菌_____凝集试验阳性；地方性斑疹伤寒患者的变形杆菌_____凝集试验阳性。
6. 流行性斑疹伤寒多于病程第_____出现皮疹，起初见于腋下、躯干，_____内迅速波及全身，但面部、手掌、足底_____。
7. 斑疹伤寒的基本病理变化是_____和_____，典型者可形成_____。
8. 流行性斑疹伤寒的主要并发症有_____、_____、_____和_____。

三、选择题

（一）A1 型题

1. 流行性斑疹伤寒的传播媒介为
A. 恙螨　　　　　　B. 虱子　　　　　　C. 白蛉

D. 鼠蚤　　　　　　　　　　E. 蚊子

2. 流行性斑疹伤寒的皮疹一般出现于热程的

A. 第 1 天　　　　　　　　B. 第 2 天　　　　　　　　C. 第 3 天

D. 第 5 天　　　　　　　　E. 第 10 天

3. 地方性斑疹伤寒的病原体为

A. 莫氏立克次体　　　　　B. 伤寒杆菌　　　　　　　C. 普氏立克次体

D. 衣原体　　　　　　　　E. 钩端螺旋体

4. 地方性斑疹伤寒的传染源主要是

A. 患者　　　　　　　　　B. 家禽　　　　　　　　　C. 家畜

D. 家鼠　　　　　　　　　E. 蝙蝠

5. 下列**不属于**立克次体病的是

A. 斑疹伤寒　　　　　　　B. 伤寒　　　　　　　　　C. Q 热

D. 恙虫病　　　　　　　　E. 战壕热

6. 下列**不属于**立克次体特点的是

A. 球杆状　　　　　　　　　　　　　　B. 耐低温和干燥

C. 革兰染色阴性　　　　　　　　　　　D. 与变形杆菌 OX_{19} 株有共同抗原

E. 光镜下无法观察,需用电镜

7. 流行性斑疹伤寒病原体侵入人体的主要途径是

A. 虱的叮咬

B. 蚤的叮咬

C. 经皮肤伤痕而侵入人体

D. 进食被鼠排泄物所污染的饮食

E. 干燥虱粪中的病原体由眼结膜或呼吸道侵入

8. 关于流行性斑疹伤寒的易感人群,下列描述**不正确**的是

A. 人群普遍易感

B. 病后无免疫力

C. 患过流行性斑疹伤寒后,可以获得持久免疫力

D. 与地方性斑疹伤寒有一定的交叉免疫

E. 多与卫生状况差、饥荒以及贫困有关

9. 关于流行性斑疹伤寒皮疹的描述,下列**错误**的是

A. 见于 90% 的患者　　　B. 病程第 4~5 天出现　　　C. 1 天之内遍布全身

D. 全身分布,面部少见　　E. 均为充血性

10. 流行性斑疹伤寒的热程一般为

A. 1 周以内　　　　　　　B. 1~2 周　　　　　　　　C. 2~3 周

D. 3~4 周　　　　　　　　E. 4 周以上

11. 对流行性斑疹伤寒有诊断意义的变形杆菌 OX_{19} 凝集效价为

A. 1:20 以上　　　　　　B. 1:40 以上　　　　　　　C. 1:80 以上

D. 1:160 以上　　　　　　E. 1:320 以上

(二) A2 型题

12. 患者,男,22 岁,民工,4 天来发热、头晕、头痛、食欲减退。体检:皮肤有少量散在淡红

色斑丘疹,脾于侧位肋下 1cm。外斐反应(变形杆菌 OX_{19} 凝集试验)阳性。本例的诊断为

  A. 伤寒   B. 地方性斑疹伤寒   C. 钩端螺旋体病

  D. 流行性出血热   E. 猩红热

(三)A3/A4 型题

  患者,女,48 岁。主因发热、头痛、全身疼痛 6 天入院,体温持续在 39℃,并出现低血压。体检:躯干、四肢及肋下可见散在的充血性斑丘疹及出血点,尿蛋白(+ +)。经对症治疗,血压稳定在 100/70mmHg,尿蛋白(-),但体温持续在 39~40℃。剧烈头痛,全身斑丘疹增多,外斐反应(变形杆菌 OX_{19} 凝集试验)在 1∶320 以上。

13. 此病最可能的诊断是

  A. 伤寒   B. 钩端螺旋体病   C. 地方性斑疹伤寒

  D. 流行性出血热   E. 猩红热

14. 本病的首选药物是

  A. 喹诺酮类   B. 氨苄西林   C. 氯霉素

  D. 多西环素   E. 第三代头孢菌素

四、简答题

试述流行性斑疹伤寒的诊断依据。

参 考 答 案

一、名词解释

1. 立克次体病:是一组由立克次体感染引起的急性传染病。不同的立克次体引起不同的立克次体病。人类立克次体病可以分为 5 大组:斑疹伤寒组、斑点热组、恙虫病组、Q 热组和阵发性立克次体病组。

2. 流行性斑疹伤寒:又称虱传斑疹伤寒,是由普氏立克次体引起的通过人虱传播的急性传染病。

3. 外斐反应:有些立克次体细胞壁上的多糖类抗原与变形杆菌 OX_{19}、OX_2、或 OX_K 株有共同抗原,因此可以用变形杆菌与患者的血清做凝集试验,间接判断是否存在立克次体的感染,此种凝集试验称为外斐反应。

4. 布 – 津(Brill–Zinsser)病:又称复发型斑疹伤寒。部分流行性斑疹伤寒患者因为免疫因素或治疗不当,在第一次发病后,立克次体可长期潜伏于单核—巨噬细胞系统之中,于数月至数十年后,当机体免疫力下降、外科手术或应用免疫抑制剂时使其再度繁殖,从而引起复发。

5. 斑疹伤寒结节:斑疹伤寒患者的小血管周围炎性细胞浸润,形成特征性的粟粒状的立克次体肉芽肿,此肉芽肿被称为斑疹伤寒结节。

6. 地方性斑疹伤寒:又称鼠型斑疹伤寒,或蚤传斑疹伤寒,是由莫氏立克次体感染引起的,由鼠蚤传播的急性传染病。

7. 豚鼠阴囊现象:莫氏立克次体感染雄性豚鼠后,豚鼠出现阴囊高度水肿,睾丸明显肿大,由于莫氏立克次体在睾丸鞘膜的浆膜细胞中快速繁殖,故可在鞘膜渗出液涂片中看到大量立克次体,此现象称为豚鼠阴囊现象。

8. 自然疫源性疾病:指某些自然生态环境为传染病在野生动物之间的传播创造良好条件,如地方性斑疹伤寒、恙虫病以及钩端螺旋体病等,人类进入这些地区时亦可感染,这类疾病称为自然疫源性疾病。

二、填空题

1. 细菌　病毒
2. 五　流行性斑疹伤寒　地方性斑疹伤寒　恙虫病　Q 热
3. 虱传斑疹伤寒　普　鼠型斑疹伤寒　莫
4. 冬春　夏秋
5. OX_{19}　OX_{19}
6. 4~5 天　1~2 天　多无皮疹
7. 小血管炎　血管周围炎　斑疹伤寒结节
8. 支气管肺炎　心肌炎　中耳炎　腮腺炎

三、选择题

1. B　2. D　3. A　4. D　5. B　6. E　7. C　8. B　9. E　10. C　11. D　12. B
13. C　14. D

四、简答题

答:流行性斑疹伤寒的诊断依据主要有:

(1)流行病学资料:寒冷季节,居住在流行区或 1 个月内去过疫区,个人卫生状况差,有与带虱者接触史或者被虱叮咬可能性的患者,要警惕本病。

(2)临床表现:突起高热,持续剧烈头痛,全身肌肉酸痛;病程第 4~5 天出疹,自躯干上部开始 1~2 天内迅速波及全身,由充血性转呈暗红色;中枢神经系统症状较为明显,常有肝脾大。

(3)实验室检查:血常规检查、外斐反应等方法检测抗体有助于诊断。

(王永新)

第二节　恙　虫　病

学习要点

1. 熟悉:恙虫病的流行病学、临床表现、治疗及预防。
2. 了解:恙虫病的诊断与鉴别诊断、实验室检查、病原学、发病机制以及病理特点。

内容要点

一、概念

恙虫病又称丛林斑疹伤寒,是由恙虫病东方体所引起的一种急性自然疫源性传染病。鼠类是主要传染源。本病通过恙螨幼虫叮咬传播给人。临床特征为突然起病、持续发热、焦痂或溃疡、淋巴结肿大、皮疹、肝脾大及外周血白细胞总数减少等。

二、病原学

病原体为恙虫病东方体。该病原体只能在细胞内繁殖。革兰染色阴性。

三、流行病学

1. 传染源　鼠类是主要传染源。
2. 传染途径　恙螨是唯一的传播媒介。
3. 人群易感性　人群普遍易感,但病人以青壮年居多。农民、野外工作者发病率较高。病后对同株病原体有持久免疫力。
4. 流行特征　由于鼠类及恙螨的繁殖受地理和气候的影响较大,故本病流行有明显的地区性和季节性。本病流行于亚洲、大洋洲和太平洋地区,以东南亚为主要流行区。

四、发病机制与病理解剖

病原体随恙螨叮咬侵入人体,一方面引起局部皮肤损害,形成丘疹、水疱、焦痂与溃疡;另一方面产生立克次体血症,引起全身毒血症状和各脏器的病变。本病的基本病理变化与斑疹伤寒相似。

五、临床表现

起病急,体温在 1~2 日内上升至 39~40℃以上,呈弛张热型或不规则型,持续 1~3 周。皮肤焦痂与溃疡为本病特征之一。绝大多数病人焦痂附近局部的淋巴结肿大。于病程第 5~6 日出现暗红色充血性斑丘疹。可有肝脾肿大。

六、实验室检查

白细胞总数减少或正常。外斐反应中病人单份血清变形杆菌 OX_K 凝集效价 1∶160 以上或双份血清效价呈 4 倍以上升高可诊断。

七、诊断与鉴别诊断

诊断主要依据流行病学、临床表现、辅助检查等资料,如流行季节,发病前 2~3 周有疫区野外活动史;起病急,寒战、高热,特征性焦痂、溃疡,淋巴结肿大,皮疹,肝脾大等;血象检查、外斐反应等方法检测抗体。

本病需与钩端螺旋体病、伤寒、斑疹伤寒、流行性感冒、疟疾及肾综合征出血热等疾病相鉴别。

八、治疗

与流行性斑疹伤寒基本相同,多西环素、四环素、氯霉素对本病有特效。

九、预防

灭鼠,清除杂草,消除恙螨孳生地,保护易感者主要在于注意个人防护。

习 题

一、名词解释

1. 恙虫病
2. 焦痂

二、填空题

1. 恙虫病又称_____,是由_____感染引起的急性传染病。
2. 恙虫病在我国南方省区多发生于_____季,以_____月份为高峰;北方省份多发生于_____季,以_____月份为高峰。

三、选择题

(一)A1 型题

1. 恙虫病的病原体属于
   A. 细菌　　　　　　　B. 病毒　　　　　　　C. 立克次体属
   D. 东方体属　　　　　E. 衣原体
2. 恙虫病的最主要传染源为
   A. 患者　　　　　　　B. 鼠　　　　　　　　C. 家畜
   D. 家禽　　　　　　　E. 隐性感染者
3. 恙虫病的特效治疗药物是
   A. 青霉素　　　　　　B. 链霉素　　　　　　C. 头孢菌素
   D. 喹诺酮类药　　　　E. 多西环素
4. 焦痂见于
   A. 流行性斑疹伤寒　　B. 破伤风　　　　　　C. 布鲁菌病
   D. 恙虫病　　　　　　E. 伤寒

(二)A2 型题

5. 患者,男,29岁,从事地质工作,有野外宿营史,近日高热39℃,伴畏寒、头痛、身痛、乏力。体检:面红,结膜充血,右腹股沟处见一椭圆形焦痂,黑焦色,周围有红晕,右腹股沟淋巴结肿大。血白细胞计数未见升高,皮肤有暗红色斑丘疹。患者应首先考虑的诊断是
   A. 恙虫病　　　　　　B. 地方性斑疹伤寒　　C. 流行性出血热
   D. 钩体病　　　　　　E. 败血症

(三)A3/A4 型题

患者,男,28岁,高热40℃,伴全身充血性皮疹,乏力,全身酸痛,左腹股沟处见一椭圆形焦痂,5mm大,周围有红晕,同侧腹股沟淋巴结肿大。

6. 对该患者应做哪项检查有助诊断
   A. 变形杆菌OXK凝集反应　　　　B. 肥达反应
   C. 血培养　　　　　　　　　　　D. 补体结合试验
   E. 血常规

7. 此患者应首先注意鉴别的诊断是
   A. 急性淋巴结炎　　　　B. 钩端螺旋体病　　　　C. 疟疾
   D. 流行性出血热　　　　E. 布鲁菌病
8. 该患者化验变形杆菌 OX_K 凝集反应 1：400，阳性。首先考虑的诊断应是
   A. 流行性斑疹伤寒　　　B. 钩端螺旋体病　　　　C. 地方性斑疹伤寒
   D. 流行性出血热　　　　E. 恙虫病
9. 此患者治疗的首选药物为
   A. 青霉素　　　　　　　B. 链霉素　　　　　　　C. 诺氟沙星
   D. 多西环素　　　　　　E. 罗红霉素

四、简答题

试述恙虫病的诊断及鉴别诊断要点。

参 考 答 案

一、名词解释

1. 恙虫病：又称丛林斑疹伤寒，是由恙虫病东方体所引起的一种急性自然疫源性传染病。
2. 焦痂：是恙虫病特征性的皮肤表现。其外观呈圆形或椭圆形，直径 1~15mm，边缘稍隆起，周围有红晕。痂皮脱落后，形成小溃疡，其基底部为淡红色肉芽组织，起初常有血清样渗出液，以后逐渐减少，形成一个光洁的凹陷面。焦痂多见于腹股沟、肛周、会阴、外生殖器、腋窝、腰带围束处。

二、填空题

1. 丛林斑疹伤寒　　恙虫病东方体
2. 夏秋　6~8　秋冬　10

三、选择题

1. D　2. B　3. E　4. D　5. A　6. A　7. B　8. E　9. D

四、简答题

答：恙虫病的诊断及鉴别诊断要点为：

（1）诊断要点：①流行病学资料：曾否到过流行区，有无户外工作、露天野营或在林地草丛上坐、卧休息等；②临床表现：起病急，高热、皮肤潮红、焦痂或特异性溃疡、焦痂或溃疡附近淋巴结肿痛、皮疹、肝脾肿大等，尤以发现焦痂或特异性溃疡最具诊断价值；③实验室检查：周围血液白细胞数减少，外斐反应 OXk 抗体效价在 1：160 以上有辅助诊断价值。

（2）鉴别诊断要点：①斑疹伤寒：见于冬春季节及寒冷地区，有虱子（流行性斑疹伤寒）或鼠蚤（地方性斑疹）叮咬史，无焦痂，外斐反应 OX_{19} 阳性，而 OXk 阴性；②伤寒：起病较缓，有持续高热、表情淡漠、相对缓脉，并常有消化道症状，皮疹为玫瑰疹，无焦痂发现，周围血象嗜酸性粒细胞减少，肥达试验阳性，血培养可获伤寒杆菌。

（王永新）

第四章　细菌感染性疾病

第一节　霍　乱

学习要点

1. 掌握：霍乱的临床表现、并发症、实验室检查、诊断、治疗及预防。
2. 熟悉：霍乱的发病机制、病理特点、病理生理及鉴别诊断。
3. 了解：霍乱的病原学特点、流行病学特征。

内容要点

一、概念

　　霍乱是由霍乱弧菌所致的一种烈性肠道传染病，起病急，传播快，常引起世界大流行，属国际检疫传染病。在《中华人民共和国传染病防治法》中列为甲类传染病。临床表现轻重不一，大多数患者仅有轻度腹泻，少数重者可有剧烈泻吐，排大量米汤样粪便、脱水、肌肉痉挛及周围循环衰竭等。

二、病原学

　　霍乱弧菌属于弧菌科弧菌属，革兰染色阴性，无芽胞和荚膜，运动极为活泼，在暗视野显微镜下呈流星样一闪而过，粪涂片呈鱼群样排列。WHO 腹泻控制中心将霍乱弧菌分为以下三类：①O$_1$ 群霍乱弧菌；②非 O$_1$ 群霍乱弧菌；③不典型 O$_1$ 群霍乱弧菌。

三、流行病学

　　1. 传染源　患者和带菌者是霍乱的主要传染源，其中隐性感染者和轻型患者是更为重要的传染源。
　　2. 传播途径　霍乱是经口感染的肠道传染病。常经水、食物、苍蝇以及日常生活接触而传播。
　　3. 人群易感性　人们不分种族、性别和年龄，对霍乱弧菌普遍易感。
　　4. 流行特征　霍乱在热带地区全年均可暴发，在我国仍以夏秋季为流行季节，高峰在 7~9 月间，分布以沿海地区为主，港湾工人、渔民及船民发病较多。

四、发病机制与病理解剖

霍乱弧菌在通过胃进入小肠后,在小肠的碱性环境下大量繁殖,产生霍乱肠毒素,霍乱肠毒素中的 A 亚单位可引起肠黏膜上皮细胞内环磷酸腺苷浓度升高,刺激隐窝细胞过度分泌肠液,体内水和电解质大量丧失导致脱水和电解质紊乱及代谢性酸中毒。病理特点主要是严重脱水引起的一系列改变,皮肤干燥发绀,心、肝、肾等脏器缩小。

五、临床表现

典型霍乱分为三期:

1. 泻吐期 最主要表现为无痛性剧烈腹泻,呕吐一般发生在腹泻后。
2. 脱水期 由于持续而频繁的腹泻和呕吐,病人可出现脱水和电解质紊乱。
3. 恢复期(反应期) 脱水纠正后病情好转,体温、脉搏、血压恢复正常。临床上将霍乱分为轻、中、重三型。除上述三种类型外,尚有"干性霍乱"。

六、实验室检查

直接涂片染色,典型霍乱弧菌互相连接平行排列,有如"鱼群";悬滴标本,在暗视野显微镜下可观察到弧菌的穿梭样运动;血清学检查,若双份血清的抗体效价增高 4 倍以上,有诊断参考价值。

七、诊断与鉴别诊断

(一)诊断

1. 诊断标准 具有下列三项之一者,即可诊断为霍乱:①凡有腹泻、呕吐症状,粪便培养有霍乱弧菌生长者;②流行期间疫区内,凡有典型霍乱症状,如"米泔水"样便,伴有呕吐,且迅速出现严重脱水,循环衰竭及肌肉痉挛者,虽粪便培养无霍乱弧菌生长,但无其他原因可查者;如有条件可做双份血清凝集素试验,若抗体效价呈 4 倍或 4 倍以上升高者;③在流行病学调查中,首次粪便培养阳性前后各 5 天内,有腹泻症状者及接触史,可诊断为轻型霍乱。

2. 疑似诊断标准 符合下列两项中之一者,可诊断为疑似霍乱:①有典型症状,但病原学检查未确定者应作疑似病例处理;②霍乱流行期间有明显接触史,而且出现泻吐症状,但不能用其他原因解释者。凡疑似病例均应填写疑似病例报告、隔离及消毒,并每日做粪便培养,如连续三次阴性,且血清学检查两次阴性,可否定诊断并做更正报告。

(二)鉴别诊断

1. 食物中毒性肠炎 以细菌性食物中毒为多见,可由副溶血性弧菌、金黄色葡萄球菌、变形杆菌、沙门菌属、蜡样芽胞杆菌等引起。其次有化学性食物中毒(如砷、升汞、有机磷农药等)及生物性食物中毒(如发芽马铃薯、毒蕈、河豚、苦杏仁、生鱼胆等)。有不洁饮食或化学品接触史,且在同一潜伏期内集体发病的病史。

2. 急性细菌性痢疾 由痢疾杆菌侵袭肠黏膜,引起炎症及溃疡,典型患者表现为起病急,发热,黏液脓血便,便次多,量少,有腹痛、里急后重。大便镜检有大量脓细胞,大便培养可获得痢疾杆菌。

八、治疗

严格隔离、及时补液、辅以抗菌及对症治疗。

九、预防

按甲类传染病进行严格隔离,加强饮水的消毒及食品管理,改善卫生环境。

习　题

一、名词解释

1. 干性霍乱
2. 霍乱

二、填空题

1. 霍乱的最常见的严重并发症为_____。
2. 霍乱的治疗原则为_____、_____、_____。
3. 霍乱的发病机制主要是由_____引起的分泌性腹泻。

三、选择题

(一) A1 型题

1. 霍乱最重要的传播途径为
   A. 食物　　　　　　　　B. 苍蝇　　　　　　　　C. 直接接触
   D. 水　　　　　　　　　E. 血液传播

2. 霍乱的主要致病因素是
   A. 内毒素　　　　　　　B. 红疹毒素　　　　　　C. 血管渗透性因子
   D. 溶血素　　　　　　　E. 霍乱肠毒素

3. 各型霍乱弧菌中,**无致病性**的是
   A. 不典型 O_1 群霍乱弧菌　　B. 埃尔托生物型　　　　C. 古典生物型
   D. 非 O_1 群霍乱弧菌　　　　E. O_{139} 血清型霍乱弧菌

4. 霍乱患者发生脱水休克时,补液原则是
   A. 迅速补充糖盐水,纠正中毒,尿量增多后补钾
   B. 先补盐后补糖,先快后慢,纠酸见尿补钾
   C. 先补糖后补盐,先快后慢,纠酸补钾
   D. 迅速补充糖盐水,加用激素及血管收缩药以提高收缩压
   E. 口服足量液体

5. 霍乱发病时首先出现的症状为
   A. 呕吐　　　　　　　　B. 腹痛　　　　　　　　C. 发热
   D. 肌肉痉挛　　　　　　E. 腹泻

6. 治疗霍乱最重要的措施是

A. 补充液体和电解质
B. 使用抑制肠黏膜分泌药物
C. 使用肾上腺糖皮质激素
D. 抗菌治疗
E. 使用血管活性药物

7. 对可疑霍乱患者进行粪便培养,首先使用的培养基为
A. 巧克力色血琼脂培养基
B. 庆大霉素培养基
C. 亚碲酸盐琼脂培养基
D. 胆汁培养基
E. pH 8.4~8.6 的 1% 碱性蛋白胨水

8. 霍乱病人出现"米泔水样"便主要是由于
A. 肠液中黏液过多,胆汁过少
B. 大便含有大量红细胞
C. 缺乏胃酸,消化不良
D. 大便含大量黏膜组织
E. 大便含有大量脓细胞

(二)A2 型题

9. 患者,男,27 岁,突然起病,表现为无痛性腹泻 1 日,大便 20 余次,开始为稀便,后转为水样便,无里急后重,伴有恶心,无呕吐,无发热,体格检查:体温 36.8℃,轻度脱水貌,血压正常,外周血白细胞 12.5×10^9/L,中性粒细胞 0.85,淋巴细胞 0.15,患者首先考虑为
A. 急性菌痢
B. 急性阿米巴痢疾
C. 食物中毒
D. 霍乱
E. 副伤寒丙

10. 某女,24 岁,腹泻、呕吐 3 小时,腹泻共 10 多次,开始大便含粪质,后转为黄色水样便,无发热、腹痛、里急后重。体格检查:体温 36.2℃,血压 70/40mmHg,脉搏 106 次 / 分,呼吸 22 次 / 分,表情呆滞,呈中度脱水貌,心肺检查未见异常,腹软,无压痛反跳痛。本病例诊断首先考虑为
A. 细菌性食物中毒
B. 霍乱
C. 急性细菌性痢疾
D. 病毒性肠炎
E. 阿米巴痢疾

11. 男性,20 岁,农民。患者昨日因进食海产品,今日出现频繁腹泻,水样便,继之呕吐,但无腹痛,无里急后重,无发热,口渴,腓肠肌疼痛,体格检查:体温 36.5℃,脱水,呼吸平稳,心肺检查未见异常,腹软,无压痛、反跳痛,四肢微凉。外周血白细胞 20.0×10^9/L,粪便镜检:WBC 0~2/HP。为抢救该病人,首先采取的紧急措施是
A. 抗生素
B. 给升压药
C. 给止泻药
D. 给氢化可的松静滴
E. 大量补液

(三)A3/A4 型题

患者,男,40 岁。突起腹泻 6 小时,大便 20 余次,无黏液脓血,为水样便,无发热、呕吐、腹痛等。体格检查:血压 78/56mmHg,脉搏 110 次 / 分,呼吸 24 次 / 分,烦躁不安,神志模糊。皮肤干皱,眼窝凹陷。心肺检查(-),呈舟状腹,无压痛反跳痛,肝、脾肋下未触及。血常规:血红蛋白 150g/L,白细胞 12×10^9/L,中性粒细胞 75%,淋巴细胞 25%。

12. 患者最可能的诊断为
A. 细菌性食物中毒
B. 肠阿米巴病
C. 急性胃肠炎
D. 急性细菌性痢疾
E. 霍乱

13. 下列检查对本例的诊断最有帮助的是
A. 大便培养
B. 血培养
C. 血清学检查
D. 大便常规
E. 大便涂片染色

四、是非题(对的打√,错的打 ×)

1. 霍乱为烈性肠道传染病,属于甲类传染病。
2. 霍乱的病原体为革兰阴性菌。
3. 典型霍乱分为反应期、泻吐期、脱水期、恢复期。
4. 人群对霍乱病原体不存在普遍易感性。
5. 霍乱一般是先泻后吐。

五、简答题

1. 简述霍乱的诊断和疑似诊断标准。
2. 简述霍乱的病理生理特点。

六、病案分析

男性患者,30 岁,因腹泻 12 小时、呕吐 3 次于 2008 年 8 月 24 日入院。病人在 12 小时前开始出现腹泻,大便 10 余次,为黄色水样便,无脓血便,曾呕吐 3 次,为胃内容物,呈喷射性,无恶心。无发热、腹痛及里急后重。发病后,病人在家曾自服诺氟沙星 3 片,但效果不好。既往体健,无肝炎、结核等病史。发病前 1 日,病人曾进食过海鲜。体格检查:T 36.8℃,P 96 次 / 分,R 20 次 / 分,BP 84/60mmHg,神志清楚,皮肤弹性差,口唇干燥,眼窝凹陷,声音轻度嘶哑。心肺检查(－),腹部平软,无压痛、反跳痛,移动性浊音(－),肝脾肋下未触及,肠鸣音活跃。膝、跟腱反射存在,病理反射(－),脑膜刺激征(－)。实验室检查:WBC 11×10^9/L,N 79%,Hb 165g/L。粪便常规:WBC 0~3 个 /HP,RBC 0~2/HP。

问题:

1. 该病人诊断为什么病? 诊断依据是什么?
2. 本病要确诊,还需做哪些检查项目?

参 考 答 案

一、名词解释

1. 干性霍乱:又称暴发型霍乱,以休克为首发症状,而腹泻和呕吐症状不明显或缺如,病情急剧发展,多死于循环衰竭。

2. 霍乱:是由霍乱弧菌引起的烈性肠道传染病,属国际检疫传染病,我国列为甲类传染病。典型病人由于剧烈腹泻和呕吐,可引起严重脱水而导致周围循环衰竭和急性肾功能衰竭,诊治不及时易致死亡。

二、填空题

1. 急性肾功能衰竭
2. 严格隔离 及时补液 辅以抗菌和对症治疗
3. 霍乱肠毒素

三、选择题

1. D　2. E　3. A　4. B　5. E　6. A　7. E　8. A　9. D　10. B　11. E　12. E
13. A

四、是非题

1. √　2. √　3. ×　4. ×　5. √

五、简答题

1. 答:(1)诊断标准具有以下三项中之一者,即可诊断为霍乱:①凡有腹泻、呕吐症状,粪便培养有霍乱弧菌生长者。②流行区人群,凡有霍乱典型症状,如水样便,伴有呕吐,迅速出现严重脱水,循环衰竭及肌肉痉挛者。虽然粪便培养无霍乱弧菌生长,但无其他原因可查者。如有条件可做血清凝集试验或查弧菌抗体试验,如双份血清抗体效价4倍或4倍以上升高者,亦可确诊为霍乱。③在流行病学调查中,首次粪便培养阳性前后各5日内,有腹泻症状者及接触史,可诊断为轻型霍乱。

(2)疑似诊断:符合下列两项中之一项者,可诊断为疑似霍乱:①有典型症状,但病原学检查未确定者应做疑似病例处理。②霍乱流行期间有明显接触史,而且出现泻吐症状,但不能用其他原因解释者。凡疑似病例均应填写疑似病例报告,并做隔离及消毒处理,并每日做粪便培养,如连续三次阴性,且血清学检查两次阴性,可否定诊断并做更正报告。

2. 答:霍乱患者因剧烈呕吐、腹泻而引起体内水和电解质大量丢失,导致脱水、电解质紊乱及酸碱失衡。严重脱水患者可出现循环衰竭,进一步发展则可引起急性肾功能衰竭。肌肉痉挛及低钾、低钠、低钙等是由于伴随腹泻丢失了大量电解质所致。腹泻较重病人,大量碳酸氢根的丢失及周围循环衰竭等原因可引起代谢性酸中毒。本病病理特点主要是严重脱水引起的一系列改变,死者出现尸僵早,皮肤干燥、发绀,皮下组织及肌肉干瘪;心、肝、肾、脾等实质性脏器均见缩小;肾脏毛细血管扩张,肾小管上皮水肿、变性及坏死,死于尿毒症者更为明显;胃肠道的浆膜层干黏,色深红,肠内充满米泔水样液体,偶见血水物;胆囊内充满黏稠胆汁。

六、病案分析

答:1.(1)诊断:霍乱。

(2)诊断依据:①病人为青年男性,夏天发病,发病前有外出进食海鲜史;②临床表现:起病急,无痛性腹泻,无发热、里急后重;大便为黄色水样,无黏液脓血便;血压偏低,有脱水现象;③外周血白细胞升高,以中性粒细胞为主,血红蛋白升高,有血液浓缩现象;大便常规基本正常。

2. 为明确诊断,对病人除做大便悬滴实验外,还须做大便培养,在pH 8.4~8.6的1%碱性蛋白胨水中增菌6~8小时后,转种到弧菌能生长的选择培养基上,如庆大霉素培养基、碱性胆盐琼脂培养基等,数小时后有菌落生长,再挑选典型菌落做玻片凝集试验确定致病菌。

(张 敏)

第二节 伤寒与副伤寒

学习要点

1. 掌握：伤寒、副伤寒的流行病学、临床表现、治疗及预防。
2. 熟悉：伤寒、副伤寒的诊断与鉴别诊断、实验室检查。
3. 了解：伤寒、副伤寒的病原学、发病机制、病理特点及预后。

内容要点

一、概念

伤寒是由伤寒杆菌引起的急性肠道传染病。基本病理改变为单核–巨噬细胞系统的增生性反应，以回肠下段淋巴组织病变最明显。典型临床表现为持续发热、相对缓脉、神经系统中毒症状与消化道症状、玫瑰疹、肝脾肿大、白细胞减少。肠出血和肠穿孔为主要的严重并发症。

二、病原学

伤寒杆菌属沙门菌属 D 群，革兰染色阴性。菌体裂解释放出的内毒素，为主要致病物质。伤寒杆菌生存力较强，耐低温。对阳光、干燥、热及消毒剂敏感。

副伤寒包括副伤寒甲、副伤寒乙和副伤寒丙三种，分别由副伤寒甲、副伤寒乙、副伤寒丙型沙门菌所引起。副伤寒杆菌的致病力比伤寒杆菌弱。

三、流行病学

1. 传染源 患者及带菌者是本病的传染源。
2. 传染途径 通过粪–口途径感染人体。
3. 人群易感性 人群普遍易感，病后可获得持久免疫力。
4. 流行特征 伤寒与副伤寒呈世界性分布，温带和热带地区及发展中国家多见。流行多在夏秋季。

四、发病机制与病理解剖

伤寒杆菌经过两次菌血症后，释放内毒素，引起全身中毒症状。伤寒的主要病理特征是全身单核–巨噬细胞系统的增生性反应，以回肠末段病变最为显著。

副伤寒甲及乙主要引起回肠及结肠广泛炎性病变；而副伤寒丙主要侵犯肠外组织及器官，特别是败血症及黄疸型肝炎较为常见。

五、临床表现

起病缓慢，体温呈阶梯形上升，之后呈稽留热。便秘多见。腹痛以右下腹较明显。可有表情淡漠、听力减退、相对缓脉、肝脾肿大及玫瑰疹等表现。

副伤寒甲、乙的临床表现与伤寒类似,但一般病情较轻,病程较短,病死率较低。副伤寒丙的临床表现复杂,常表现为败血症型及急性胃肠炎型。

六、实验室检查

1. 血常规检查 血白细胞计数减少,中性粒细胞减少,嗜酸性粒细胞减少或消失。
2. 细菌学检查 血培养为最常用的确诊依据。
3. 血清学检查 肥达反应"O"抗体效价在 1:80 以上,"H"抗体效价在 1:160 以上,有辅助诊断意义。

七、诊断与鉴别诊断

主要根据临床表现、结合实验室检查、参考流行病学资料做出临床诊断,但确诊要靠细菌培养。本病需与病毒感染、流行性斑疹伤寒等病相鉴别。

八、治疗

喹诺酮类药为治疗本病的首选药。高热者可用冰敷或酒精擦浴等物理降温方法。烦躁不安者可用地西泮等镇静剂。

九、预防

切断传播途径是预防本病的关键措施。

习 题

一、名词解释

1. 伤寒细胞
2. 复发
3. 再燃
4. 肥达反应
5. 相对缓脉
6. 重脉
7. 玫瑰疹

二、填空题

1. 伤寒的病理分期为_____、_____、_____和_____;典型伤寒的临床分期为_____、_____、_____和_____。
2. 伤寒的主要并发症有_____、_____、_____和_____。

三、选择题

（一）A1 型题

1. 下列为伤寒初期的确诊依据是
   A. 血培养伤寒杆菌阳性　　　B. 尿培养伤寒杆菌阳性　　　C. 胆汁培养伤寒杆菌阳性

　　　　D. 肥达反应阳性　　　　　E. 便培养伤寒杆菌阳性

2. 伤寒并发症中最严重的是

　　A. 肠出血　　　　　　　　B. 肠穿孔　　　　　　　　C. 中毒性肝炎

　　D. 中毒性心肌炎　　　　　E. 溶血尿毒综合征

3. 伤寒患者出现肝脾肿大的主要原因是

　　A. 伤寒性肝炎、脾炎

　　B. Ⅰ型变态反应

　　C. Ⅲ型变态反应

　　D. 中毒性肝炎

　　E. 全身单核 – 巨噬细胞系统增生性反应

4. 伤寒杆菌的主要致病因素为

　　A. 肠毒素　　　　　　　　B. 外毒素　　　　　　　　C. 神经毒素

　　D. 细胞毒素　　　　　　　E. 内毒素

5. 引起伤寒不断流行、传播的主要传染源为

　　A. 慢性带菌者　　　　　　B. 普通型伤寒患者　　　　C. 暴发型伤寒患者

　　D. 恢复期伤寒患者　　　　E. 潜伏期伤寒患者

（二）A2 型题

6. 患者女性，28 岁。发热 7 天，伴食欲减退及腹胀。发病前有涉水史。体检：体温 40℃，脉搏 80 次 / 分，脾肋下 2cm。外周血白细胞总数 3.5×10^9/L，中性粒细胞 0.52，淋巴细胞 0.48，下列诊断可能性最大的是

　　A. 阿米巴病　　　　　　　B. 伤寒　　　　　　　　　C. 斑疹伤寒

　　D. 钩端螺旋体病　　　　　E. 血吸虫病

7. 患者男性，32 岁。主因反复发热 1 个月入院。发病初期，患者持续高热 10 天，到当地医院住院，曾予以氯霉素治疗，5 天后热退出院。之后患者未接受任何治疗。2 周后再次出现发热。查体：体温 39.5℃，肝肋下 2cm，脾肋下 1.5cm。外周血白细胞总数 3.0×10^9/L，中性粒细胞 0.70，淋巴细胞 0.30。肝功能：ALT 200U/L，TBIL 16μmol/L。便潜血试验：++。患者最有可能的诊断是

　　A. 病毒性肝炎　　　　　　B. 阿米巴痢疾　　　　　　C. 斑疹伤寒

　　D. 伤寒复发　　　　　　　E. 全身粟粒性肺结核

8. 患者男性，31 岁，农民。持续发热 8 天，伴腹胀、腹泻，大便每天 4~6 次，偶有黏液便。患者 2 年前曾有接触血吸虫疫水史。查体：体温 39.3℃，肝肋下 1cm，脾肋下 1.5cm。外周血白细胞总数 4.0×10^9/L，中性粒细胞 0.72，淋巴细胞 0.28。粪便镜检：WBC 0~5/HP。本病最有可能的诊断是

　　A. 钩端螺旋体病　　　　　B. 阿米巴痢疾　　　　　　C. 伤寒

　　D. 急性病毒性肝炎　　　　E. 急性血吸虫病

9. 患者男性，34 岁。主因发热 7 天入院。伴有乏力、食欲明显减退、腹胀及腹泻。发病后曾自服退热药、阿莫西林、小檗碱等，效果欠佳。体检：肝肋下未触及，脾肋下 1cm。外周血白细胞总数 2.8×10^9/L。临床上怀疑患者为伤寒，要确诊此病需做的检查是

　　A. 肥达反应　　　　　　　B. 骨髓培养　　　　　　　C. 便培养

　　D. 血培养　　　　　　　　E. 尿培养

（三）A3/A4 型题

患者女性，34 岁，农民。主因发热 20 天伴腹胀、乏力于 2007 年 7 月 20 日入院。查体：体

温 39.4℃,肝肋下未触及,脾肋下可触及。外周血白细胞总数 3.6×10⁹/L,中性粒细胞 0.60,杆状核粒细胞 0.1,淋巴细胞 0.39。

10. 患者最有可能的诊断是

    A. 结核   B. 布鲁菌病   C. 伤寒

    D. 败血症   E. 系统性红斑狼疮

11. 要想确诊,需做的检查是

    A. 胸片   B. 肥达反应   C. PPD 试验

    D. 血培养   E. 便培养

12. 对患者进行治疗,首选的抗菌药为

    A. 喹诺酮类   B. 氨苄西林   C. 利福平

    D. 氯霉素   E. 第三代头孢菌素

四、是非题(对的打√,错的打×)

1. 伤寒的免疫力不持久,可发生再燃和复发。
2. 水源污染可致伤寒暴发流行。
3. 伤寒可通过日常生活接触和苍蝇传播。
4. 伤寒的主要传染源为慢性带菌者。
5. 伤寒患者的消化道症状以腹胀、便秘为主,少数患者以腹泻为主。
6. 伤寒的主要致病因素是外毒素。
7. 目前喹诺酮类是治疗伤寒的首选药物。
8. 伤寒不能使用肾上腺糖皮质激素,以免诱发肠出血和肠穿孔。
9. 伤寒杆菌再次进入肠道,发生迟发变态反应,导致肠出血、肠穿孔。

五、简答题

简述伤寒的预防措施。

参 考 答 案

一、名词解释

1. 伤寒细胞:伤寒患者肠道病变组织中的巨噬细胞吞噬能力强,胞质内含有被吞噬的淋巴细胞、红细胞、伤寒杆菌及坏死组织碎屑,此种巨噬细胞称为伤寒细胞。

2. 复发:是指感染已进入恢复期,发热等主要症状已消失,但由于病原体在体内再度繁殖而使发热等主要症状再度出现。

3. 再燃:当病程进入缓解期,体温尚未降至正常时,发热等病初症状再次出现,称为再燃。

4. 肥达反应:又称伤寒血清凝集反应,是用伤寒杆菌的菌体抗原("O"抗原)、鞭毛抗原("H"抗原)、副伤寒甲、乙、丙的鞭毛抗原测定病人血清中相应抗体的凝集效价,"O"抗体效价在 1:80 以上,"H"抗体效价在 1:160 以上,有辅助诊断意义。

5. 相对缓脉:一般来说,患者体温每升高 1℃,脉搏要加快 15~20 次 / 分。如果发热(尤其是高热)的患者,其脉搏的加快与体温升高的程度不呈比例,体温每升高 1℃,脉搏增加的幅度少于 15~20 次 / 分,则称为相对缓脉。这是由副交感神经兴奋性增强所致。主要见于伤寒。

6. 重脉:是指触诊桡动脉时,每一次脉搏感觉有两次搏动,这是因末梢血管受内毒素影响而扩张所致。

7. 玫瑰疹:伤寒患者于病程第 7~14 天,在胸、腹、背部及四肢的皮肤可出现淡红色斑丘疹,称玫瑰疹,此疹直径约 2~4mm,压之褪色,多在 10 个以下。

二、填空题

1. 髓样肿胀期　坏死期　溃疡期　愈合期　初期　极期　缓解期　恢复期
2. 肠出血　肠穿孔　中毒性心肌炎　中毒型肝炎

三、选择题

1. A　2. B　3. E　4. E　5. A　6. B　7. D　8. C　9. B　10. C　11. E　12. A

四、是非题

1. ×　2. √　3. √　4. √　5. √　6. ×　7. √　8. √　9. ×

五、简答题

答:伤寒的预防措施主要有

(1)控制传染源:隔离治疗患者至体温正常后 15 日,或每隔 5 日做一次粪便培养,连续 2 次阴性,可解除隔离。病人的大小便、食具、衣服、生活用品等均需严格消毒。

(2)切断传播途径:是预防本病的关键措施。应做好水源管理、粪便管理、饮食卫生管理和消灭苍蝇等卫生工作。养成良好的卫生和饮食习惯,坚持饭前、便后洗手,要避免饮用生水,避免进食未煮熟的肉类食品等。

(3)保护易感人群:易感人群可进行预防接种。

(王永新)

第三节　细菌性痢疾

学习要点

1. 掌握:普通型细菌性痢疾的临床表现、实验室检查、诊断及治疗。中毒性痢疾的临床表现、诊断及治疗。

2. 熟悉:细菌性痢疾的鉴别诊断、中毒性痢疾的发病机制及细菌性痢疾的预防。

3. 了解:细菌性痢疾的病原学特点、流行特征、发病机制、病理特点。

内容要点

一、概念

细菌性痢疾是由痢疾杆菌引起的肠道传染病。主要临床表现为腹痛、腹泻、里急后重和黏液脓血便,可伴有发热及全身毒血症状,严重者可有感染性休克和(或)中毒性脑病。

二、病原学

痢疾杆菌属肠杆菌科志贺菌属,为革兰阴性杆菌,菌体短小,无鞭毛及荚膜,不形成芽胞,有菌毛,在普通培养基上生长良好。在外界环境中生存力强。志贺菌属的抗原有菌体 O 抗原、表面 K 抗原和菌毛抗原。

三、流行病学

1. 传染源　为急、慢性菌痢病人及带菌者。
2. 传播途径　经粪 – 口途径传播。
3. 人群易感性　人群普遍易感,学龄前儿童发病率高,其次是青壮年。
4. 流行特征　本病全年均可发生,但有明显的季节性,以夏秋季为多,一般为散发,也可为流行。

四、发病机制与病理解剖

痢疾病菌侵入结肠上皮细胞,引起肠黏膜的炎症反应和固有层小血管循环障碍,导致肠黏膜出现炎症、坏死和溃疡。该菌裂解释放的内毒素进入血后,引起中毒性菌痢(休克型)和中毒性菌痢(脑型)。菌痢的肠道病变主要见于乙状结肠和直肠,但严重者可累及整个结肠。慢性菌痢可引起肠壁息肉样增生及瘢痕形成,中毒性菌痢肠道病变轻微,主要病变为全身小动脉管壁通透性增加。

五、临床表现

根据病程长短及病情轻重分为以下类型:

(一)急性菌痢

1. 普通型　表现为发热、腹痛、腹泻及里急后重,左下腹压痛,肠鸣音亢进,病程为 1~2 周。
2. 轻型　急性腹泻,一般无发热,无明显里急后重,病程 3~7 天。
3. 中毒型　突起畏寒、高热、精神萎靡、烦躁、昏迷及抽搐,可迅速发生循环及呼吸衰竭,故临床上以严重全身中毒症状、休克和(或)中毒性脑病为主要表现。

(二)慢性菌痢

指急性菌痢病程超过 2 个月未愈者。根据临床表现不同又分为 3 型:慢性迁延型、急性发作型及慢性隐匿型。

六、实验室检查

粪便检查到大量脓细胞、红细胞与吞噬细胞即可诊断,确诊有赖于粪便细菌培养。

七、诊断

夏秋季多发,有进食不洁食物史;临床表现发热、腹痛、腹泻、里急后重及黏液脓血便;大便镜检有多数白细胞及红细胞,大便培养检出痢疾杆菌为确诊依据。

八、治疗

急性菌痢包括一般治疗、病原治疗及对症治疗。另外还有慢性菌痢治疗原则、中毒性菌痢的抢救。

九、预防

采取以切断传播途径为主的综合措施。

习 题

一、名词解释

1. 细菌性痢疾

2. 慢性细菌性痢疾

二、填空题

1. 痢疾杆菌分为_____、_____、_____、_____四个群,目前我国流行以_____为主。

2. 慢性菌痢临床分为_____、_____、_____三型。

3. 痢疾杆菌释放的_____能引起全身反应,如发热、毒血症及休克的重要因素。另外,还可产生_____,具有神经毒、细胞毒与肠毒素作用。

4. 中毒性菌痢分为_____、_____、_____三型。

三、选择题

(一) A1 型题

1. 有关痢疾杆菌污染的餐具,采取最佳消毒措施为

    A. 紫外线   B. 2% 漂白粉   C. 3% 的来苏儿

    D. 3% 的石炭酸   E. 煮沸

2. 下列哪一项是细菌性痢疾的传播途径

    A. 呼吸道   B. 血液   C. 虫媒传播

    D. 消化道   E. 接触传播

3. 对菌痢来说下列正确的是

    A. 治疗菌痢,首选氯霉素   B. 近年来在临床上很少见

    C. 粪便中有大量单核细胞   D. 通常结肠与小肠均有炎症

    E. 潜伏期 1~2 天

4. 中毒型细菌痢疾的发病机制可能为

    A. 细菌侵入量多

    B. 细菌毒力强

    C. 特异性体质对细菌毒素呈强烈过敏反应

    D. 细菌侵入数量多且毒力强

    E. 特异性体质对细菌的强烈过敏反应

5. 细菌性痢疾病变好发部位是

    A. 十二指肠   B. 空肠   C. 回肠

D. 乙状结肠　　　　　　　　E. 胃

6. 在菌痢流行期间,重要传染源是
　　A. 急性期病人　　　　　B. 慢性病人和带菌者　　　C. 重症病人
　　D. 急性恢复期病人　　　E. 轻症病人

7. 慢性菌痢的病程应该超过的时间是
　　A. 1个月　　　　　　　B. 3个月　　　　　　　　C. 2个月
　　D. 半年　　　　　　　　E. 1年

8. 在治疗菌痢时,**不宜**应用
　　A. 碱式碳酸铋　　　　　B. 呋喃唑酮　　　　　　C. 氯霉素
　　D. 复方磺胺甲噁唑　　　E. 庆大霉素

9. 中毒性菌痢常见的临床表现是
　　A. 惊厥　　　　　　　　B. 严重脓血症　　　　　C. 高热
　　D. 感染性休克　　　　　E. 吐泻不止

10. 对菌痢确诊最可靠的依据是
　　A. 典型脓血症
　　B. 明显里急后重
　　C. 大便镜检发现大量脓细胞、吞噬细胞
　　D. 免疫检查阳性
　　E. 大便培养阳性

（二）A2 型题

11. 患者,男童,4岁,因高热、抽搐4小时于2008年8月15日入院。询问病史,其母诉说前一天曾进食未洗的水果。体格检查:体温39.6℃,神志不清、面色苍白、四肢湿冷、脉细速。外周血白细胞总数18×10^9/L,中性0.90。该患儿的诊断应首先考虑
　　A. 中毒性菌痢　　　　　B. 败血症　　　　　　　C. 脑型疟疾
　　D. 乙型脑炎　　　　　　E. 暴发型流脑

12. 患者,男性,36岁,因发热、腹痛、腹泻3日入院。半年前患者曾患过菌痢,但未进行系统治疗,此后反复出现腹泻。体格检查:体温38℃,血压120/75mmHg,轻度脱水,心肺检查未见异常,腹软,左下腹轻压痛,无反跳痛。外周血9×10^9/L,中性粒细胞0.82,淋巴细胞0.18。大便检查:WBC 16/HP。RBC 2/HP。病人最可能的诊断为
　　A. 中毒性菌痢　　　　　B. 伤寒　　　　　　　　C. 急性细菌性痢疾
　　D. 慢性细菌性痢疾　　　E. 阑尾炎

13. 患者,男性,25岁,吃水果后出现腹痛、腹泻、里急后重,体温38.9℃,化验检查:外周血白细胞10×10^9/L,中性粒细胞0.90,淋巴细胞0.10,大便常规:白细胞10个/HP,红细胞6个/HP,本病例最可能诊断为
　　A. 病毒性肠炎　　　　　B. 细菌性痢疾　　　　　C. 肠伤寒
　　D. 霍乱　　　　　　　　E. 食物中毒

（三）A3/A4 型题

患者,女性,14岁,发热、腹痛、腹泻、食欲缺乏、排黏液脓血便、尿少色黄,伴里急后重、精神疲倦3日。体格检查:心肺检查(-),肝、脾肋下未触及,脐周压痛,肠鸣音亢进,粪便镜检发现每个高倍视野有白细胞11~15个。

14. 患者的诊断首先考虑
    A. 细菌性食物中毒　　　B. 霍乱　　　　　　　　C. 急性阿米巴痢疾
    D. 急性细菌性痢疾　　　E. 急性血吸虫病
15. 为明确诊断应进一步做的检查是
    A. 血培养细菌　　　　　B. 血吸虫毛蚴孵化　　　C. 粪便镜检找阿米巴
    D. 粪便培养霍乱弧菌　　E. 粪便培养致病菌
16. 下列治疗措施,**不适用**于患者治疗的是
    A. 止泻药与镇痛药　　　B. 必要时静脉补充液体　C. 消化道隔离
    D. 卧床休息　　　　　　E. 用冰敷做物理降温

四、是非题(对的打√,错的打 ×)

1. 细菌性痢疾是由大肠埃希菌引起的肠道疾病。
2. 痢疾杆菌很少引起败血症和菌血症。
3. 中毒性菌痢肠道病变严重。
4. 感染痢疾杆菌后可获终生免疫。
5. 中毒性菌痢多见于成年人。

五、简答题

1. 简述急性痢疾的临床类型及主要临床表现。
2. 试述中毒型菌痢的临床特点。

六、病案分析

患者,男,7岁,因发热10小时、抽风2次于2007年8月26日8Am入院。其家属诉说患儿昨日白天玩耍正常,于昨晚10点出现发热,夜间体温逐渐上升到40℃,口服退热药无效。患者于今天早晨突然抽风、两眼上翻、口吐白沫、四肢抽动,持续数分钟。在送医院途中,患儿再次抽风1次,呕吐2次,呕吐物为胃内容物,呈喷射状。发病后未诉咳嗽、咽痛,且未解大便,小便少。既往体健,家庭及个人史无异常,患者按时预防接种。发病前1日,患者曾进食未洗水果,其他人无类似情况。体格检查:T40℃,P150次/分,发育良好,神志不清,呼之不应,呼吸急促,面色苍白,口唇发绀,四肢末梢冰冷,双侧瞳孔等大,对光反应迟钝。颈软,心肺及腹部查体(-)。双侧膝腱反射稍活跃,克氏征、布氏征及巴氏征(-)。化验检查:血常规 WBC 22×10^9/L, N 0.9。

问题:
1. 诊断和诊断依据是什么?
2. 为确诊需做哪些检查?

参 考 答 案

一、名词解释

1. **细菌性痢疾**:是由痢疾杆菌引起的肠道传染病。主要临床表现为腹痛、腹泻、里急后重和黏液脓血便,可伴有发热及全身毒血症状,严重者可有感染性休克和(或)中毒性脑病。

2. 慢性细菌性痢疾：指急性细菌性痢疾病程超过 2 个月未愈者，即为慢性细菌性痢疾。

二、填空题

1. A 群痢疾志贺菌　B 群福氏志贺菌　C 群鲍氏志贺菌　D 群宋内志贺菌　B 群福氏志贺菌
2. 慢性迁延型　慢性隐匿型　急性发作型
3. 内毒素　外毒素
4. 休克型　脑型　混合型

三、选择题

1. E　2. D　3. E　4. C　5. D　6. B　7. C　8. A　9. D　10. E　11. A　12. D　13. B　14. D　15. E　16. A

四、是非题

1. ×　2. √　3. ×　4. ×　5. ×

五、简答题

1. 答：（1）普通型：起病急，畏寒、寒战，伴发热，体温可达 39℃以上，腹痛、腹泻和里急后重，每日排便十余次至数十次。

（2）轻型：全身毒血症症状和肠道表现较轻，不发热或低热；腹泻每日数次，稀便常无脓血。

（3）中毒型：多见于 2~7 岁儿童，起病急骤，高热，惊厥，伴有严重的毒血症症状，精神萎靡、嗜睡、昏迷及抽搐，迅速出现呼吸衰竭和循环衰竭。肠道症状轻微甚至缺如。临床分休克型、脑型与混合型。

2. 答：（1）2~7 岁儿童多见。

（2）起病急骤，病势凶险，临床上以严重全身中毒症状、休克和（或）中毒性脑病为主要表现。

（3）消化道症状多不明显。

（4）按其临床表现不同分为 3 型，①休克型，以感染性休克为主要表现，面色苍白，皮肤花斑，脉搏细数，血压下降，可伴有少尿及轻重不等的意识障碍，此型较为多见；②脑型，以中枢神经系统症状为主，表现为烦躁不安、呕吐、惊厥、昏迷，严重者可发生脑疝；③混合型，同时具有以上两型的临床表现，病情最为凶险，病死率极高。

六、病案分析

1.（1）最可能的诊断：急性中毒型细菌性痢疾（混合型）。

（2）诊断依据：①患者为儿童，在夏秋季发病，发病前有不洁饮食史；②起病急骤，突起高热，患者于几小时内即出现反复抽风，呕吐物为胃内容物，呈喷射状呕吐；循环系统有：呼吸急促、脉快、面色苍白、口唇发绀、肢端冰冷、尿少；中枢神经系统症状：意识障碍，瞳孔对光反应迟钝；③化验检查：外周血白细胞及中性粒细胞均明显升高。

2. 为进一步诊断应及时用盐水灌肠取便或直肠拭子采便送检，确诊有赖于粪便培养出痢疾杆菌。

（冯海军）

第四节 流行性脑脊髓膜炎

学习要点

1. 掌握：流行性脑脊髓膜炎的临床表现、诊断和治疗。
2. 熟悉：流行性脑脊髓膜炎的病原学、实验室检查、鉴别、预防。
3. 了解：流行性脑脊髓膜炎的发病机制及病理解剖和预后。

内容要点

一、概念

流行性脑脊髓膜炎简称流脑，是由脑膜炎奈瑟菌引起的急性化脓性脑膜炎。其主要临床表现为突发高热、头痛、呕吐、皮肤黏膜瘀点、瘀斑及脑膜刺激征阳性，脑脊液呈化脓性改变，严重者可有败血症休克和脑实质损害，常可危及生命。本病好发于冬春季，儿童为主。

二、病原学

脑膜炎奈瑟菌（又称脑膜炎球菌）属奈瑟菌属，专性需氧菌，革兰染色阴性，能产生毒力较强的内毒素，仅存在于人体。该菌抵抗力很弱，在体外极易自溶。

三、流行病学

1. 传染源 带菌者和病人是本病的传染源。病人从潜伏期开始至发病后 10 日内具有传染性。
2. 传播途径 病原菌主要经咳嗽、打喷嚏借飞沫经呼吸道传播。
3. 人群易感性 人群普遍易感，隐性感染率高。人感染后产生的免疫力较为持久。
4. 流行特征 流脑遍及世界各地，呈散发或大、小流行，冬春季发病较多，15 岁以下儿童多见。

四、发病机制与病理解剖

脑膜炎球菌自鼻咽部侵入人体后，多成为无症状带菌者，在少数情况下形成暂时菌血症，仅极少数发展为败血症，细菌可通过血-脑脊液屏障侵犯脑脊髓膜，形成化脓性脑膜炎。

暴发型流脑的发病机制主要是由于脑膜炎球菌内毒素所致的微循环障碍。

病理改变主要有以下两方面：败血症期主要病变为血管内皮损害。脑膜脑炎期：病变主要位于大脑两半球表面及颅底软脑膜，并可引起脑神经损害。暴发型脑膜脑炎型以脑组织病变为主。

五、临床表现

潜伏期一般 2~3 日。流脑的病情轻重不一，临床分为普通型、暴发型、轻型和慢性败血症型四种类型。

（一）普通型

最常见。按病程发展分为四期：

1. 前驱期（上呼吸道感染期） 上呼吸道感染症状。
2. 败血症期 皮肤黏膜瘀斑、瘀点为特征。
3. 脑膜脑炎期 脑膜刺激征阳性。
4. 恢复期 症状减轻、消失。

（二）暴发型

临床又分为以下三种类型：

1. 休克型 循环衰竭是本型的特征。
2. 脑膜脑炎型 主要以脑实质严重损害为特征。
3. 混合型 兼有上述两型的临床表现，常同时或先后出现，病死率极高。

（三）轻型

（四）慢性败血症型

六、实验室检查

1. 血常规检查 白细胞总数明显增高，一般为（15~30）×10⁹/L，中性粒细胞在80%以上，有DIC者血小板明显减少。
2. 脑脊液检查 颅内压增高，脑脊液外观混浊，甚至呈米汤样或脓样，白细胞数明显增高，可至1000×10⁶/L以上，以多核细胞为主，糖与氯化物明显减少，蛋白明显增高。
3. 细菌学检查 用针刺破皮肤瘀点，涂片染色后镜检，有早期诊断价值。
4. 免疫学试验 可用于早期诊断。

七、诊断

（一）疑似病例

1. 有流脑流行病学史，既往未接种过流脑菌苗。
2. 临床表现及脑脊液检查符合化脓性脑膜炎表现。

（二）临床诊断病例

1. 有流脑流行病学史。
2. 临床表现及脑脊液检查符合化脓性脑膜炎表现，伴有皮肤黏膜瘀点、瘀斑。或虽无化脓性脑膜炎表现，但有感染中毒休克表现的同时伴有迅速增多的皮肤黏膜瘀点、瘀斑。

（三）确诊病例

在临床诊断病例的基础上，加上细菌学或流脑特异性血清免疫学检查阳性。

八、鉴别诊断

最主要的鉴别手段是病原体的分离或培养。

九、治疗

1. 一般治疗
2. 病原治疗 尽可能根据药敏选药，足量足疗程。

3. 对症治疗 纠正休克、DIC,强心、脱水等。

十、预防

1. 管理传染源 早发现,就地进行呼吸道隔离与治疗。病人应隔离至症状消失后 3 日,或自发病后 1 周。
2. 切断传播途径
3. 保护易感人群 疫苗预防对象主要为 15 岁以下儿童。应用 A 群荚膜多糖菌苗。

习 题

一、填空题

1. 脑膜炎奈瑟菌仅存在于人体,可从带菌者的鼻咽部、血液、_____、_____中检出。
2. 流行性脑脊髓膜炎败血症期最主要的病变为_____。
3. 流脑患者从潜伏期开始至发病后_____日内有传染性。

二、选择题

(一)A1 型题

1. 流脑的主要传播途径是
   A. 呼吸道　　　　　　B. 消化道　　　　　　C. 接触
   D. 虫媒传播　　　　　E. 血液
2. 极易自溶的病原体是
   A. 伤寒杆菌　　　　　B. 金黄色葡萄球菌　　C. 痢疾杆菌
   D. 脑膜炎奈瑟菌　　　E. 肉毒杆菌
3. 流脑病人从潜伏期开始至发病后几日内具有传染性
   A. 3 天　　　　　　　B. 5 天　　　　　　　C. 7 天
   D. 10 天　　　　　　 E. 15 天
4. 抢救流脑休克病人,在扩容和纠酸的基础上,首选的最有效药物是
   A. 肾上腺素　　　　　B. 糖皮质激素　　　　C. 654-2
   D. 肝素　　　　　　　E. 毛花苷 C
5. 流脑病人应隔离至症状消失后
   A. 3 天　　　　　　　B. 5 天　　　　　　　C. 7 天
   D. 10 天　　　　　　 E. 15 天

(二)A3/A4 型题

男孩,11 岁,3 月 1 日开学第一天突然出现高热、头痛、呕吐,因服药治疗无效,皮肤出现瘀点、瘀斑而入院。初步检查颈强直,克氏征阳性,血常规白细胞总数 $18.2 \times 10^9/L$,中性粒细胞比例 0.88。

6. 最可能的诊断是
   A. 乙型脑炎　　　　　B. 流行性脑脊髓膜炎　C. 结核性脑膜炎
   D. 流感嗜血杆菌脑膜炎　E. 金黄色葡萄球菌脑膜炎

7. 以下检查对于明确诊断最有帮助的是
　　A. 脑脊液常规＋生化　　　B. 血常规　　　　　　C. 血培养
　　D. 脑脊液培养　　　　　　E. 咽拭子培养
8. 治疗该病首选药物为
　　A. 氯霉素　　　　　　　　B. 青霉素　　　　　　C. 红霉素
　　D. 诺氟沙星　　　　　　　E. 山莨菪碱

三、是非题（对的打√，错的打 ×）

1. 脑膜炎球菌属于奈瑟菌属，革兰染色阳性。
2. 暴发性流脑的发病机制主要是脑膜炎球菌内毒素引起的微循环障碍。
3. 脑膜炎球菌能产生自溶酶，体外极易自溶，故采集标本后应保暖并及时送检。
4. 暴发型流脑休克型的主要症状是休克，多无脑膜刺激征。
5. 普通型流脑败血症期特征性表现是皮肤黏膜瘀斑、瘀点。
6. 流脑主要病变部位为脑实质。
7. 流脑的脑脊液与乙脑显著不同。
8. 人群感染脑膜炎球菌后，隐性感染最多。

四、简答题

简述暴发型流脑的发病机制和临床分型。

参 考 答 案

一、填空题

1. 脑脊液　皮肤瘀点、瘀斑
2. 血管内皮损害
3. 10

二、选择题

1. A　2. D　3. A　4. C　5. A　6. B　7. D　8. B

三、是非题

1. ×　2. √　3. √　4. √　5. √　6. ×　7. √　8. √

四、简答题

答：暴发型流脑的发病机制是由于脑膜炎奈瑟菌内毒素所致的微循环障碍。

临床主要分为三型：休克型、脑膜脑炎型和混合型。

（冯海军）

第五节 猩 红 热

学习要点

1. 掌握：猩红热的临床表现、诊断及治疗。
2. 熟悉：猩红热的流行病学、鉴别诊断、实验室检查及预防。
3. 了解：猩红热的病原学、发病机制。

内容要点

一、概念

猩红热是由 A 组 β 型溶血性链球菌引起的急性呼吸道传染病。临床表现为发热、咽峡炎、全身弥漫性充血性红斑疹和疹退后皮肤明显脱屑。少数病人可出现心、肾、关节等变态反应性并发症。

二、病原学

A 组 β 型溶血性链球菌，又称化脓性链球菌，革兰染色阳性，呈球形或卵圆形，链状排列，致病力与菌体本身及其产生的毒素、酶类有关。能产生的毒素和酶，包括：①溶血素 O 和 S，可溶解红细胞、损伤白细胞和血小板，并能引起组织坏死；②红疹毒素，是主要致病因素，它具有抵抗单核－吞噬细胞的功能，增强机体对内毒素的敏感性，引起发热和皮疹。③链激酶，又称溶纤维蛋白酶，可溶解血块，阻止血浆凝固，有利于细菌在组织内扩散；④链道酶，能溶解 DNA；⑤透明质酸酶，能溶解细胞间的透明质酸，促使细菌在组织中扩散；⑥烟酰胺腺嘌呤二核苷酸酶，可杀伤白细胞；⑦血清浑浊因子，可抵制机体特异性和非特异性免疫。

三、流行病学

病人和带菌者为传染源。患者自发病前 24 小时至疾病高峰期传染性最强。主要借空气飞沫传播。偶可间接接触传播。个别可由皮肤伤口或产道侵入，引起"外科猩红热"、"产科猩红热"。人群普遍易感，感染后人体可产生抗菌免疫和抗毒素免疫。抗菌免疫持续时间较短，型间无交叉免疫。抗毒素免疫保持时间长。本病冬春季发病率高，可发生于任何年龄，但以儿童最为多见，常流行于温带。

四、发病机制

A 组链球菌经咽、扁桃体侵入，借助脂壁酸黏附于黏膜上皮细胞，进入组织引起炎症，通过 M 蛋白的抗吞噬作用而使细菌不被吞噬，在透明质酸酶、链激酶及溶血素等的作用下，使炎症扩散，偶可侵入血流而致败血症和组织坏死。可形成化脓性、中毒性和变态反应性三种病变。

五、临床表现

（一）典型猩红热

流行期间多数属于此型。三大特征表现为发热、咽峡炎、病后第 2 日出现红斑疹。有草莓舌、杨梅舌，口周苍白圈、帕氏线。皮疹消退后脱皮现象。

（二）其他类型

1. 轻型
2. 中毒型
3. 脓毒型
4. 外科型或产科型

六、诊断

咽拭子及病灶分泌物培养出 A 组 β 型溶血性链球菌可确诊。

七、治疗

急性期应卧床休息，呼吸道隔离。流质或半流质饮食。早期病原治疗可缩短病程，减少并发症。目前青霉素为首选药物，青霉素过敏者可用大环内酯类药物，常用红霉素。此外，可选阿奇霉素及头孢菌素类等。最好先做药物敏感性试验，根据其结果选择敏感药物。

八、预防

隔离病人，并积极进行治疗。隔离至咽峡炎痊愈，或咽拭子培养 3 次阴性且无并发症者，可解除隔离。若有化脓性并发症应隔离至痊愈为止。

习 题

一、名词解释

1. 口周苍白圈
2. 草莓舌
3. 帕氏线

二、填空题

1. A 组 β 型溶血性链球菌致病力与_____、_____和_____有关。
2. 猩红热发疹始于_____、_____及_____，24 小时内迅速蔓及全身。
3. 链球菌感染所致变态反应常引起_____、_____、_____并发症。
4. 猩红热的三大特征表现是_____、_____、_____。

三、选择题

（一）A1 型题

1. 引起猩红热的病原体是

    A. 金黄色葡萄球菌   B. 表皮葡萄球菌

    C. A 组 α 溶血性链球菌   D. A 组 β 溶血性链球菌

    E. B 组溶血性链球菌

2. 乙型溶血性链球菌的主要致病因素是

    A. 细菌的侵袭力和内毒素   B. 细菌的侵袭力和红疹毒素

    C. 内毒素和外毒素   D. 肠毒素和外毒素

    E. 内毒素

3. 猩红热的特征性表现是指

    A. 发热、中毒症状、第二日出现皮疹

    B. 发热、咽峡炎、第二日出现猩红皮疹

    C. 发热、第二日出现猩红皮疹、杨梅舌

    D. 发热、咽峡炎、口周苍白圈

    E. 发热、第二日出现猩红皮疹、口周苍白圈

4. 猩红热的主要传播途径是

    A. 消化道传播   B. 呼吸道传播   C. 产道

    D. 皮肤伤口   E. 血液

5. 确诊猩红热的检查是

    A. 咽拭子或脓液中分离出 B 组溶血性链球菌

    B. 咽拭子或脓液中分离出 A 组溶血性链球菌

    C. 咽拭子或脓液中分离出 A 组 β 型溶血性链球菌

    D. 咽拭子或脓液中分离出表皮葡萄球菌

    E. 锡克试验阳性

6. 猩红热病原治疗首选

    A. 红霉素   B. 四环素   C. 青霉素

    D. 头孢菌素   E. 氯霉素

7. 关于猩红热的皮疹**错误**的是

    A. 发热后第二日出疹   B. 皮肤弥漫性充血基础上针尖大小丘疹

    C. 于耳后、颈及上胸开始出疹   D. 皮疹于 48 小时达高峰

    E. 脱屑少

8. 有关猩红热临床表现的描述**不恰当**的是

    A. 发热多为持续性   B. 发热程度及热程与皮疹多少及消长无关

    C. 咽峡炎明显   D. 腭部黏膜疹或出血疹可先于皮疹出现

    E. 可见 "草莓舌" 或 "杨梅舌"

9. 猩红热的特殊临床表现是

    A. 口腔黏膜斑   B. 咽部充血,咳嗽

    C. 口周苍白圈,草莓舌   D. 发热,全身淋巴结肿大

    E. 耳后及枕骨下淋巴结肿大

10. 猩红热患者接触者应医学观察的时间为

    A. 接触之日起 1~2 天   B. 接触之日起 2~3 天   C. 接触之日起 3~4 天

    D. 接触之日起 7 天   E. 接触之日起 12~14 天

（二）A3/A4 型题

患儿,8 岁,主因发热,咽痛 2 日,出疹 1 日于 2 月 3 日就诊,可见草莓舌,肺无杂音,肝脾不大,既往体健。

11. 该病例最可能的诊断是
    A. 药疹　　　　　　　　B. 猩红热　　　　　　　C. 麻疹
    D. 风疹　　　　　　　　E. 上呼吸道感染

12. 进一步检查下列**错误**的是
    A. 血常规
    B. 咽拭子培养出 A 组溶血性链球菌可确诊
    C. 咽拭子涂片染色镜检 A 组溶血性链球菌可确诊
    D. 尿常规对肾脏变态反应并发症有辅助诊断意义
    E. 多价红疹毒素试验阳性可确诊

四、简答题

猩红热的特征性临床表现有哪些?

参 考 答 案

一、名词解释

1. 口周苍白圈:猩红热病人面部充血潮红无皮疹,口唇周围皮肤充血不明显,称"口周苍白圈"。

2. 草莓舌:猩红热在出疹的同时出现舌乳头肿胀,初期舌被白苔、舌乳头红肿并突出于白苔之外,以舌尖及舌前部边缘明显,称为"草莓舌"。2~3 日后白苔脱落,舌面光滑呈肉红色,舌乳头仍突起,称为"杨梅舌"。

3. 帕氏线:猩红热病人在皮肤皱褶处如腋窝、肘窝、腘窝及腹股沟等处,因压迫、摩擦引起皮下出血,形成紫红色线状称为"帕氏线"。

二、填空题

1. 菌体本身　其产生的毒素　酶类
2. 耳后　颈　上胸部
3. 化脓性　中毒性　变态反应性
4. 发热　咽峡炎　第 2 病日出现皮疹

三、选择题

1. D　2. B　3. B　4. B　5. C　6. C　7. E　8. B　9. C　10. D　11. B　12. E

四、简答题

答:急起发热、咽峡炎以及第 2 病日出现典型的皮疹构成猩红热三大特征性的临床表现。

（贺蕊霞）

第六节 百 日 咳

学习要点

1. 熟悉：百日咳临床表现、并发症、诊断、治疗及预防措施。
2. 了解：百日咳病原学、流行病学、发病机制、病理特点、实验室检查、鉴别诊断、预后。

内容要点

一、概念

百日咳是由百日咳杆菌引起的急性呼吸道传染病。其主要临床特点是阵发性痉挛性咳嗽及咳嗽终止时伴有鸡鸣样吸气性吼声。病程较长，未经治疗，咳嗽症状可持续 2~3 个月，故名"百日咳"。多见于儿童。

二、病原学

百日咳杆菌属鲍特杆菌属，革兰染色阴性，呈短杆状，有荚膜，无鞭毛，该菌为需氧菌，最适生长温度为 35~37℃，最适 pH 值为 6.8~7.0。该菌初次分离时，常需用含甘油、马铃薯和新鲜血液的鲍－金培养基。

三、流行病学

患者是本病唯一的传染源。潜伏期末至发病 6 周内均有传染性，以病程第 1 周传染性最强。主要通过飞沫传播。人群普遍易感，以幼儿易感性最强。胎儿不能从母体获得足够的保护性抗体，故 6 个月以下婴幼儿发病率较高。病后可获持久免疫力。

四、发病机制

百日咳杆菌侵入呼吸道后，首先黏附于呼吸道上皮细胞纤毛上，在局部繁殖，并释放毒素和毒性物质，引起上皮细胞纤毛的麻痹和细胞变性坏死，使呼吸道中黏液排出障碍，堆积潴留，堆积物不断刺激神经末梢，兴奋咳嗽神经中枢，产生反射性剧烈连续、痉挛性咳嗽。长期咳嗽，在咳嗽中枢形成兴奋灶，以致每遇某些刺激可引起痉咳发作。

五、临床表现

典型经过分三期：

1. 痉咳前期（卡他期） 可有咳嗽、流涕、打喷嚏、低热、乏力等感冒症状。咳嗽初为单声干咳，3~4 日后热退，但咳嗽加重，尤以夜间为著。此期传染性最强，若能及时治疗，能有效控制病情发展。

2. 痉咳期 主要表现为阵发性痉挛性咳嗽和咳嗽终止时伴有鸡鸣样吸气性吼声。重者可有大小便失禁等，易发生舌系带溃疡、颈静脉怒张、眼睑水肿、两颊青紫、鼻出血、咯血、结膜下出血等。亦可因腹压增高而大小便失禁。病人症状显著,但肺部无阳性体征。每日数次至数十次,一般以夜间为多。咳嗽可自发,也常因进食、受寒、劳累、吸入烟尘等而诱发。

新生儿发作时无痉咳,无鸡鸣样吼声,而表现为阵发性青紫,屏气、窒息,甚至惊厥而死亡。

3. 恢复期 阵咳逐渐减少直至停止,如无并发症,时间为 2~3 周,有并发症可长至数月。

六、并发症

百日咳可有支气管肺炎、肺不张、肺气肿及皮下气肿、百日咳脑病等并发症,其中以支气管肺炎最常见,百日咳脑病最严重。

七、实验室检查

1. 血常规检查 痉咳期白细胞计数增高,淋巴细胞增多。
2. 细菌学检查 常用鼻咽拭子培养法,培养越早阳性率越高。
3. 血清学检查 ELISA 检测特异性 IgM,可作早期诊断。
4. 分子生物学检查 特异性和敏感性均很高且可做快速诊断。

八、治疗

1. 一般治疗和对症治疗 按照呼吸道传染病进行隔离治疗。病室保持安静、空气新鲜和适当温度、湿度。婴幼儿常有窒息发作,应专人守护。痉咳剧烈者可给镇静剂。
2. 抗生素治疗 卡他期应用抗生素治疗可减轻或阻断痉咳的发生。病程超过 4 周,则抗生素治疗效果往往不佳。以红霉素为首选,对百日咳杆菌最敏感,也可用罗红霉素,疗程不少于 10 日。
3. 肾上腺糖皮质激素与高效价免疫球蛋白治疗 重症婴幼儿可应用泼尼松,也可应用高效价免疫球蛋白,能减少痉咳次数和缩短痉咳期。
4. 并发症治疗 肺不张并发感染给予抗生素治疗。单纯肺不张可采取体位引流,必要时用纤维支气管镜排出堵塞的分泌物。百日咳脑病发生惊厥时,可应用苯巴比妥钠或地西泮静脉注射,出现脑水肿时静脉注射甘露醇。

九、预防

确诊病人应立即隔离至病后 40 日,或痉咳开始后 30 日。密切接触者医学观察至少 3 周,出现症状应予隔离治疗。用百日咳、白喉、破伤风三联菌苗(百白破菌苗)。出生 2~3 个月即可接种,皮下注射,1 个月 1 次,连续 3 次,免疫力维持 4~5 年,1 年后加强注射 1 次,入幼儿园时可再注射 1 次。有接触史的易感者可进行药物预防,其中包括红霉素或复方磺胺甲噁唑。用药时间 7~14 日。

习 题

一、填空题

1. 百日咳的典型临床特点是出现_____和_____。
2. 百日咳的病程经过可分为_____、_____、_____ 3 期。
3. 治疗百日咳患者首选的抗生素是_____。

4. 预防百日咳常用＿＿＿＿＿＿、＿＿＿＿＿＿、＿＿＿＿＿＿三联菌苗。

二、选择题

A1 型题

1. 下列属典型百日咳临床表现的是
   A. 卡他期已出现典型的咳嗽症状
   B. 阵发性、痉挛性咳嗽,昼轻夜重
   C. 阵发性、痉挛性咳嗽,昼重夜轻
   D. 发热、肺部可闻及湿啰音
   E. 百日咳杆菌释放的毒素可使血管脆性增加,引起球结膜出血

2. 百日咳的最常见的并发症是
   A. 支气管肺炎　　　　　B. 肺不张　　　　　C. 肺气肿及皮下气肿
   D. 疝　　　　　　　　　E. 百日咳脑病

3. 百日咳最严重的并发症是
   A. 百日咳脑病　　　　　B. 支气管肺炎　　　　C. 营养不良症
   D. 肺气肿及皮下气肿　　E. 维生素缺乏症

4. 治疗百日咳应首选
   A. 青霉素　　　　　　　B. 磺胺药　　　　　　C. 红霉素
   D. 头孢菌素　　　　　　E. 左氧氟沙星

5. 关于百日咳的治疗与护理,下列**不妥**的是
   A. 病室安静清洁,婴幼儿由专人守护
   B. 发病早期使用红霉素效果佳,痉咳期使用不能缩短百日咳病程
   C. 频繁剧烈咳嗽影响睡眠可给可待因
   D. 重症百日咳可应用泼尼松 3 天
   E. 对症治疗并发症

6. 预防百日咳综合措施中的重点是
   A. 及时隔离治疗病人　　　　　　B. 接触者注射丙种球蛋白
   C. 接触者服用红霉素　　　　　　D. 对易感者接种百日咳菌苗
   E. 流行期间外出戴口罩

三、简答题

简述窒息性发作。

参 考 答 案

一、填空题

1. 阵发性痉挛性咳嗽　咳嗽终止时伴有鸡鸣样吸气性吼声
2. 痉咳前期　痉咳期　恢复期
3. 红霉素

4. 百日咳　白喉　破伤风三联疫苗（百白破疫苗）

二、选择题

1. B　2. A　3. A　4. C　5. C　6. D

三、简答题

答：新生儿及幼婴因声门狭小，可无痉咳就因声带痉挛使声门完全关闭，加之黏稠分泌物的堵塞而发生窒息，出现阵发性青紫、屏气。也可因脑部缺氧而发生抽搐，称为窒息性发作。此发作常发生在夜晚，若抢救不及时，常可因窒息而死亡。

（贺蕊霞）

第七节　白　喉

学习要点

1. 熟悉：白喉的临床表现、并发症、诊断、治疗及预防措施。
2. 了解：白喉的病原学、流行病学、发病机制、病理特点、实验室检查、鉴别诊断。

内容要点

一、概念

白喉是由白喉杆菌引起的急性呼吸道传染病。临床特征为咽、喉、鼻等处假膜形成和全身毒血症症状，严重者可并发中毒性心肌炎和周围神经麻痹。

二、病原学

白喉杆菌属棒状杆菌属，革兰染色阳性，形态细长微弯，一端或两端膨大呈棒头状，菌体排列不规则，常呈 V、L、Y 形或呈栅栏状。白喉棒状杆菌侵袭力较弱，但能产生强烈外毒素，外毒素是本病的主要致病因素。

三、流行病学

传染源是病人和带菌者。主要通过呼吸道飞沫传播。病后可获得持久免疫。人体对白喉的免疫力，可作锡克（Schick）试验加以测定，阳性反应者表示对白喉无免疫力。

四、发病机制与病理解剖

白喉杆菌侵入上呼吸道黏膜表层繁殖，引起局部炎症，出现咽部充血、疼痛及扁桃体肿大。同时产生其主要致病因素外毒素，加重了局部炎症，引起细胞破坏、纤维蛋白渗出、白细胞浸润。大量渗出的纤维蛋白与坏死组织、炎性细胞、细菌等凝结而形成本病特征性灰白色假膜。白喉杆菌产生的外毒素由局部吸收入血引起全身毒血症症状。假膜范围愈广，毒素吸收量愈多,病情愈重。病理改变以中毒性心肌炎和周围神经受损较为显著。

五、临床表现

按假膜所致部位不同分为以下几种类型:

1. 咽白喉 最常见,占病人数的 80% 左右,毒血症轻重与假膜范围大小、治疗早晚以及机体免疫状态密切相关,按病情轻重分为轻型、普通型、重型和极重型四型。

2. 喉白喉 多由咽白喉向下扩散所致,原发性喉白喉毒素吸收少,中毒症状轻。

3. 鼻白喉 多继发于咽白喉,原发性鼻白喉少见,外毒素吸收较少,全身症状轻。

4. 其他部位白喉 极少见。

六、并发症

以中毒性心肌炎最常见,也是本病死亡的主要原因。

七、诊断

根据流行病学资料和临床典型表现,如畏寒发热等全身中毒症状,咽、鼻、喉发现假膜,即可作出临床诊断,确诊有赖于病原学检查。

八、治疗

白喉患者应卧床休息,防止并发症出现。抗毒素治疗是特异性治疗方法。白喉抗毒素只能中和血循环中的游离毒素,不能中和进入细胞内的毒素,必须早期足量注射。过敏者需采用脱敏疗法注射。青霉素为首选抗生素,青霉素过敏者可用红霉素。

九、预防

应用百日咳菌苗、白喉类毒素、破伤风类毒素混合制剂(简称"百白破"三联疫苗)预防接种,是预防白喉的有效措施。婴儿满 3 个月开始皮下注射 3 次,每次间隔 4~6 周,1 年后和入学前各加强注射 1 次。7 岁时注射白喉和破伤风类毒素二联制剂加强。7 岁以上儿童首次免疫或保护流行时的易感人群时,可用吸附精制白喉和破伤风类毒素。对于与白喉病人密切接触的易感者,可应用抗毒素进行被动免疫,1 个月后再行类毒素全程免疫。

习 题

一、填空题

1. 白喉的好发季节为_____。

2. 白喉杆菌侵袭力_____,但产生的_____是致病的主要因素。

3. 白喉的特征性表现为_____。

4. 白喉按部位分为_____、_____、_____及其他部位白喉。

5. _____是治疗白喉的特异性疗法。只能中和血清中外毒素,对已与细胞结合的外毒素无效,必须_____应用。

6. 白喉抗毒素为_____,用前应做_____,过敏者需_____。

二、选择题

A1 型题

1. 白喉的主要传播途径是
    A. 直接接触 　　　　　　 B. 消化道 　　　　　　 C. 血液体液
    D. 呼吸道 　　　　　　 E. 虫媒传播

2. 预防白喉的综合措施中最主要的是
    A. 隔离治疗患者 　　　　 B. 接种类毒素 　　　　 C. 隔离治疗带菌者
    D. 接种抗毒素 　　　　 E. 切断传播途径

3. 白喉最常见的并发症是
    A. 中毒性心肌炎 　　　　 B. 肺炎 　　　　 C. 咽峡炎
    D. 中毒性脑病 　　　　 E. 周围神经麻痹

4. 白喉棒状杆菌导致组织损伤的主要原因是
    A. 内毒素的作用 　　　　 B. 外毒素的作用 　　　　 C. 细菌直接侵犯
    D. 免疫损伤 　　　　 E. 神经毒素

5. 白喉特征性的损害是
    A. 假膜形成 　　　　 B. 血管损害 　　　　 C. 心肌炎
    D. 肺部感染 　　　　 E. 神经炎

6. 白喉病情主要与下列哪种因素有关
    A. 与感染的白喉杆菌数量有关 　　　 B. 与白喉外毒素的吸收量有关
    C. 与机体自身的免疫力有关 　　　 D. 与感染部位有关
    E. 与当地的疫情有关

7. 白喉死亡的主要原因为
    A. 呼吸肌麻痹 　　　　 B. 中毒性心肌炎 　　　　 C. 喉白喉引起喉梗阻
    D. 中毒性脑病 　　　　 E. 败血症

8. 白喉最常见类型是
    A. 鼻白喉 　　　　 B. 喉白喉 　　　　 C. 咽白喉
    D. 食管白喉 　　　　 E. 外阴白喉

9. 关于白喉的治疗，以下正确的是
    A. 无特异性治疗方法 　　 B. 合并使用抗毒素与抗生素 　　 C. 单独用抗毒素
    D. 尽快行气管切开术 　　 E. 单独用抗生素

10. 白喉抗毒素剂量选择与下列因素有关的是
    A. 治疗早晚、病情轻重及体重 　　　 B. 治疗早晚、假膜范围的大小、病情轻重
    C. 临床类型、治疗开始的早晚、年龄大小 　　 D. 临床分型和治疗开始的早晚
    E. 选用抗生素种类、治疗开始早晚

三、简答题

1. 如何对白喉进行临床诊断?
2. 预防白喉最主要环节及措施是什么?

参 考 答 案

一、填空题

1. 秋冬季
2. 较弱 外毒素
3. 假膜形成
4. 咽白喉 喉白喉 鼻白喉
5. 白喉抗毒素 早期足量
6. 马血清制剂 皮肤过敏试验 脱敏疗法

二、选择题

1. D 2. B 3. A 4. B 5. A 6. B 7. B 8. C 9. B 10. B

三、简答题

1. 答：根据流行病学资料和临床典型表现,如畏寒发热等全身中毒症状,咽、鼻、喉发现假膜,即可作出临床诊断,确诊有赖于病原学检查。

2. 答：应用"百白破"三联疫苗预防接种,是预防白喉的有效措施。婴儿满 3 个月开始皮下注射 3 次,每次间隔 4~6 周,1 年后和入学前各加强注射 1 次。7 岁时注射白喉和破伤风类毒素二联制剂加强。7 岁以上儿童首次免疫或保护流行时的易感人群时,可用吸附精制白喉和破伤风类毒素。对于与白喉病人密切接触的易感者,可应用抗毒素进行被动免疫,1 个月后再行类毒素全程免疫。

(贺蕊霞)

第八节 鼠 疫

学习要点

1. 熟悉：鼠疫的流行病学、临床表现、诊断、治疗、预防措施。
2. 了解：鼠疫的病原学、发病机制、病理特点、实验室检查。

内容要点

一、概述

鼠疫是由鼠疫耶尔森菌引起的一种烈性传染病,属于自然疫源性疾病,传染性强、病死率高,为我国法定传染病之首。自然宿主为鼠类及其他啮齿类动物。临床上主要表现为发热、严重的毒血症症状、淋巴结肿大和出血倾向。通常分为腺鼠疫、肺鼠疫、败血症鼠疫等类型。

二、病原学

鼠疫耶尔森菌,亦称鼠疫杆菌,为革兰染色阴性,能产生内毒素、外毒素和一些有致病性的抗原成分。

三、流行病学

传染源主要是鼠类和其他啮齿类动物,肺鼠疫患者是人间鼠疫流行的重要传染源。经鼠蚤叮咬是主要传播途径,经破损皮肤接触亦可感染;呼吸道飞沫传播是肺鼠疫人间传播的主要途径。人群普遍易感,病后免疫力持久。人间鼠疫以非洲、亚洲和美洲发病最多。我国主要发生在云南和青藏高原。

四、发病机制及病理解剖

鼠疫杆菌经皮肤侵入人体后,首先在局部被中性粒细胞和单核巨噬细胞吞噬,迅速经淋巴管至局部淋巴结繁殖,引起原发性淋巴结炎,即腺鼠疫。在淋巴结内大量繁殖鼠疫杆菌及产生的毒素入血,引起败血症。鼠疫杆菌可经血循环进入肺组织,引起"继发性肺鼠疫"。若病菌直接由呼吸道吸入,则引起"原发性肺鼠疫"。各型鼠疫均可发生全身感染、鼠疫败血症和严重中毒症状。鼠疫的基本病理改变是血管、淋巴管内皮细胞损害和急性出血性、坏死性炎症。

五、临床表现

潜伏期可短至数小时,或长至 12 日。起病急骤,畏寒发热,体温迅速升至 39~40℃,伴恶心呕吐、头痛及四肢痛,颜面潮红、结膜充血、皮肤黏膜出血等。继而可出现意识模糊、语言不清、步态蹒跚、腔道出血及衰竭和血压下降等。临床分为腺鼠疫、肺鼠疫和败血症鼠疫。

1. 腺鼠疫 最常见,好发部位为腹股沟淋巴结,其次为腋下,颈部及颌下较少,多为单侧。发病时即出现局部淋巴结疼痛、肿大与变硬且迅速加重,局部红、肿、热、痛,淋巴结与周围组织粘连成团块,剧烈触痛,而使患者处于强迫体位。若治疗不及时,1 周后淋巴结迅速化脓、破溃,随之病情缓解,部分病例可发展为败血症、严重毒血症、心力衰竭或肺鼠疫。

2. 肺鼠疫 可分为原发性和继发性。原发性肺鼠疫起病急,寒战高热、胸痛、呼吸急促、发绀、咳痰、痰为黏液或血性泡沫状,肺部仅可闻及湿啰音或轻微的胸膜摩擦音,较少的肺部体征与严重的全身症状常不相称。X 线胸片检查呈支气管肺炎改变。若抢救不及时,多在 2~3 日内因心力衰竭、出血、休克而死亡。

3. 败血症鼠疫 又称暴发型鼠疫,既可原发,亦可继发于腺鼠疫或肺鼠疫,是鼠疫中最凶险的一型,病死率极高。原发性败血症型鼠疫较少见。继发者病初有肺鼠疫或腺鼠疫的相应表现而病情进一步加重。主要表现寒战、高热或体温不升、神志不清、谵妄或昏迷,进而出现感染性休克的表现。病情进展异常迅猛,常于 1~3 天死亡。皮肤发绀及皮肤广泛发生瘀斑、坏死,故死后尸体呈紫黑色,俗称"黑死病"。

4. 其他少见型鼠疫 皮肤鼠疫、肠鼠疫、眼鼠疫、咽及扁桃体鼠疫。

六、诊断

起病前 10 日内曾到过鼠疫疫区或有鼠类、旱獭等动物或鼠疫病人的接触史,有严重的全身中毒症状、急性淋巴结炎、出血倾向、肺炎、败血症等表现。从患者淋巴结穿刺液、脓液、血液等标本中检出鼠疫杆菌,血清学、分子生物学检查结果阳性均可确诊。

七、治疗

严密隔离。早期、足量、联合应用敏感的抗菌药物是降低病死率的关键。抗菌药物以链霉素、庆大霉素、四环素、多西环素效果最佳,氯霉素、卡那霉素、环丙沙星、磺胺类、多黏菌素、氨苄西林、第三代头孢菌素也有效,但青霉素无效。鼠疫的局部治疗、对症治疗,防止严重并发症。

八、预防

灭鼠、灭蚤,监测和控制鼠间鼠疫是关键措施。

习　题

一、名词解释

1. 原发性肺鼠疫
2. 继发性肺鼠疫
3. 黑死病

二、填空题

1. 鼠疫的病原微生物是_____。
2. 鼠疫主要通过_____为媒介,引起腺鼠疫;经_____传入发生的肺鼠疫,传染性强,属国际检疫传染病,为法定_____类传染病之首。
3. 鼠疫的传染源是_____、_____、_____。
4. 鼠疫临床可分为_____、_____、_____和其他少见型鼠疫。
5. 鼠疫的预防措施主要为_____、_____、_____和_____鼠间鼠疫。

三、选择题

A1 型题

1. 鼠疫的预防措施**错误**的是
   　A. 疫情监测　　　　　　　B. 就地治疗　　　　　　C. 病人隔离消毒
   　D. 灭鼠　　　　　　　　　E. 接触者不用检疫
2. 农村发现鼠疫患者或疑似病人时,报告时间为
   　A. 72 小时　　　　　　　　B. 6 小时　　　　　　　C. 12 小时
   　D. 36 小时　　　　　　　　E. 48 小时
3. 治疗鼠疫的首选药物是
   　A. 青霉素　　　　　　　　B. 红霉素　　　　　　　C. 链霉素
   　D. 阿米卡星　　　　　　　E. 土霉素
4. 鼠疫临床类型中最常见的是
   　A. 腺鼠疫　　　　　　　　B. 肺鼠疫　　　　　　　C. 败血症鼠疫

    D. 肠鼠疫　　　　　　　　E. 脑膜炎型鼠疫

5. 关于鼠疫以下正确的是
    A. 基本病理变化为淋巴管、血管内皮细胞损害和急性出血性坏死性炎症
    B. 临床上有腺鼠疫和败血症鼠疫两类
    C. 可通过蚊虫叮咬传染给人
    D. 鼠是重要传播媒介
    E. 鼠疫耶尔森菌在陈旧培养物中菌体形态单一

6. 鼠疫的主要传播途径为
    A. 鼠蚤的叮咬　　　　　　　　B. 剥患病啮齿类动物的皮
    C. 直接接触患者脓血　　　　　D. 进食啮齿类动物的肉
    E. 经呼吸道吸入

7. 鼠疫杆菌的主要储存宿主为
    A. 褐家鼠　　　　B. 旱獭和黄鼠　　　　C. 田鼠
    D. 黑线姬鼠　　　E. 松鼠

8. 鼠疫的主要传播媒介为
    A. 恙螨　　　　　B. 旱獭的长须山蚤　　　C. 革螨
    D. 鼠蚤　　　　　E. 白蛉

9. 降低鼠疫病死率的关键措施是
    A. 严格隔离　　　　　　　　B. 局部治疗
    C. 早期应用抗生素　　　　　D. 肾上腺糖皮质激素的使用
    E. 镇静止痛

10. 鼠疫的主要传染源为
    A. 猫、兔　　　　B. 羊、骆驼　　　　C. 啮齿动物和患者
    D. 狐、狼　　　　E. 家禽

四、简答题

简述鼠疫的预防。

参 考 答 案

一、名词解释

1. 原发性肺鼠疫:鼠疫杆菌通过飞沫经呼吸道直接吸入肺部引起的肺鼠疫,称为原发性肺鼠疫。

2. 继发性肺鼠疫:鼠疫杆菌经血液循环进入肺组织引起的肺鼠疫,称为继发性肺鼠疫。

3. 黑死病:败血症鼠疫因循环衰竭严重,皮肤发绀及皮肤广泛发生瘀斑、坏死,使患者皮肤呈紫黑色,故有"黑死病"之称。

二、填空题

1. 鼠疫耶尔森菌

2. 染菌的鼠蚤 呼吸道 甲

3. 染疫啮齿动物 肺鼠疫病人

4. 腺鼠疫 肺鼠疫 败血症型鼠疫

5. 灭鼠 灭蚤 监测 控制

三、选择题

1. E 2. B 3. C 4. A 5. A 6. A 7. B 8. D 9. C 10. C

四、简答题

答:(1)严格控制传染源:灭鼠、灭蚤,监控鼠间鼠疫。加强疫情报告,严格隔离病人,患者和疑似患者应分别隔离。腺鼠疫隔离至淋巴结肿完全消散后再现察 7 天。肺鼠疫隔离至痰培养 6 次阴性。接触者医学观察 9 天,曾接受预防接种者应检疫 12 天。病人分泌物与排泄物应彻底消毒或焚烧。死于鼠疫者的尸体应用尸袋严密包套后焚烧。

(2)切断传播途径:加强国际卫生检疫与交通检疫,对来自疫区的车、船、飞机进行严格检疫,灭鼠灭蚤。对可疑旅客隔离治疗。

(3)保护易感者:①加强个人防护:医务及防疫人员必须戴面罩、厚棉花纱布口罩和防护眼镜,戴橡皮手套及穿长筒胶鞋。如接触患者或死鼠后可预防性服药,口服磺胺嘧啶,亦可选用四环素、多西环素、环丙沙星等药物预防。必要时可肌内注射链霉素,疗程均为 7 天。②预防接种:主要对象是疫区及其周围的人群及参加防疫、进入疫区的医务人员。非流行区人员应在鼠疫活菌苗接种 10 天后方可进入疫区。鼠疫杆菌活菌苗(EV 无毒株)接种方法:①皮下法:一次皮下注射。6 岁以下 0.3ml,7~14 岁 0.5ml,成人 1ml。②划痕法(菌浓度与皮下法不同):6 岁以下 1 滴,7~14 岁 2 滴,成人 3 滴,在每滴处各划一"井"字痕,两"井"字间相隔 2~3cm。常于接种 10 日出现抗体,1 个月达高峰,免疫期 1 年,需每年加强接种一次。

(贺蕊霞)

第九节 炭 疽

学习要点

1. 掌握:炭疽的临床表现、并发症、诊断要点、特效治疗。
2. 熟悉:炭疽的鉴别诊断、流行病学、预防。
3. 了解:炭疽的病原学、发病机制与病理解剖。

内容要点

一、概念

炭疽是由炭疽杆菌引起的急性人畜共患传染病。原为食草动物的传染病,人因食用病畜肉或接触病畜及其产品而感染。

二、病原学

炭疽杆菌革兰染色阳性,镜下形态呈竹节状,在体内形成荚膜,在体外环境下形成芽胞。对紫外线、加热及常用消毒剂均很敏感,而芽胞抵抗力很强,在自然条件下能存活数十年,在皮毛中也能存活数年。煮沸 10~15 分钟能杀死芽胞,但一般认为煮沸 40 分钟更为安全。在湿热 120℃ 40 分钟、120℃高压蒸汽消毒 10 分钟或干热 140℃ 3 小时均可杀灭芽胞。

炭疽杆菌致病力较强,能产生毒力很强的外毒素,能引起组织水肿和出血,也可导致全身毒血症。

三、流行病学

1. 传染源　主要是患病的牛、马、羊、骆驼等食草动物,其次是猪和犬;炭疽病人的痰液、粪便及病灶渗出物可检出病菌,但人与人之间的传播极少。

2. 传播途径　直接或间接接触病畜或其排泄物以及染菌的动物皮毛、肉等可引起皮肤炭疽;吸入带芽胞的尘埃可引起肺炭疽;进食染菌的肉类可引起肠炭疽。

3. 人群易感性　人群普遍易感,但农民、牧民、屠宰场和毛皮加工人员、兽医及实验室工作人员感染机会较多。病后能获较持久免疫力。

4. 流行特征　夏季因皮肤暴露多而较易感染。

四、发病机制与病理解剖

炭疽杆菌从皮肤伤口侵入,迅速繁殖产生强烈外毒素,引起局部组织缺血、坏死和周围组织水肿以及毒血症。吸入该菌后可引起严重肺炎和肺门淋巴结炎。经消化道感染可产生急性肠炎和肠系膜淋巴结炎。肺、肠感染易发生炭疽败血症,细菌播散全身则引起脑膜炎等多脏器炎症及感染性休克。

本病特异性病理改变为脏器、组织发生出血性浸润、坏死和周围水肿。皮肤炭疽的病理变化为血性渗出物与坏死组织在局部形成特征性的焦痂。肺炭疽的病理改变为出血性小叶性肺炎。肠炭疽的病变多发生于回盲部,肠壁发生出血性炎症,形成溃疡。在病变部位可检出炭疽杆菌。

五、临床表现

潜伏期一般为 1~3 日,长至 12 日,短至 12 小时。

1. 皮肤炭疽　最多见,多见于上肢及面部等暴露部位的皮肤,起始在皮肤破损处出现红斑,在 1~2 日内变成直径约 1cm 的丘疹,继而形成疱疹。第 3~4 日中心区呈出血性坏死,稍凹陷,周边有成群小疱疹,周围组织水肿范围扩大。第 5~7 日坏死区溃破,形成浅溃疡,直径 1~5cm 不等,血性渗出物在溃疡表面形成黑而硬的焦痂,痂下有肉芽组织。病变区除感觉微痒外,无显著疼痛与压痛。继水肿消退,焦痂在 1~2 周后脱落,留下肉芽创面,形成瘢痕。病程中常伴有中等发热,全身不适、头痛、关节痛等症状,局部淋巴结常肿大,有时伴脾肿大。

多数可痊愈。少数病例以高热起病,全身毒血症严重,局部无水疱而呈大面积水肿,迅速扩展成大片坏死,称恶性水肿型,该型多见于眼睑、颈、手与大腿等组织疏松部位,若延误治疗,预后不良。

2. 肺炭疽　较为罕见,临床诊断比较困难。肺炭疽多为原发性,也可继发于皮肤炭疽。急性起病,干咳、低热、全身不适、乏力等。2~4 日后症状加重,出现寒战、高热、咳嗽加剧,咳血性痰,同时伴有胸痛、呼吸困难、发绀、心率加快、肺部出现湿啰音及喘鸣等。X线胸片显示纵隔增宽、支气管肺炎及胸腔积液等表现。常伴有败血症与感染性休克,病死率高达80%以上。

3. 肠炭疽　少见。轻症类似食物中毒,腹痛、腹泻、呕吐、水样稀便,常在数日内恢复。重症者高热、腹痛明显,常有呕吐、腹泻、血样便及腹膜炎体征,同时伴有严重毒血症症状,常发生败血症,死于中毒性休克。

4. 炭疽败血症　多继发于肠、肺炭疽。除原有表现加重外,可有高热、头痛、呕吐、出血及感染性休克等严重毒血症表现。发生脑膜炭疽时可出现谵妄、昏迷、抽搐与脑膜刺激征。

六、实验室检查

1. 血常规检查　白细胞总数增高,中性粒细胞显著增加。
2. 病原学检查　取患者水疱内容物、病灶渗出物、分泌物、血液、脑脊液等做涂片,染色后可见粗大的革兰阳性呈竹节样排列的杆菌有助于临床诊断。培养出炭疽杆菌是确诊的依据。
3. 血清学检查　主要用于回顾性诊断及流行病学调查。
4. 动物接种　将以上标本接种于豚鼠或小白鼠皮下,出现局部肿胀、出血等阳性反应。

七、诊断

根据与病畜或其产品的接触史,特征性的皮肤黑色焦痂,对诊断皮肤炭疽有特异性。但肺炭疽及肠炭疽常不易诊断。病灶渗出物、痰、吐泻物、血液、脑脊液或病死动物内脏直接涂片镜检,见有粗大、竹节状革兰染色阳性杆菌或用上述取材做细菌培养、动物接种、串珠试验、串珠荧光试验及特异性嗜菌体裂解试验等阳性可确定诊断。

八、鉴别诊断

皮肤炭疽应与痈、蜂窝织炎、丹毒、恙虫病相鉴别;肺炭疽应与大叶性肺炎、肺鼠疫、钩端螺旋体病(肺大出血型)相鉴别;肠炭疽应与菌痢、细菌性食物中毒、出血坏死性肠炎相鉴别;炭疽败血症及脑膜炎炭疽则应与其他病因引起的败血症和脑、脑膜疾病相鉴别。

九、治疗

1. 局部处理及对症治疗　皮肤炭疽严禁抚摸、挤压,不宜切开引流,以免感染扩散和发生败血症。局部可用1:2000高锰酸钾液湿敷和消毒纱布敷盖,或涂以1%甲紫液。可将患处固定和抬高。根据病情可采取输液、吸氧、止血及抗休克等治疗。

对高热等毒血症较重者,用肾上腺糖皮质激素缓解中毒症状,氢化可的松每日100~200mg静脉滴注,或地塞米松每日10~20mg静脉滴注。

2. 病原治疗　青霉素为首选,头孢菌素类、氨基糖苷类、喹诺酮类也有较好疗效,多西环素、红霉素也有一定疗效。

十、预防

防治牲畜炭疽是预防人间炭疽的关键。

1. 严格管理传染源　疫区牲畜进行预防接种及动物检疫。加强牲畜管理,发现病畜立即予以隔离或宰杀,尸体焚烧或深埋。及时就地隔离病人。皮肤炭疽患者隔离至创口痊愈、痂皮脱落、溃疡痊愈。其他类型患者应隔离至症状消失,分泌物或排泄物细菌培养每5日1次,连续 2 次阴性为止。接触者应观察 8 日,并服用抗菌药物预防。

2. 切断传播途径 封锁疫区,严禁疫区牲畜及畜产品外运。对疫区要严格消毒处理。对病人衣物、用具应分别采取煮沸、环氧乙烷、高压蒸汽等法消毒,低值物品一律焚烧处理。对染菌及可疑染菌的皮毛等畜产品应予严格消毒。

3. 保护易感人群 加强卫生宣传教育,普及预防知识。对从事畜产品的加工人员、疫区饲养员、放牧员、兽医、畜产品收购人员等可施行人用炭疽杆菌减毒活菌苗皮肤划痕接种(严禁注射),每年一次。接种后 2 日可产生免疫力,半年后开始下降,可维持 1 年。

习 题

一、名词解释

焦痂

二、填空题

1. 炭疽杆菌产生的毒素含有_____、_____及_____三种成分,单一成分无_____。
2. 炭疽杆菌的_____抵抗力很强,在自然条件下能存活数十年,在皮毛中能存活数年。
3. 炭疽的病理改变为脏器、组织_____、_____、_____。病变部位可检出_____。

三、选择题

(一) A1 型题

1. 炭疽的主要传染源是
   A. 患者　　　　　　　　B. 带菌者　　　　　　　　C. 食草动物和猪
   D. 鼠类　　　　　　　　E. 蚊虫

2. 炭疽最多见的临床类型是
   A. 肺炭疽　　　　　　　B. 皮肤炭疽　　　　　　　C. 肠炭疽
   D. 炭疽败血症　　　　　E. 炭疽脑膜炎

3. 肺炭疽的临床表现**不包括**
   A. 咳嗽、发热　　　　　B. 咳血性痰　　　　　　　C. 呼吸困难
   D. 肺部有湿啰音　　　　E. 很少发生败血症

4. 肠炭疽的临床表现**不包括**
   A. 发热　　　　　　　　　　B. 腹痛、腹泻
   C. 呕吐　　　　　　　　　　D. 重症者可出现血样便及腹膜炎体征
   E. 不易发生败血症

5. 关于炭疽败血症**不正确**的是
   A. 多继发于肠炭疽　　　B. 多继发于肺炭疽　　　　C. 可出现感染性休克
   D. 毒血症症状严重　　　E. 预后好

6. 对皮肤炭疽的处理,正确的是
   A. 局部挤压排脓　　　　　　B. 切开引流
   C. 局部按摩　　　　　　　　D. 局部用 1∶2000 高锰酸钾液湿敷

E. 按压

7. 治疗炭疽首选的抗生素是

  A. 红霉素   B. 多西环素   C. 青霉素

  D. 庆大霉素   E. 链霉素

（二）A3 型题

一皮革厂工人，3 日前接触过一批新收到的皮毛，两日前突然出现咳嗽，无痰，伴发热，体温 38℃，今日出现寒战，高热，体温 40℃，咳嗽加重，咳血性痰，呼吸困难，发绀，心率 136 次/分，双肺部均可闻及湿性啰音，测血压为 85/50mmHg。胸片示右侧胸腔积液征象。血常规：WBC 30×10^9/L，N 0.90。

8. 该病例最可能的诊断是

  A. 大叶性肺炎   B. 肺结核   C. 肺炭疽

  D. 肺鼠疫   E. 败血症鼠疫

9. 确诊本病的检查是

  A. 血培养   B. 脑脊液培养   C. 痰涂片直接镜检

  D. 尿涂片检查   E. 血清学检查

10. 治疗本病首选的抗生素是

  A. 红霉素   B. 氯霉素   C. 链霉素

  D. 青霉素   E. 庆大霉素

四、简答题

简述皮肤炭疽的临床表现。

五、病案分析

牧民，30 岁，1 周前在宰杀一病牛的过程中不慎割伤上肢腕部皮肤，5 日前伤口周围可见红斑，继之形成疱疹，两日前伤口周围皮肤坏死、破溃、且形成黑色焦痂，轻度瘙痒，无疼痛感，患者体温 38℃，食欲缺乏。血常规：白细胞总数 20×10^9/L，中性粒细胞 0.85。

问题：

1. 该病例最可能的诊断是什么？

2. 如何确诊？

3. 如何处理？

参 考 答 案

一、名词解释

焦痂：皮肤炭疽的病理变化为血性渗出物与坏死组织在局部形成特征性的黑色的痂状物，称为焦痂。

二、填空题

1. 保护性抗原 水肿因子 致死因子 无致病性

2. 芽胞

3. 出血性浸润 坏死 周围水肿 炭疽杆菌

三、选择题

1. C 2. B 3. E 4. E 5. E 6. D 7. C 8. C 9. C 10. D

四、问答题

答：皮肤炭疽最多见。多见于上肢及面部等暴露部位的皮肤,起始在皮肤破损处出现红斑,在1~2日内变成直径约1cm的丘疹,继而形成疱疹,第3~4日中心区呈出血性坏死,稍凹陷,周边有成群小疱疹,周围组织水肿范围扩大。第5~7病日坏死区溃破,形成浅溃疡,直径1~5cm不等,血性渗出物在溃疡表面形成黑而硬的焦痂,痂下有肉芽组织。病变区除感觉微痒外,无显著疼痛与压痛。继水肿消退,焦痂在1~2周后脱落,留下肉芽创面,形成瘢痕。病程中常伴有中等发热,全身不适、头痛、关节痛等症状,局部淋巴结常肿大,有时伴脾肿大。本型80%可痊愈。少数病例以高热起病,全身毒血症严重,局部无水疱而呈大面积水肿,迅速扩展成大片坏死,称恶性水肿型,预后较差。该型多见于眼睑、颈、手与大腿等组织疏松部位。

五、病案分析

1. 最可能的诊断是炭疽。诊断依据:①流行病学资料:患者为牧民,有宰杀病牛史,皮肤有创口;②症状及体征:伤口周围初为红斑,继之形成疱疹,之后伤口周围皮肤坏死、破溃、且形成黑色焦痂。有轻度瘙痒,无疼痛感,患者体温38℃,食欲缺乏;③血常规:白细胞总数及中性粒细胞均增高。

2. 确诊 取伤口处分泌物培养,培养出炭疽杆菌可以确诊。

3. 处理 局部用1:2000高锰酸钾溶液湿敷,切忌挤压和切开引流。同时青霉素静滴治疗。

(陈吉刚)

第十节 布氏杆菌病

学习要点

1. 熟悉:布氏杆菌病的临床表现、诊断、治疗、预防措施。
2. 了解:布氏杆菌病病原学、流行病学、发病机制、病理特点、实验室检查、鉴别诊断。

内容要点

一、概念

布氏杆菌病,又称波浪热,简称布氏病,是由布氏杆菌所引起的急性或慢性人畜共患传染病。临床特点为发热、多汗、疲乏、关节痛、睾丸炎、淋巴结与肝脾肿大等,病程迁延,易变为慢性。

二、病原学

布氏杆菌,革兰染色阴性,该菌属可分为 6 种。对人致病力最强的是羊布氏杆菌,猪布氏杆菌次之,牛布氏杆菌较弱,犬布氏杆菌偶可感染人。

三、流行病学

1. 传染源　羊、牛、猪等病畜为传染源,其中羊是主要传染源,其次为牛和猪。

2. 传播途径　接触传播、消化道传播、呼吸道传播、其他途径等。

3. 人群易感性　人群普遍易感,患病后产生一定的免疫力,各菌型之间有交叉免疫。

4. 流行特征　人布氏杆菌病高峰常在 4~8 月间。牛布氏杆菌病在夏季较多。有一定的职业特点,凡与牲畜或畜产品接触较多的从业人员,或从事布氏病防治、科研人员感染本病的机会较多。

四、发病机制与病理解剖

布氏杆菌自皮肤、黏膜侵入人体后,首先在邻近的局部淋巴结中繁殖。当感染的病原菌数量少、毒力较弱和人体免疫功能正常时,病原菌则被消灭,反之,病原菌大量繁殖形成以肉芽肿为特点的淋巴结炎。当病灶内的病原菌繁殖到一定数量后,即冲破淋巴屏障进入血流,引起菌血症、毒血症从而出现临床上急性感染的症状。血液中病原菌易被单核 – 吞噬细胞所吞噬,并被带到全身各实质脏器,如肝、脾、骨髓、淋巴结等处形成新的感染病灶。

病理变化极为广泛,以单核 – 巨噬细胞系统最常见。最易受损的是肝、脾、淋巴结、骨、关节、泌尿、生殖、血管和神经系统。

五、临床表现

潜伏期为 1~3 周,最短仅 3 日,长者数月,平均 2~3 周。

临床表现轻重不一,羊布氏杆菌病病情常较重,猪布氏杆菌病次之,牛布氏杆菌病则较轻,甚至无症状。

(一)急性期

发病 3 个月以内。多数起病缓慢,仅 10% 发病急骤。主要临床表现如下:

1. 发热与多汗　以波浪形发热为特点。多汗也是本病的主要特征之一,患者发热或不发热均可有多汗。

2. 关节炎　主要见于大关节,呈游走性。

3. 生殖系统症状　男性患者可发生睾丸炎、附睾炎、精索炎、前列腺炎,女性患者可发生卵巢炎、输卵管炎或子宫内膜炎,偶可导致流产。

4. 神经系统症状　主要为神经痛,由神经干病变所致。以腰骶神经根、肋间神经、坐骨神经受累较多。有时可见脑膜炎、脑炎、脊髓炎等中枢神经系统损害。

5. 肝、脾与淋巴结肿大　大约见于半数病例。淋巴结肿大主要见于颈部及腋下,一般为单纯性淋巴结炎,少数可化脓,从脓汁中可分离到布氏杆菌。

(二)慢性期

病程长于 1 年者为慢性期。由急性期发展而来,也可无明显急性病史,发现时已为慢性。症状有疲乏、低热、出汗、头痛、失眠、抑郁、烦躁和关节肌肉酸痛等。

六、实验室检查

1. 血常规　白细胞总数正常或偏低,淋巴细胞相对增多。

2. 病原菌检查　取血或骨髓培养,以骨髓培养阳性率较高。

3. 血清学检查　常用试管凝集试验来检测布氏杆菌抗体,效价在病程中有 4 倍或 4 倍以上增长,或抗体效价≥1∶160 时,有诊断意义。酶联免疫吸附试验及固相放射免疫试验有特异、敏感等优点,优于试管凝集试验。

七、诊断与鉴别诊断

（一）诊断

1. 流行病学资料　包括流行地区、职业,与羊、猪、牛接触史及饮用未经消毒的乳类等。

2. 临床表现　急性期有波浪形发热,乏力、多汗、关节痛、神经痛、肝、脾、淋巴结肿大及睾丸炎等;慢性期有低热、多汗、骨关节病变等以及实验室检查阳性结果,即可确定诊断。

（二）鉴别诊断

急性期应与风湿热,结核病、伤寒、败血症及早期黑热病等鉴别:慢性期应与各种原因的骨关节病和神经官能症等鉴别。

八、治疗

（一）一般对症疗法

病人宜卧床休息,注意营养,补充维生素和水分,高热者用物理降温,关节疼痛者予以镇痛剂,中毒症状严重者可用泼尼松、地塞米松等肾上腺糖皮质激素。

（二）病原治疗

急性期治疗应以抗菌治疗为主。一般均采用抗菌药物联合使用和多疗程治疗。通常选利福平与多西环素或利福平与链霉素（或庆大霉素或阿米卡星）等联合治疗的方法。

九、预防

1. 管理传染源　及时检出、隔离病畜,牧区应定期检疫。急性期病人临床症状消失、血、尿培养阴性后解除隔离。

2. 切断传播途径　做好粪便管理,保护水源,加强畜产品卫生监督。

3. 保护易感人群　对饲养、管理、屠宰家畜的人员、兽医及从事畜产品的工作人员,应做好个人防护,进行预防接种。

习　题

一、名词解释

波状热

二、填空题

1. 布氏杆菌可分为＿＿＿＿、＿＿＿、＿＿＿、＿＿＿、＿＿＿、＿＿＿6 种。

对人体致病较强的是_____,_____次之。

2. 布氏杆菌病的主要致病因素是_____和_____。

3. 布氏杆菌病简称_____,又称_____。

4. 布氏杆菌病的传染源为_____,_____、_____等病畜,其中_____是主要传染源,其次为_____和_____。

三、选择题

(一) A1 型题

1. 对于布氏杆菌病的描述**不正确**的是
   - A. 在外界环境中生命力较强
   - B. 对光、热及常用消毒剂较敏感
   - C. 对光、热及常用消毒剂不敏感
   - D. 在干燥土壤中存活 3 个月
   - E. 皮毛中能存活 3 个月

2. 对于布氏杆菌病的病原体下列说法**不正确**的是
   - A. 存在于病畜的羊水和胎盘中
   - B. 存在于病畜皮毛中
   - C. 存在于病畜尿液中
   - D. 存在于病畜的乳汁中
   - E. 存在于病畜血液中

3. 布氏杆菌病的传播途径**不包括**
   - A. 接触传播
   - B. 经破损的皮肤黏膜传播
   - C. 经消化道传播
   - D. 经呼吸道、眼结膜、性器官黏膜传播
   - E. 经蚊虫叮咬传播

4. 布氏杆菌病的临床表现**不正确**的是
   - A. 多数起病急骤
   - B. 发热、多汗症状明显
   - C. 可有睾丸炎
   - D. 可有神经痛
   - E. 可有关节炎

5. 布氏杆菌病的慢性期正确的说法是
   - A. 病程长于 6 个月
   - B. 均由急性期发展而来
   - C. 骨关节损害不明显
   - D. 病程长于 1 年
   - E. 血管损害极少见

6. 布氏杆菌病的血常规特点是
   - A. 白细胞总数正常或偏低,淋巴细胞相对增多
   - B. 白细胞总数增高,中性粒细胞增多为主
   - C. 白细胞总数增高,淋巴细胞增多为主
   - D. 白细胞总数降低,淋巴细胞降低为主
   - E. 白细胞总数正常,中性粒细胞增多

7. 布氏杆菌病的病原体检查阳性率高的是
   - A. 血培养
   - B. 骨髓培养
   - C. 尿培养
   - D. 大便培养
   - E. 痰培养

8. 通常用于诊断布氏杆菌病的血清血检查是
   - A. 酶联免疫吸附试验
   - B. 试管凝集实验
   - C. 补体结合试验
   - D. 中和试验
   - E. 凝溶试验

9. 治疗布氏杆菌病的首选的抗生素是

    A. 青霉素   B. 链霉素   C. 利福平

    D. 多西环素   E. 庆大霉素

（二）A2 题型

患者,男性,牧民,40 岁,疲乏、低热、出汗多一年,同时伴有双膝关节、双手关节僵硬及疼痛,按关节炎治疗效果差,今日来医院就诊。查体:体温 37.5℃,双手关节、双膝关节、踝关节均肿胀,心脏、肺部无阳性体征,腹部软,肝肋下 1cm,剑突下 0.5cm,脾肋下 1.5cm。血常规:WBC 3.0×10^9/L,L 0.50。

10. 该病例最可能的诊断是

    A. 类风湿关节炎   B. 风湿性关节炎   C. 关节结核

    D. 布氏杆菌病的慢性期   E. 布氏杆菌病的急性期

11. 可以确诊的检查是

    A. 血培养   B. 血清学检查   C. 关节液检查

    D. 尿液培养   E. 大便培养

12. 治疗本病的措施是

    A. 青霉素静滴   B. 利福平口服

    C. 链霉素肌注   D. 红霉素口服

    E. 链霉素口服,同时用布氏杆菌菌苗治疗

四、是非题（对的打√,错的打 ×）

1. 布氏杆菌病是动物源性传染病。

2. 布氏杆菌病潜伏期为 5~7 日。

3. 布氏杆菌病传染源主要是人。

五、简答题

1. 简述布氏杆菌病急性期的临床表现。

2. 简述布氏杆菌病传播途径。

六、病案分析

患者,牧民,男,45 岁。家中养羊,2 个月前接触过流产的母羊。患者发热 1 月余,出汗多,发热呈间歇性,持续发热 1 周后,停 5 日体温正常,之后再发热,体温下降时出汗多,伴双膝关节、肘关节疼痛,查体见双侧颈部及腋下淋巴结肿大。白细胞总数正常,淋巴细胞占 50%,布氏凝集试验:1:160。

问题:

1. 该病例最可能的诊断是什么?

2. 如确诊需做何种检查?

参 考 答 案

一、名词解释

波浪热:高热持续数日后自行消退,但数日后又再出现高热,在病程中重复出现并可持续数月之久,多见于布氏杆菌病,称为波浪热。

二、填空题

1. 牛 羊 猪 犬 绵羊附睾 森林鼠
2. 活菌 内毒素
3. 布菌 波浪热
4. 羊 猪 牛 羊 猪 牛

三、选择题

1. C 2. E 3. E 4. A 5. D 6. A 7. B 8. B 9. C 10. D 11. B 12. E

四、是非题

1. × 2. × 3. ×

五、简答题

1. 答:发病3个月以内为急性期。多数起病缓慢,前驱症状有全身不适、乏力、倦怠、食欲减退、肌肉及大关节酸痛、头痛、失眠以及多汗等。前驱期持续数日至数周不等。急性期主要临床表现如下:

（1）发热与多汗:以波浪形发热为特点。但典型波浪形发热目前已经很少见。长期不规则间歇热最多,弛张热与长期不规则热也颇常见。一般在下午或午间体温升高,清晨体温下降时,伴有明显多汗。多汗也是本病的主要特征之一。

（2）关节炎:常在发病初出现,也有在发病后1个月才出现者。主要见于大关节,呈游走性。有时发生滑膜炎、腱鞘炎和下肢肌肉痉挛性疼痛。

（3）生殖系统症状:男性患者可发生睾丸炎、附睾炎、精索炎、前列腺炎;女性患者可发生卵巢炎、输卵管炎或子宫内膜炎,但偶可导致流产。

（4）神经系统症状:主要为神经痛,由神经干病变所致。以腰骶神经根、肋间神经、坐骨神经受累较多。有时可见脑膜炎、脑炎、脊髓炎等中枢神经系统损害。

（5）肝、脾与淋巴结肿大:大约半数病例淋巴结肿大,主要见于颈部及腋下,一般为单纯淋巴结炎,少数可化脓,从脓汁中可分离出布氏杆菌。

2. 答:(1)接触传播:牧民接羔、剪毛,兽医治疗病畜,实验室人员接触染菌动物的血、尿、分泌物等标本,以及工人加工畜产品等时,均可由破损或无破损处皮肤、黏膜而感染。

（2）消化道传播:食用被病菌污染的食品、饮用水以及生乳、未煮熟的畜肉等均可感染。

（3）呼吸道传播:病菌在空气中形成气溶胶,可通过呼吸道传播。

（4）其他途径:苍蝇携带、蜱虫叮咬也可传播本病。

六、病案分析

1. 该病例最可能的诊断是布氏杆菌病。因病程小于3个月,故为急性期。
诊断依据:①流行病学:牧民,2个月前接触过流产的母羊;②症状:发热,热型呈波浪形,出汗多,关节疼痛;③体征:双侧颈部及腋下淋巴结肿大;④辅助检查:白细胞总数正常,淋巴细胞占0.5,布氏凝集试验1∶160。

2. 要确诊需在使用抗生素前做血培养,如培养出布氏杆菌即可确诊。

（陈吉刚）

第五章 螺旋体感染性疾病

第一节 钩端螺旋体病

学习要点

1. 掌握：钩体病的临床表现、并发症、诊断要点、特效治疗。
2. 熟悉：钩体病的鉴别诊断、流行病学、预防。
3. 了解：钩体病的病原学、发病机制与病理解剖。

内容要点

一、概念

钩端螺旋体病简称钩体病，是由一组致病性钩端螺旋体（简称钩体）引起的自然疫源性急性传染病。猪和鼠类是主要的传染源，经皮肤和黏膜接触含钩体的水而感染。

二、病原学

钩体形态长而纤细，常呈 C 形或 S 形，有 12~18 个螺旋，一端或两端有钩，长约 6~20μm，宽约 0.1μm，呈螺旋式运动，有较强的穿透力。钩体革兰染色呈阴性，在光学显微镜下，镀银染色易查见。在暗视野显微镜下，可见钩体沿长轴旋转运动。钩体由菌体、轴丝和外膜组成，形成原浆抗原、轴抗原和外膜抗原。外膜具有抗原性和免疫原性，其相应抗体为保护性抗体。

钩体需氧，常用含兔血清的培养基进行培养，可接种于幼龄豚鼠腹腔内进行分离。钩体在水和泥土中可存活 1~3 个月，在干燥环境中极易死亡。易被漂白粉、苯酚、70% 乙醇、稀盐酸、肥皂水等杀死。

钩体的抗原结构复杂，全世界现已发现 24 个血清群、200 多个血清型。我国已分离 19 个血清群和 74 个血清型，常见的是黄疸出血群、波摩那群、犬群、流感伤寒群、七日热群等。钩体可从病人的血、尿和脑脊液中分离出来，其代谢产物和毒素具有致病作用。病后可获同型菌株的持久免疫。

三、流行病学

1. 传染源 鼠类和猪是主要的传染源。鼠类以黑线姬鼠为主，所带的钩体主要为黄疸出血群,为我国南方稻田型钩体病的主要传染源。猪带的钩体主要是波摩那群,是我国北方钩体病的主要传染源。

2. 传播途径　主要经接触疫水传播;也可因接触病畜排泄物、消化道或母婴传播。

3. 人群易感性　人群对本病普遍易感。感染或疫苗接种后,可产生同型钩体的持久免疫力,但不同型别之间无交叉免疫。新进入疫区的人发病率极高,且病情重。

4. 流行特征　本病分布广泛,遍及全世界,热带、亚热带地区流行较为严重。我国有 26 个省、市、自治区有本病的发生和流行,以南方和西南各省较为严重。主要流行于夏秋季,6~10 月最多。青壮年农民发病率较高,男性高于女性。我国南方以稻田型为主,北方呈洪水型暴发流行。

四、发病机制与病理解剖

钩体穿过破损的皮肤、黏膜进入血液,迅速地进入人体各组织器官中生长繁殖,形成钩体血症,引起临床上严重的中毒症状与有关内脏的病变。恢复期可出现免疫病理反应,引起眼及中枢神经系统等后发损伤。

钩体病的基本病变是全身毛细血管中毒性损害。轻者只有全身中毒症状,重者则有内脏及组织的病变,其中肝、肺、肾、心、脑、横纹肌、肾上腺等受到损害较为严重。损伤的机制多系钩体毒素与组织器官间相互作用的结果,亦可能有多种细胞因子参与其发病的过程。

五、临床表现

潜伏期 7~14 日。临床可分为早期、中期、恢复期三个时期。

1. 早期(钩体血症期)　病程 2~3 日,为各型钩体病所共有。以早期中毒症状症候群为特点,表现为三症状:发热、肌肉酸痛(腓肠肌及腰背酸痛较明显),身软(全身乏力、肢体软弱)和三体征:眼红(眼结膜充血)、腿痛(腓肠肌压痛、重者拒压)和淋巴结肿大(腹股沟、腋下淋巴结红肿与疼痛)等。

2. 中期(器官损伤期)病程 3~10 日。其表现因临床类型而异,分为以下各型:

(1)流感伤寒型(感染中毒型):流行期间此型最常见。多数病人起病后出现前述早期中毒性症状群,无明显器官损害,是早期临床表现的继续,经治疗后热退或自然缓解,病程一般 5~10 日。但本型亦可有较重的病例,起病急骤、高热、烦躁、谵妄、昏迷、抽搐,甚至发生呼吸和循环衰竭等危象。少数病人可出现腹痛、腹泻,迅速出现休克状态。亦偶可见黏膜出血、鼻出血、皮肤出血等。

(2)肺出血型:本型是无黄疸钩体病人常见的死亡原因,肺出血症状一般发生在病后 2~5 日。根据病情发展又分为两型。

1)轻度肺出血型:咳嗽伴血痰或咯血,无呼吸困难与发绀。肺部可闻少许湿啰音,X 线胸片提示肺纹理增多、点状及小片状阴影,经及时适当治疗后较易痊愈。

2)肺弥漫性出血型:表现为肺弥漫性出血。发生的原因有:感染毒力强的黄疸出血群钩体;无免疫力的人群;病后未及时休息也未应用有效药物治疗者;抗生素特别是青霉素治疗后发生严重赫氏反应者。

临床表现:气促、心悸与窒息感,多有不同程度咯血、呼吸、脉搏增快、出现奔马律、双肺较多湿啰音、发热及中毒症状进行性加重。X 线胸片见双肺广泛点片状阴影。重危时病人极度烦躁不安、昏迷、显著发绀、呼吸不规则、双肺布满湿性啰音、大量咯血,继而可在口鼻涌出不凝泡沫状血液,迅速窒息死亡。

（3）黄疸出血型:曾称外耳病。临床表现于病程 4~5 日以后出现黄疸、出血倾向和肾损害为特征。根据病情轻重分为轻、中、重三种程度。①轻度:食欲减退、厌油、上腹部不适,无明显出血表现。轻度黄疸,血清总胆红素 <85μmol/L,丙氨酸转氨酶升高;尿蛋白阳性,可见红、白细胞与管型。②中度:消化道症状明显,伴有皮肤黏膜瘀点、鼻出血等出血倾向。中度黄疸,血清胆红素在 85~170μmol/L 之间,丙氨酸转氨酶升高,尿蛋白阳性,可见红、白细胞与管型。③重度:消化道症状重,出血倾向也较重(皮下瘀斑、鼻出血、呕血与便血),尿少,重度黄疸。血清胆红素 >170μmol/L,肝功能及凝血功能检查均明显异常。尿蛋白强阳性,有较多红、白细胞及管型。严重者发生酸中毒、尿毒症、肝性脑病。本型死亡原因有:急性肾功能衰竭、肝功能衰竭、严重出血。国内外报道均显示黄疸出血型病例有逐年减少的趋势,可能与早期诊断、及时有效治疗有关。

（4）脑膜脑炎型:本型以脑膜炎或脑炎症状和体征为特点,一般在钩体病起病后 2~3 日出现头痛加重、烦躁、甚至恶心呕吐、颈有抵抗感、凯尔尼格征阳性等脑膜炎症状和嗜睡、神志不清、谵妄、瘫痪、抽搐和昏迷等脑炎表现。重者可发生脑水肿、脑疝与呼吸衰竭等。脑脊液检查:压力增高,蛋白稍增加,白细胞一般在 500×10^6/L 以下,淋巴细胞为主,氯化物正常,糖多正常,脑脊液钩体培养阳性率较高。以脑膜炎表现为主者,预后较好;以脑炎或脑膜炎症候群为主者,一般病情较重,预后较差。

（5）肾衰竭型:钩体发生肾损害十分普遍,主要表现为蛋白尿和少量细胞和管型。仅严重病例可出现氮质血症、少尿和无尿,甚至肾功能衰竭。但多数肾功能不全均并发出现于黄疸出血型病人,并为其致死的主要原因。单独肾衰竭型较为少见。

3. 恢复期　多数病人经 2 周左右热退后痊愈,但少数病人在发热消退恢复后可能出现下列后发症:

（1）后发热:一般认为是一种迟发型变态反应。发生在经治疗或病情自然缓解 1~5 日后,出现发热 38℃左右,持续 1~2 日自退。血内嗜酸性粒细胞增多。

（2）眼后发症:见于波摩那群钩体,起于热退 1 周至 1 月左右,表现为巩膜表层发炎、球后神经炎或玻璃体混浊,以虹膜睫状体炎、脉络膜炎或葡萄膜炎为多见。有怕光、眼红、眼痛及视力模糊等症状,大多数预后良好,如反复发作可引起失明。

（3）反应性脑膜炎:少数病人在后发热期同时出现脑膜炎症状;但脑脊液钩体培养阴性,预后良好。

（4）闭塞性脑动脉炎:见于波摩那群钩体流行之后 2~5 个月,是钩体病神经系统中最常见和最严重并发症之一。表现为偏瘫、失语、反复短暂肢体瘫痪。脑血管造影表现为脑基底部多发性动脉狭窄。

六、实验室检查

1. 血常规检查　白细胞总数和中性粒细胞略高或正常,血沉增高。

2. 尿常规检查　大多数病人有轻度蛋白尿,镜检可见红细胞、白细胞或管型。

3. 特异性检查

（1）病原体检查:病程早期可从病人血、尿、脑脊液中经高速离心以后,用暗视野法检查钩体。也可在发病 1 周内抽血接种于柯氏培养基培养。

（2）分子生物学检查:应用聚合酶链反应(PCR)可特异、敏感、简便、快速检测全血、血清、脑脊液、尿液中的钩体 DNA。适于钩体病发生血清转换前的早期诊断。

4. 血清学检查

（1）显微凝聚试验（MAT）：检查血清中存在特异性抗体，一般在病后 1 周出现阳性，逐渐增高，以超过 1 : 400 效价为阳性。流行区常以 2 周间隔时间，效价增高 4 倍以上为阳性。阳性可确定诊断。

（2）酶联免疫吸附试验（ELISA）：本试验的特异性和敏感性均高于显微凝聚试验，用此法检测钩体的 IgM 抗体，对早期诊断有重要价值。

七、诊断

1. 流行病学资料　流行地区、流行季节、易感者在近期（20 日内）有疫水接触史。

2. 临床表现　急性起病且有三症状（发热、酸痛、全身乏力）和三体征（眼结膜充血、腓肠肌压痛、淋巴结肿大）的早期中毒症候群者；或并发肺出血、黄疸、肾损害、脑膜脑炎。

3. 实验室检查　血中白细胞数略高，血沉加快，尿常规异常，特异性血清检查或病原检查阳性。

八、鉴别诊断

1. 流感伤寒型应与下列疾病鉴别

（1）败血症：有局部感染灶或迁徙性化脓病灶，结膜充血和腓肠肌压痛少见，血、骨髓培养有细菌生长。

（2）伤寒：起病缓慢，体温呈逐日阶梯状上升，白细胞减少。血、骨髓培养有伤寒杆菌生长，血肥达反应阳性。

2. 黄疸出血型应与下列疾病鉴别

（1）肾综合征出血热：流行季节以 10~12 月为高峰，无疫水接触史，结膜充血伴有明显水肿，皮肤出血多位于腋下等处，早期尿蛋白显著，且有"三红"、"三痛"表现和五期经过。

（2）急性黄疸型病毒性肝炎：起病缓，消化道症状突出，肝区胀痛，肝功能损害显著，肝炎病毒标志物检测阳性。

（3）急性溶血性贫血：急起寒战、高热、尿呈酱油色，病前有吃蚕豆或使用某些药物的病史，血红蛋白及红细胞降低，网织红细胞增多，无热病容、出血倾向、肌肉压痛、疼痛等。

3. 肺出血型应与下列疾病鉴别

（1）肺结核和支气管扩张咯血：曾有结核病和支气管扩张的病史，咳嗽和咯血，但多无急性发热等中毒症状，X 线检查可见肺结核阴影和支气管扩张影像。

（2）大叶性肺炎：多发生于寒冷季节，急起畏寒、高热、胸痛、咳嗽、咳铁锈色痰。有肺实变征，白细胞及中性粒细胞显著增多，胸部 X 片见大片阴影。

4. 脑膜脑炎型应与各种脑膜炎鉴别　化脓性脑膜炎、病毒性脑炎和结核性脑膜炎均无疫水接触史，全身酸痛、腓肠肌压痛等不显著，无结膜充血和腹股沟淋巴结肿大。脑脊液检查、病原体分离和血清免疫学检查对鉴别有助。

九、治疗

钩体病的治疗原则是"三早一就"，即以早期发现、早期诊断、早期治疗和就地抢救为原则,减少搬运过程中出现意外。

1. 病原治疗

（1）青霉素：为首选药物,有直接杀死病原体的作用。为减少赫氏反应,宜采用小剂量、分次给药方案。

（2）庆大霉素：能抑制钩体的繁殖,适用于对青霉素过敏者的治疗。

2. 一般治疗　早期卧床休息,给予易消化、高热量饮食,维持水、电解质平衡,补充维生素,高热者酌情给予物理降温,并加强病情观察和护理。

3. 对症治疗

（1）肺弥漫性出血型：①宜用适量镇静剂；②及早使用氢化可的松静滴；③酌用强心剂,如毒毛旋花子苷 K、毛花苷 C；④抗生素；⑤止血；⑥吸氧。

（2）黄疸出血型：除使用青霉素外,加强护肝、解毒、止血治疗,还可参考急性黄疸型肝炎治疗。如有肾功能衰竭,注意维持水、电解质、酸碱平衡,及时采用血液透析、腹膜透析治疗。

（3）脑膜脑炎型：除适用青霉素外,可参考流行性乙型脑炎的治疗。

4. 后发症治疗

（1）后发热、反应性脑膜炎：一般采取简单对症治疗,短期即可缓解。

（2）眼后发症：使用青霉素同时扩瞳、热敷,氢化可的松滴眼或结膜下注射氢化可的松,口服维生素及血管扩张药等。

（3）闭塞性脑动脉炎：大剂量青霉素联合肾上腺糖皮质激素治疗,辅以血管扩张药物等。如有瘫痪,可采用针灸、推拿等康复治疗。

十、预防

灭鼠、防鼠、管理好猪、犬及注射钩体疫苗是减少发病和防止流行的关键。

1. 控制传染源

（1）灭鼠：田间野鼠是稻田型钩体病流行的主要传染源,应因地制宜采用各种方法消灭田鼠。

（2）猪的管理：开展圈养积肥,不让猪粪、尿污染阴沟、稻田、河流、水井等水源,在流行区加强病畜检查和治疗,对猪预防接种。

（3）犬的管理：消灭野犬,拴养家犬或不养犬。

（4）病人的管理：及时隔离治疗,并对其血、尿、痰严格管理。

2. 切断传播途径

（1）改造疫源地：开沟排水,消除死水,防洪排涝,收割前放干田中积水。

（2）环境卫生和消毒：牲畜饲养地和屠宰场应搞好环境卫生和消毒工作。

（3）注意防护：流行地区、流行季节,人避免在池塘、水沟中嬉戏、游泳、捕鱼,工作需要时,可穿长筒橡胶鞋,戴橡皮手套。

3. 保护易感人群

（1）预防接种：在钩体流行的地区可采用多价钩体疫苗接种。

（2）药物预防：对高度怀疑已受钩体感染者,可每日肌注青霉素或口服多西环素。

习　题

一、名词解释

1. 钩体病
2. 赫氏反应

二、填空题

1. 钩体病早期的主要表现是三症状是_____、_____、_____。三体征是_____、_____、_____。
2. 钩体病恢复期常见后发症是_____、_____、_____、_____。
3. 钩体病病原治疗首选_____,为防止赫氏反应,应采用_____。
4. 钩体病的基本病理损害是_____。
5. 钩体病的治疗原则是_____、_____、_____、_____。

三、选择题

（一）A1 型题

1. 钩体病的主要传播途径是
   A. 接触疫水传播　　　B. 接触病畜排泄物传播　　　C. 消化道传播
   D. 母婴传播　　　E. 飞沫传播
2. 钩体病的主要传染源是
   A. 鼠类　　　B. 鼠类和狗　　　C. 患者
   D. 携带者　　　E. 牛
3. 钩体病最常见的临床类型是
   A. 流感伤寒型　　　B. 肺出血型　　　C. 脑膜脑炎型
   D. 黄疸出血型　　　E. 肾衰竭型
4. 黄疸出血型钩体病的常见死亡原因是
   A. 肝衰竭　　　B. 上消化道大出血　　　C. 肺大出血
   D. 呼吸衰竭　　　E. 肾功能衰竭
5. 钩体病的易感人群是
   A. 牧民　　　B. 渔民　　　C. 农民
   D. 兽医　　　E. 野外工作者
6. 钩体病治疗首剂使用大剂量青霉素后可出现
   A. 过敏性休克　　　B. 呼吸衰竭　　　C. 肾功能衰竭
   D. 弥漫性肺出血　　　E. 赫氏反应

（二）A2 型题

7. 患者,男,34 岁,农民,因畏寒、发热、全身酸痛、明显乏力、下肢疼痛不能行走于 9 月 15 日入院。患者病前 1 周曾收割水稻。入院体检:体温 39℃,脉搏 105 次 / 分,呼吸 26 次 / 分,眼结膜充血,双侧腹股沟淋巴结肿大,如蚕豆大小,有压痛。心肺无异常。首先考虑

A. 肾综合征出血热　　　　B. 流行性感冒　　　　C. 钩体病

D. 登革热　　　　E. 伤寒

（三）A3 型题

患者，男，17 岁，于 8 月 1 日入院。患者 7 日前出现畏寒、高热、头痛、全身乏力。自服感冒药无效。2 日前，出现尿黄、尿量减少，每日约 600ml。入院体检：体温 39.5℃，脉搏 120 次 / 分，呼吸 30 次 / 分，血压 100/70mmHg，明显黄染，双眼结膜充血，双侧腹股沟淋巴结肿大、压痛，心、肺无异常，肝右肋缘下 2cm，脾肋缘下 3cm。胆红素 360μmol/L，其余检查正常。

8. 该患者最可能的诊断是

A. 病毒性肝炎　　　　B. 钩体病黄疸出血型　　　　C. 肾综合征出血热

D. 伤寒　　　　E. 急性溶血性贫血

9. 为了明确诊断最需要做的检查是

A. 钩体培养及药敏　　　　B. 显微凝聚试验（MAT）

C. 酶联免疫吸附试验　　　　D. PCR 法测钩体的 DNA

E. 暗视野显微镜查钩体

10. 患者肌注青霉素 15 分钟后，出现寒战、体温进一步升高，体温达 41℃，头痛、全身痛加重，呼吸急促，呼吸 40 次 / 分，心率 146 次 / 分，血压 80/60mmHg，双肺可闻湿啰音，首先应考虑可能是

A. 青霉素过敏反应　　　　B. 钩体病合并败血症

C. 钩体病合并肺炎　　　　D. 赫氏反应

E. 钩体病合并感染性休克

11. 此时，正确的处理是

A. 停用青霉素

B. 使用抗生素

C. 抗休克

D. 使用镇静剂、肾上腺糖皮质激素及强心剂

E. 暂时观察

四、是非题（对的打√，错的打 ×）

1. 钩体病早期表现以高热、软弱无力、眼结膜充血、腓肠肌压痛、浅表淋巴结肿大为特点。

2. 钩体病的主要传染源是病人。

3. 钩体病是由于人与疫水接触时，钩体经皮肤而感染。

4. 钩体病用青霉素治疗应做到早期、一次、足量应用。

5. 肺弥漫出血型是钩体病的主要死亡原因。

6. 接种钩体疫苗可产生持久免疫力，故预防接种是预防钩体病的最重要措施。

7. 青壮年农民是钩体病的易感人群。

五、简答题

1. 简述预防与处理赫氏反应的措施。

2. 如何预防钩体病。

六、病案分析

某患者,男,36 岁,农民,因畏寒、发热、头昏、头痛、四肢乏力 5 日,咳嗽并痰中带血 1 日,于 2007 年 9 月 5 日入院。患者入院前,曾到社区门诊就诊,按上感治疗后无好转。昨日病情加重,出现咳嗽、痰中带血,故到我院就诊。

入院体检:体温 40℃,脉搏 136 次 / 分,呼吸 30 次 / 分,血压 105/70 mmHg。发育正常,营养中等。急性热病容,烦躁,神志清楚,对答切题,精神差。全身皮肤无黄疸、瘀点、瘀斑及水肿。双眼结膜充血明显,口唇无青紫,咽部无充血,扁桃体不大。颈软,气管居中,双侧甲状腺不肿大。胸廓正常,双肺语颤等强,双肺叩诊呈清音,双肺呼吸音粗糙,可闻少许干、湿性啰音。心率 136 次 / 分,律齐,未闻及杂音。腹部平软,无压痛和反跳痛,无移动性浊音,肠鸣音正常。四肢肌肉压痛明显。神经系统检查无异常发现。

实验室检查:血常规 Hb 130g/L,WBC 16×10^9/L,N 0.87,L 0.13。心电图提示:心动过速。胸部 X 片:双肺纹理增多,双下肺可见少量斑片状阴影。

问题:

1. 该患者最可能的诊断是什么?

2. 为进一步明确诊断,需做哪些检查?

3. 该患者需要与哪些疾病鉴别?

参 考 答 案

一、名词解释

1. 钩体病:是由一组致病性钩端螺旋体(简称钩体)引起的自然疫源性急性传染病。临床特点为起病急骤、高热、全身酸痛、眼结膜充血、明显的腓肠肌压痛、浅表淋巴结肿大、出血倾向等,重者可并发肺弥漫性出血、肝肾功能衰竭、脑膜炎、心肌炎、溶血性贫血等,危及生命。

2. 赫氏反应:是一种青霉素治疗后加重反应,多在首剂青霉素治疗后半小时至 4 小时发生,是因为大量钩体被青霉素杀灭裂解后释放钩体毒素所致,当青霉素剂量较大时,较易发生。其表现为:寒战、高热、头痛、全身痛、心率和呼吸增快,原有症状加重,部分病人出现体温骤降,四肢厥冷。一般可持续 30 分钟至 1 小时。

二、填空

1. 发热　肌肉酸痛　肢体软弱无力　眼红　腿痛　淋巴结肿大

2. 后发热　眼后发症　反应性脑膜炎　闭塞性脑动脉炎

3. 青霉素　小剂量、分次给药方案

4. 全身毛细血管中毒性损害

5. 早期发现　早期诊断　早期治疗　就地抢救

三、选择题

1. A　2. A　3. A　4. E　5. C　6. E　7. C　8. B　9. D　10. D　11. D

四、是非题

1. √　2. ×　3. √　4. ×　5. √　6. ×　7. √

五、问答题

1. 答:(1)预防:PG 应采用小剂量、分次给药方案。

(2)处理:尽快使用镇静剂及肾上腺糖皮质激素,心率超过 140 次/分,可适当使用强心剂。

2. 答:(1)控制传染源:灭鼠,管理猪、病人、犬。

(2)切断传播途径:改造疫源地,注意环境卫生和消毒,注意防护。

(3)保护易感人群:疫苗接种、药物预防。

六、病案分析

1. 钩体病轻度肺出血型。

2. 从病人血、尿、脑脊液中用暗视野法检查钩体;做钩体培养;用显微凝聚试验查特异性抗体。

3. 需要与大叶性肺炎、肺结核和支气管扩张大咯血鉴别。

(陈吉刚)

第二节　莱　姆　病

学习要点

1. 掌握:莱姆病的临床表现、并发症、诊断要点、特效治疗。
2. 熟悉:莱姆病的鉴别诊断、流行病学、预防。
3. 了解:莱姆病的病原学、发病机制与病理解剖。

内容要点

一、概念

莱姆病是由蜱传伯氏疏螺旋体引起的自然疫源性疾病。临床表现为皮肤、神经、关节、心脏等多系统、多器官的损害。

二、病原学

伯氏螺旋体具有稀疏的螺旋 5~10 个,两端较细,螺距约为 2.1~2.4μm,菌体长、宽度为(10~35)μm×(0.2~0.4)μm,革兰染色阴性,吉姆萨染色着色良好。微需氧,在有牛血清蛋白或兔血清的培养基中生长良好。

伯氏螺旋体在低温、潮湿的环境中抵抗力强,但对常用化学消毒剂如酒精、戊二醛、漂白粉等敏感,对高温、紫外线等常用物理方法敏感,对青霉素、氨苄西林、四环素、红霉素等抗生素均敏感,对庆大霉素、卡那霉素等不敏感。

三、流行病学

1. 传染源　鼠类是本病的主要传染源和保虫宿主。

2. 传播途径　人和易感动物主要因携带伯氏螺旋体的蜱类叮咬而感染及发病,也可因蜱粪中螺旋体污染伤口而传播。患者早期血中存在伯氏螺旋体,输血有传播本病的可能。

3. 人群易感性　人对本病普遍易感,无性别和年龄的差异。其感染率的高低与被蜱咬的概率有关。因此本病的发病对象主要是经常被蜱叮咬的人群,在我国以森林工人,山区居民和野外工作者发病较多;可反复感染。

4. 流行特征　本病分布广泛,遍及世界五大洲。我国主要流行地区是东北林区、内蒙古林区和西北林区。全年均可发病,但6~10月发病较多,以6月份最明显。青壮年居多,发病与职业关系密切,室外工作人员患病的危险性较大。

四、发病机制与病理解剖

伯氏螺旋体随蜱类叮咬吸血而注入人体,伴随血液和淋巴液至体内各部位,从而诱发复杂的炎症反应。目前认为本病的发病机制与螺旋体的直接作用及机体异常的免疫应答有关。慢性红斑组织切片仅见上皮增生,轻度角化伴单核细胞浸润及表皮层水肿,无化脓性或肉芽肿反应。关节炎者可见滑膜囊中含淋巴细胞和浆细胞。神经系统和心脏受累短暂。

五、临床表现

潜伏期3~32日,平均7日,典型的莱姆病分为三期,各期症状可单独出现,部分病人也可几期症状一同出现。

1. 第一期(局部皮肤损害期)　主要表现为皮肤慢性游走性红斑,见于大多数病例。游走性红斑、慢性萎缩性肢端皮炎和淋巴细胞瘤是莱姆病皮肤损害的三大特征。

2. 第二期(播散感染期)　发病数周或数月后,患者可出现中枢神经系统和心血管系统的损害。神经系统损害包括脑膜炎、脑炎、颅神经炎、脊髓炎、运动和感觉性神经根炎等。部分病人可并发心脏损害,表现为心肌炎、心动过速等。

3. 第三期(持续感染期)　多数病人发生急性关节病,通常在皮肤损害发生后大约4周开始出现关节炎,表现为关节肿胀、疼痛、活动受限,常呈游走性,多侵犯大关节,如膝关节、肘关节、肩关节、髋关节等,小关节也可受累,常反复发作。

慢性萎缩性肢端皮炎是莱姆病晚期的皮肤损害,好发于前臂或小腿皮肤,初为皮肤微红,数年后皮肤萎缩、硬化。主要见于老年妇女。

六、实验室检查

血沉增快,血清免疫吸附试验荧光抗体或酶联免疫吸附试验特异性IgM抗体阳性,组织、体液中分离出伯氏螺旋体。

七、诊断

1. 流行病学资料　在发病前1个月到过疫区并有疫区暴露史或蜱叮咬史。

2. 临床表现 出现早期皮损(慢性游走性红斑)。

3. 实验室检查 从感染组织或体液中检测到特异性抗原或分离到伯氏螺旋体,血液、脑脊液等检测出特异性 IgM 或 IgG 抗体。

八、治疗

1. 病原学治疗 早期、及时给予口服抗生素治疗,即可使典型的游走性红斑迅速消失,也可防止后期的主要并发症出现。第一期成人多采用多西环素,儿童多采用阿莫西林。第二期患者出现脑膜炎时,给予青霉素大剂量静滴。第三期用青霉素。

2. 对症治疗 病人应卧床休息,注意补充所需液体,对发热、皮肤损害有疼痛者,可适当使用解热止痛剂。高热、全身症状重者,可用肾上腺糖皮质激素。

九、预防

主要是加强个人防护,防止蜱类叮咬,尤其是媒介蜱类活动旺季和发病高峰季节进入疫区时,更应加强个人防护。在蜱类叮咬后,给予预防性使用抗生素,可以达到预防性目的。近年,重组外表脂蛋白 A 莱姆病疫苗对流行区人群进行预防注射取得良好效果。

习 题

一、名词解释

莱姆病

二、填空题

1. 莱姆病的传播途径有 _____ 、_____ 、_____ 。
2. 莱姆病局部皮肤损害期的三大特征 _____ 、_____ 、_____ 。

三、选择题

(一) A1 型

1. 莱姆病的病原体是
   A. 病毒
   B. 细菌
   C. 真菌
   D. 立克次体
   E. 伯氏疏螺旋体
2. 莱姆病最常见的皮肤损害是
   A. 多形红斑
   B. 斑丘疹
   C. 荨麻疹
   D. 虫咬皮炎
   E. 慢性游走性红斑
3. 莱姆病主要的传播途径是
   A. 蚊虫叮咬
   B. 蜱类叮咬
   C. 输血
   D. 蜱粪中螺旋体污染伤口
   E. 飞沫传播

(二) A3 型题

男性,28 岁,林业工人,因发热伴头痛 2 月于 6 月 10 日入院。患者曾到过林区。病初出现过游走性红斑。患者一般情况尚可,心、肺无异常。血、尿、肝功能、肾功能正常。脑脊液检查：WBC28×10⁶/L,糖、氯化物、蛋白质正常。

4. 病人最可能的诊断是
   A. 化脓性脑膜炎 　　　B. 森林脑炎 　　　C. 流行性乙型脑炎
   D. 莱姆病 　　　　　　E. 过敏性皮炎
5. 病人最合适的病原学治疗药物是
   A. 多西环素 　　　　　B. 青霉素 　　　　C. 红霉素
   D. 阿莫西林 　　　　　E. 头孢曲松钠

参 考 答 案

一、名词解释

莱姆病：莱姆病是由蜱传伯氏疏螺旋体引起的自然疫源性疾病。临床上表现为皮肤、神经、关节、心脏等多系统、多器官的损害。

二、填空

1. 蜱类叮咬　蜱粪中螺旋体污染伤口　输血
2. 游走性红斑　慢性萎缩性肢端皮炎　淋巴细胞瘤

三、选择题

1. E　2. E　3. B　4. D　5. A

（陈吉刚）

第六章	原虫感染性疾病

第一节 疟　疾

学习要点

1. 掌握：疟疾的病原学，疟原虫的分类及生活史及其发病、复发、传播的关系；疟疾的临床特点、诊断要点、常用抗疟药物的临床应用及脑型疟疾的抢救要点。
2. 熟悉：疟疾临床发作机制及凶险发作机制。
3. 了解：疟疾主要并发症及其并发症的处理。

内容要点

一、概念

疟疾是疟原虫经雌性按蚊叮咬传播的寄生虫病。临床特征为反复发作的间歇性的寒战、高热、继而出大汗后缓解为特点。

二、病原学

感染人类的疟原虫共有4种：即间日疟原虫、三日疟原虫、卵形疟原虫、恶性疟原虫。疟原虫的发育过程需两个宿主，在人体内进行无性繁殖，故人为疟原虫的中间宿主，在蚊体内进行有性繁殖，故蚊为疟原虫的终末宿主。

1. 疟原虫在人体内的发育　子孢子于雌性按蚊叮人吸血时随其唾进入人体，迅速进入肝脏。子孢子在肝脏内进行裂体增殖，子孢子从裂殖子发育成为成熟的裂殖体，当被寄生的肝细胞破裂时，释放出大量的裂殖子。裂殖子侵入红细胞内先后发育成小滋养体（环状体）、大滋养体、裂殖体，最后形成许多裂殖子，被感染的红细胞被胀破，逸出的裂殖子部分被吞噬细胞吞食而消灭，小部分侵入其他红细胞，重复上述裂体增殖而引起周期性临床发作。

部分疟原虫裂殖子在红细胞内发育为雌性配子体和雄性配子体。

2. 疟原虫在蚊体内的发育　雌性按蚊吸入胃内后，雌、雄配子体则在蚊胃内发育为雌、雄配子，两者结合成合子，进一步发育成动合子，穿过胃壁，成为囊合子，囊合子再进一步发育成孢子囊，内含成千上万个子孢子。

三、流行病学

1. 传染源 疟疾患者和带疟原虫者。

2. 传播途径 经雌性按蚊叮咬皮肤为主要的传播途径；输入带疟原虫的血液也可造成感染；也可通过损伤的胎盘造成胎儿先天性感染。

3. 人群易感性 人群普遍易感，感染后可获短暂免疫力，各型疟疾之间无交叉免疫。

4. 流行特征 疟疾在热带和亚热带地区流行最重，温带次之。

四、发病机制与病理解剖

临床发作主要是因受感染的红细胞破裂时，裂殖子、疟原虫的代谢产物、变性的血红蛋白及红细胞碎片等进入血液，引起异性蛋白反应并释放激肽类物质，刺激体温调节中枢，引起高热、寒战、大汗等典型症状。

恶性疟原虫在红细胞内增殖时，可使受感染的红细胞体积增大成为球形，胞膜出现微孔，彼此较易黏附成团，并较易黏附于微血管内皮上，引起微血管局部管腔变窄或堵塞，使相应部位的组织细胞发生缺血、缺氧而引起变性、坏死。发生于脑部，则引起脑型疟疾。

疟原虫在人体内增殖引起强烈的吞噬反应，以致全身单核－吞噬细胞系统显著增生，肝脾大，以脾大显著。周围血中单核细胞增多，血浆蛋白增高。

五、临床表现

潜伏期：间日疟和卵形疟为 13~15 日，三日疟为 24~30 日，恶性疟为 7~12 日。

1. 典型发作

（1）寒战期：寒战，面色苍白，脉速有力，血压升高等，持续数分钟至 2 小时。

（2）高热期：颜面潮红、皮肤干热、脉搏快而有力、头痛、肌肉酸痛、口渴，可出现烦躁不安、谵妄、抽搐等症状。此期持续 2~6 小时。

（3）大汗期：高热后期全身大汗淋漓，随之体温骤降至正常或正常以下。此期持续 1~2 小时。

2. 非典型发作 疟疾发作失去周期性和间歇性的规律，即为非典型发作。

3. 其他症状和体征 反复发作可致脾明显肿大，质地较硬。肝轻度肿大、压痛，贫血，恶性疟较明显。

4. 凶险发作

（1）脑型：多急起高热，剧烈头痛、呕吐，继而烦躁、抽搐、昏迷，多有脑膜刺激征和阳性病理反射。部分患者可因脑水肿和呼吸衰竭而死亡。

（2）过高热型：急起持续高热，体温可达 41℃以上。皮肤绯红、干燥，呼吸急促、谵妄、抽搐、昏迷，可在数小时内死亡。

（3）胃肠型：表现为胃肠道症状。恶心、呕吐、腹痛、腹泻，类似急性胃肠炎。

5. 再燃与复发

（1）再燃：是抗疟治疗不彻底，红细胞中仍残存疟原虫，因免疫力下降而导致病情再次反复。多见于病愈后的 1~4 周。

（2）近期复发：疟疾发作数次后，由于体内产生一定的免疫力或经过治疗后暂停发作，但红细胞内仍残存疟原虫，尚未完全消灭，经 1~3 个月出现。

（3）远期复发：肝细胞内迟发型子孢子存在，再次侵入红细胞内引起临床发作，多在初发的半年以后。

6. 其他疟疾

（1）输血疟疾：由输入带疟原虫的血液而引起,症状与蚊传者相似。

（2）婴儿疟疾：发热多不规则,常有呕吐、腹泻,以致感染性休克或惊厥等。脾大显著,贫血出现早而严重,血片中可查见大量疟原虫,病死率高。

六、并发症

1. 溶血性尿毒综合征 急性血管内溶血,引起血红蛋白尿,严重者导致肾缺血和肾小管坏死。

2. 疟疾性肾病 急性肾小球肾炎、肾病综合征。

七、实验室检查

1. 血常规检查 白细胞总数正常或减少,单核细胞增多,多次发作后,红细胞和血红蛋白可有不同程度的下降。

2. 疟原虫检查 血中查到疟原虫是确诊的可靠依据。可采用血液厚、薄涂片结合查疟原虫。必要时做骨髓穿刺涂片检查疟原虫。

3. 免疫学检查 特异性抗体用于本病的流行病学调查。

4. 分子生物学检 PCR 技术直接测疟原虫的 DNA。

八、诊断

1. 流行病学资料 注意询问病人发病前是否到过疟疾流行区,是否被蚊虫叮咬,近期有无输血史等。

2. 临床表现 寒战、高热、大汗周期性发作,伴贫血、脾大。脑型疟疾有急起高热、寒战、昏迷、抽搐等症状。

3. 实验室检查 血涂片、骨髓涂片找到疟原虫。

4. 诊断性治疗 可试用氯喹治疗。

九、鉴别诊断

1. 一般疟疾要与伤寒、急性血吸虫病、败血症、钩端螺旋体病等相鉴别。

2. 脑型疟疾要与流行性乙型脑炎、中毒性痢疾等相鉴别。

十、治疗

1. 抗疟原虫治疗

（1）杀灭红细胞内裂体增殖疟原虫,控制发作的药物：氯喹、哌喹、蒿甲醚、青蒿琥酯、双氢青蒿素、磷酸咯萘啶、盐酸甲氟喹等。

（2）杀灭红细胞内裂体增殖疟原虫,用于脑型疟疾病原学治疗的药物有青蒿琥酯、氯喹、奎宁、磷酸咯萘啶等。

（3）杀灭红细胞内疟原虫配子体和肝细胞内迟发型子孢子,用于防止复发和传播的药物有磷酸伯氨喹。

2. 对症及支持治疗 发作期间应卧床休息,多饮水,高热时给予物理降温或药物降温。严重贫血患者可少量多次输血。脑型疟疾出现脑水肿、昏迷,应及时给予脱水治疗。

十一、预防

1. 管理传染源 健全疫情报告制度,根治现症疟疾患者及带疟原虫者。
2. 切断传播途径 主要是灭蚊。
3. 保护易感人群 用氯喹或乙胺嘧啶或多西环素。

习　题

一、名词解释

1. 溶血尿毒综合征
2. 再燃
3. 近期复发
4. 远期复发

二、填空题

1. 典型疟疾的临床表现是_____、_____、_____。
2. 能感染人类的疟原虫有_____、_____、_____、_____。
3. 疟疾的传染源是_____。
4. 疟疾发病及症状的严重程度主要取决于_____。
5. 疟疾典型临床表现呈周期性发作,其中间日疟的间歇期是_____,三日疟的间歇期是_____,恶性疟的间歇期是_____。
6. 脑型疟为_____严重的临床类型,主要表现为_____、_____和_____。
7. 控制疟疾主要发作的药物有_____、_____、_____和_____。防止疟疾复发和传播的药物是_____。

三、选择题

(一) A1 型题

1. 判断疟原虫感染类型的最简单、迅速的方法是
   A. 厚血片染色后镜检 　　　B. 血培养 　　　　C. 骨髓培养
   D. 骨髓涂片、染色后镜检 　　E. 薄血片染色后镜检
2. 疟疾患者经氯喹治疗后体温正常,未再到疟疾流行区,8 个月后再次出现寒战、发热、大汗,最可能的诊断为
   A. 再次感染疟原虫 　　　　B. 再燃 　　　　　C. 复发
   D. 混合感染 　　　　　　　E. 疟原虫产生耐药
3. 疟疾的主要传播媒介是
   A. 淡色蚊 　B. 白色伊蚊 　C. 中华按蚊 　D. 三带喙库蚊 　E. 白蛉
4. 对于耐氯喹疟疾,药物治疗最好选择
   A. 奎宁 　　　　　　　B. 喹诺酮类抗生素 　　　　　C. 多西环素

D. 青蒿琥酯　　　　　　　　　　E. 氯霉素

5. 疟疾的临床特征下列**错误**的是
   A. 周期性发作的寒战、高热、大汗　　　B. 肝脏轻度肿大,压痛,ALT 可增高
   C. 贫血脾肿大　　　　　　　　D. 恶性疟贫血较其他疟疾明显
   E. 间日疟和恶性疟常有复发

6. 疟疾患者并发黑尿热常与哪种酶缺乏有关
   A. 丙酮酸激酶　　　　B. 磷酸肌酸激酶　　　　C. 柠檬酸合成酶
   D. 腺苷酸环化酶　　　　E. 葡萄糖 6–磷酸脱氢酶

7. 恶性疟原虫在红细胞内发育周期是
   A. 12 小时　　B. 36 小时　　C. 48 小时　　D. 72 小时　　E. 36~48 小时

8. 引起临床上凶险发作最常见的疟原虫是
   A. 间日疟原虫　　　　B. 三日疟原虫　　　　C. 恶性疟原虫
   D. 卵形疟原虫　　　　E. 间日疟原虫及三日疟原虫

9. 疟疾发作具有周期性,其间歇期时长取决于
   A. 侵入的子孢子数量　　　　B. 子孢子在肝细胞内的发育时间
   C. 裂殖体在红细胞内的发育时间　　　　D. 机体免疫力
   E. 疟原虫毒力强弱

10. 引起恶性疟疾发作不规则的主要原因是
    A. 恶性疟原虫侵犯各期红细胞
    B. 疟原虫释放毒素
    C. 恶性疟原虫在红细胞内发育时间不一致
    D. 黏附在血管内的疟原虫再度侵犯新的红细胞
    E. 潜伏在肝脏中的裂殖子侵犯红细胞

11. 疟疾抗复发治疗常选用
    A. 氯喹 + 乙胺嘧啶　　B. 氯喹 + 伯氨喹　　　C. 伯氨喹 + 乙胺嘧啶
    D. 青蒿素 + 伯氨喹　　E. 青蒿素 + 乙胺嘧啶

（二）A2 型题

12. 10 月份,一个农民患者急性畏寒、发热,间日发作一次约 10 天,查体:贫血貌,肝在肋下 2cm,血片检查发现间日疟原虫,追问病史,2 个月前曾有类似发作 6~7 次,未予治疗,最可能的解释是
    A. 疟疾远期复发　　　　B. 恶性疟疾　　　　　C. 新近感染疟疾
    D. 两种疟原虫混合感染　E. 疟疾近期复发

13. 女,20 岁,东南亚旅游回国后出现间歇性畏寒、寒战、高热,大汗后缓解,隔日 1 次,已 9 天。体格检查:轻度贫血貌,脾肋下 2cm,血常规正常。既往有蚕豆病史。该病人最适宜的治疗药物是
    A. 氯喹　　B. 伯氨喹　　C. 青蒿素　　D. 奎宁　　E. 氯喹 + 伯氨喹

14. 患者男,36 岁,因"间断发作畏寒、发热 10 天"于 8 月 10 日来诊,10 天前开始每隔 1 天发作 1 次畏寒、寒战、发热,体温高达 39~40℃,大汗后热退,一般情况好。查体:睑结膜稍苍白,肝肋下 3cm,剑下 5cm,脾肋下 2cm,血常规:Hb98g/L,WBC4.3 × 10⁹/L,N0.67,L0.32,M0.01。诊断应首先考虑

A. 败血症　　　B. 胆道感染　　　C. 尿路感染　　　D. 疟疾　　E. 伤寒

（三）A3/A4 型题

患者,男,25 岁,因"发热伴寒战、大汗 9 天,意识障碍 2 天"来诊。体温波动于 39~41℃,每日发作 1 次,无明显的头痛、身痛等症状,大汗后体温自行降至正常。查体:T40.2℃,P120 次/分,不能正确回答问题,肝肋下 3cm,脾肋下 4cm。

15. 最可能的诊断是
    A. 病毒感染　　B. 败血症　　C. 伤寒　　D. 肺结核　　E. 恶性疟疾

16. 为明确诊断,最有意义的检查是
    A. 血培养　　　　　　B. 红细胞沉降率　　　　　C. 血涂片、染色
    D. PPD 试验　　　　　E. 肝、胆、胰 B 型超声

17. 最适合的治疗药物为
    A. 磺胺嘧啶　　　　　B. 肌内注射蒿甲醚　　　　C. 口服青蒿琥酯
    D. 氯喹 + 伯氨奎　　　E. 二甲胺 + 四环素

18. 在治疗过程中患者突然发作抽搐,紧急治疗措施应**除外**
    A. 立即静脉注射地西泮 10mg　　　　B. 快速静脉滴注甘露醇
    C. 立即让患者平卧　　　　　　　　　D. 防止咬伤及跌伤
    E. 立即静脉注射毛花苷 C

19. 为明确颅内病变性质,应进行的检查项目**不包括**
    A. 脑脊液检查　　　　B. 颅脑 CT　　　　　C. 脑电图
    D. 脑穿刺活检术　　　E. 心电图

20. 血涂片染色发现红细胞内大量的环状体,多数红细胞内有 2 个以少数含核仁大、梭形的滋养体,该患者最可能的诊断是
    A. 间日疟疾　　　　　B. 卵形疟疾　　　　　C. 三日疟疾
    D. 恶性疟疾　　　　　E. 不能明确诊断

女,27 岁,间歇性畏寒、高热,大汗后缓解,隔日 1 次,已有半个月。查体:脾脏肿大,余未见异常,血象:WBC 4.7×10^9/L, N 0.65, L 0.30, Hb 101g/L,平常月经正常,现已停经 3 个月,儿时有蚕豆病史。

21. 患者发热最可能的原因是
    A. 急性血吸虫病　　　　B. 伤寒　　　　　　C. 疟疾
    D. 革兰阴性细菌败血症　　E. 恶性组织细胞增生症

22. 为了确诊,首选的检查是
    A. 血涂片找病原体　　　B. 骨髓培养　　　　C. 肥达反应
    D. 血培养　　　　　　　E. 尿常规

23. 最好的治疗措施是
    A. 氯喹 + 伯氨喹　　　　B. 奎宁　　　　　　C. 氯喹
    D. 乙胺嘧啶　　　　　　E. 奎宁 + 伯氨喹

四、是非题（对的打√,错的打 ×）

1. 疟疾并发肾病综合征是属于Ⅲ型变态反应。

2. 服用伯氨喹的目的是杀灭人体和蚊体内的配子体,防止疟疾传播。

3. 疟疾的临床发作是由于疟原虫在肝细胞及红细胞内增殖引起。

4. 疟原虫在人体内进行小部分有性生殖,大部分的无性生殖。

5. 婴幼儿疟疾常有呕吐、腹泻,重时可出现感染性休克或惊厥。

五、简答题

试述脑型疟疾的发生机制及临床特点。

六、案例分析

患者,男,45 岁,因"反复发热 2 年,复发 6 天"来诊。2 年前在非洲进行道路援建工作过程中出现发热,诊断为疟疾,在当地给予退热药及氯喹治疗后好转。1 年前有类似的发作史,给予氯喹及输液治疗好转。3 个月前回到成都,6 天前突然出现畏寒及寒战,约 2 小时后开始发热,当时未测体温。以后每天发热,无明显规律性,体温 39~40.2℃,伴头昏、头痛,尿黄,食欲差。查体:T 39.8℃,P 118 次 / 分,R 26 次 / 分,BP 112/70mmHg,皮肤黏膜苍白,轻度黄染,浅表淋巴结不大,心、肺未发现异常,肝、脾大,右上腹压痛及叩痛,神经系统未发现异常。查外周血红细胞有环状体,在治疗过程中突然寒战,尿呈酱油色,腰痛,尿量减少。实验室检查:与 2 小时前比较,血红蛋白明显下降,由 95g/L 降至 60g/L,WBC 12.4 × 10⁹/L,N 0.75;尿隐血(+++),尿常规:RBC 0~3/HP,WBC 2~4/HP,BUN 18mmol/L,SCr 219μmol/L。肾 B 型超声:双肾稍大,未见泌尿系结石及梗阻。

问题:

1. 根据以上情况,考虑该病发生的并发症是什么? 如何处理?

2. 该病治疗无效的原因最可能是什么?

3. 该病治疗应选择的药物包括哪些?

参 考 答 案

一、名词解释

1. 溶血尿毒综合征:又称黑尿热,与疟原虫感染、患者缺乏 G-6PD 等有关,使用奎宁和伯氨奎宁等抗疟药物是诱因。发生急性血管内溶血,引起血红蛋白尿,严重者导致肾缺血和肾小管坏死。

2. 再燃:是抗疟治疗不彻底,红细胞中仍残存疟原虫,因免疫力下降而导致病情再次反复。多见于病愈后的 1~4 周。

3. 近期复发:疟疾发作数次后,由于体内产生一定的免疫力或经过治疗后暂停发作,但红细胞内仍残存疟原虫,尚未完全消灭,经 1~3 个月出现。

4. 远期复发:肝细胞内迟发型子孢子存在,再次侵入红细胞内引起临床发作,多在初发的半年以后。

二、填空题

1. 间歇性寒战　高热　大汗后热退

2. 间日疟原虫　卵形疟原虫　三日疟原虫　恶性疟原虫

3. 疟疾患者 疟原虫携带者

4. 原虫血症的数量

5. 48 小时 72 小时 无规律

6. 恶性疟 剧烈头痛 高热 不同程度意识障碍

7. 氯喹 甲氟喹 青蒿素 哌喹 伯氨喹

三、选择题

1. E 2. C 3. C 4. D 5. E 6. E 7. E 8. C 9. C 10. C 11. C 12. E 13. C 14. D 15. E 16. C 17. B 18. E 19. D 20. D 21. C 22. A 23. C

四、是非题

1. √ 2. × 3. × 4. √ 5. √

五、简答题

答：恶性疟原虫在红细胞内增殖时,可使受感染的红细胞体积增大成为球形,胞膜出现微孔,彼此较易黏附成团,并较易黏附于微血管内皮上,引起微血管局部管腔变窄或堵塞,使相应部位的组织细胞发生缺血、缺氧而引起变性、坏死。发生于脑部,则引起脑型疟疾。

多急起高热,剧烈头痛、呕吐,继而烦躁、抽搐、昏迷,多有脑膜刺激征和阳性病理反射。部分患者可因脑水肿和呼吸衰竭而死亡。

六、案例分析

1. 黑尿热。处理原则：①立即停用可疑药物如伯氨喹等。②静滴氢化可的松。③静滴或口服碳酸氢钠。④输同型洗涤红细胞。⑤对症治疗。⑥少尿、无尿者按急性肾衰处理。

2. 耐药疟原虫感染、恶性疟疾

3. 青蒿素及其衍生物、磷酸咯萘啶、甲氟喹、二盐酸奎宁、青蒿琥酯、哌喹。应采用联合用药治疗,如甲氟喹加磺胺多辛,蒿甲醚加卤泛群,青蒿琥酯加本芴醇,乙胺嘧啶加磺胺多辛,磷酸咯萘啶加乙胺嘧啶等。

（艾春玲）

第二节 阿 米 巴 病

一、肠阿米巴病（阿米巴痢疾）

学习要点

1. 掌握：肠阿米巴病的临床表现、诊断要点、特效治疗。

2. 熟悉：肠阿米巴病流行病学情况、鉴别诊断、发病机制及常见并发症。

3. 了解：肠阿米巴病的病原学、发病机制与病理解剖。

内容要点

(一)概念

肠阿米巴病是由溶组织内阿米巴感染所引起的肠道疾病,病变多见于近端结肠和盲肠,典型表现为腹痛、腹泻、果酱样粪便等痢疾样症状,又称为阿米巴痢疾。

(二)病原学

溶组织内阿米巴生活史有滋养体和包囊二期。

1. 滋养体 滋养体按其形态分为大滋养体和小滋养体两型,大滋养体又称组织型滋养体。小滋养体又称肠腔型滋养体。当宿主免疫功能及肠道环境恢复正常时,形成包囊。

2. 包囊 包囊是溶组织内阿米巴的感染型态,成熟的 4 核包囊有感染性。包囊对外界抵抗力较强,能起传播作用。

(三)流行病学

1. 传染源 无症状排包囊者最为重要,其次是慢性和恢复期患者。

2. 传播途径 经口感染,苍蝇和蟑螂可携带包囊,也起到一定的传播作用。

3. 人群易感性 人群普遍易感,感染后可产生特异抗体,但不具有保护作用,故重复感染多见。

4. 流行特征 以热带、亚热带地区多见,男性多于女性。农村高于城市,夏秋季多见。

(四)发病机制与病理解剖

成熟包囊被吞食后,囊壁被肠液消化,滋养体脱囊而出,随粪便下降至盲肠或结肠等部位。若机体情况良好,滋养体变为包囊,成为无症状排包囊者。若原虫侵袭力强,或机体抵抗力低时,小滋养体可侵入肠壁组织发育成大滋养。溶组织内阿米巴对宿主损伤主要通过其接触性杀伤机制损伤靶细胞。

病变主要在结肠,也可累及盲肠、升结肠、直肠等。病变表现为烧瓶样溃疡,溃疡间黏膜大多完好。病灶周围炎症一般较轻,若溃疡累及肌层及浆膜层可并发肠出血和肠穿孔。慢性期可有肠息肉、肉芽肿或呈瘢痕性狭窄。

(五)临床表现

潜伏期一般 3 周。

1. 无症状型(包囊携带者) 最常见,临床无症状,多于粪检时查到阿米巴包囊。

2. 急性阿米巴痢疾

(1)轻型:临床症状较轻,表现为腹痛、腹泻,粪便中有溶组织内阿米巴滋养体和包囊。

(2)普通型:起病缓慢,以腹痛、腹泻开始。大便每日 10 余次,呈暗红色果酱样,粪质较多,有腥臭味,盲肠与升结肠部位轻度压痛。全身中毒症状较轻,大便镜检可发现滋养体。

(3)暴发型:起病急,畏寒、高热、剧烈腹痛、腹胀,伴恶心、呕吐及频繁腹泻,粪便为水样或洗肉水样,有奇臭味,里急后重及腹部压痛明显。有不同程度的脱水与电解质紊乱,有时可出现休克,易并发肠出血和肠穿孔。

3. 慢性型 病程超过 2 个月,有腹痛、腹泻或与便秘交替出现。粪便呈黄糊状,带少量黏液及血液,有腐臭味,常伴有脐周及下腹部疼痛。

(六)并发症

1. 肠道并发症 肠出血、肠穿孔、阑尾炎、结肠病变、肉芽肿、阿米巴瘤及直肠 - 肛周瘘管。

2. 肠外并发症 阿米巴肝脓肿及肺脓肿,阿米巴肝脓肿最常见。

（七）实验室检查

1. 血常规检查　并发细菌感染时,血白细胞总数增高,以中性粒细胞增多为主。

2. 粪便检查　粪便呈暗红色果酱样,腥臭味、粪质多,含血及黏液。粪便镜检中可查到滋养体、包囊、大量聚团状红细胞、少量白细胞和夏科 - 莱登晶体。

3. 血清学检查　溶组织内阿米巴滋养体的 IgG 抗体阴性者,一般可排除本病,特异性 IgM 抗体阳性提示近期感染或现症感染,阴性者不排除本病。特异性抗原阳性可作为确诊的依据。

4. 分子生物学检测　聚合酶链反应检测患者粪便、脓液或血液中溶组织内阿米巴滋养体 DNA。

5. 乙状结肠镜或纤维结肠镜检查　肠壁可见大小不等的散在性溃疡,表面覆盖有黄色脓液,边缘整齐,稍充血,溃疡间黏膜正常。

（八）诊断

1. 流行病学资料　有不洁饮食史或与慢性腹泻患者密切接触史。

2. 临床表现　起病缓慢,中毒症状轻,暗红色果酱样大便,粪便量较多,有特殊腥臭味,腹胀、腹痛、右下腹压痛明显,容易反复发作。

3. 实验室检查　粪便中检测到阿米巴滋养体和包囊可确诊。可在血液中检测出抗溶组织内阿米巴滋养体的抗体,粪便中可检测出溶组织内阿米巴滋养体抗原或特异性 DNA。

4. 诊断性治疗　选用抗阿米巴药物治疗,如效果确切,诊断亦可成立。

（九）鉴别诊断

本病需与细菌性痢疾、血吸虫病、结肠癌、直肠癌、慢性非特异性溃疡性结肠炎、肠结核等相鉴别。

（十）治疗

1. 一般治疗　急性期应卧床休息,给予流质、半流质无渣饮食,注意补充水分和热量。慢性期应加强营养,增强体质,避免刺激性食物。

2. 病原治疗　硝基咪唑类（甲硝唑、替硝唑）、二氯尼特、抗菌药物（可选用喹诺酮类等）。

3. 并发症治疗　肠大量出血者应及时输血,肠穿孔者应在替硝唑和抗生素控制下及时进行外科手术。

（十一）预防

彻底治疗患者和无症状排包囊者。加强粪便管理,消灭苍蝇和蟑螂,防止食物、饮水被污染。

二、肝阿米巴病

学习要点

1. 掌握:肝阿米巴病的临床表现、诊断要点、治疗。

2. 熟悉:肝阿米巴病的鉴别诊断、流行病学、预防。

3. 了解:肝阿米巴病的发病机制及病理解剖。

内容要点

（一）概念

肝阿米巴病是由溶组织内阿米巴通过门静脉到达肝脏,引起肝细胞溶化、坏死,形成脓肿,又称阿米巴肝脓肿。

（二）发病机制与病理解剖

侵入肠壁的溶组织内阿米巴滋养体可经门静脉、淋巴管或直接蔓延侵入肝脏引起小静脉炎和周围静脉炎。并在肝脏内繁殖，形成微静脉栓塞，使肝脏缺血、坏死；阿米巴的溶组织作用可使组织液化，坏死扩大，而形成脓肿。

肝脓肿常为单个大脓肿，也可为多发性，大多位于肝右叶顶部，其脓液为液化的肝组织，含有溶解和坏死的肝细胞、红细胞、脂肪、夏科－莱登晶体，呈棕褐色或"巧克力"色，有腥臭味。如脓腔有继发细菌感染时，则脓液失去典型特征，呈黄色或黄绿色。

（三）临床表现

发热以弛张热或间歇热多见，常伴食欲缺乏、恶心、呕吐、腹胀及体重下降。肝脏进行性肿大、肝区疼痛、压痛伴叩击痛。当脓肿向上发展时，可出现反应性胸膜炎和右侧胸腔积液；脓肿位于肝前下缘时，常表现为右上腹痛、压痛、反跳痛、肌紧张；左叶肝脓肿时，类似溃疡病穿孔表现或有剑突下肝大或中、左上腹部包块。少数可向邻近器官或组织穿破而并发脓胸、肺脓肿、膈下脓肿、心包积脓、弥漫性或局限性腹膜炎。

（四）诊断

1. 临床表现　起病缓慢，长期不规则发热，右上腹痛，肝大、肝区压痛及叩击痛，有痢疾史和腹泻病史。

2. 实验室检查

（1）血常规检查：急性期白细胞总数增高及中性粒细胞增多。

（2）粪便检查：可找到阿米巴滋养体和包囊。

（3）肝脓肿穿刺液检查：右侧腋中线第7、8肋间穿刺，如获典型脓液呈棕褐色、黏稠、有腥臭味，即有诊断意义。若在脓液中找到阿米巴滋养体或阿米巴抗原，即可确诊。

（4）肝功能检查：有轻度肝功能受损。

（5）血清学检查：血清学检查溶组织内阿米巴 IgG 抗体阴性者，一般可排除本病，特异性 IgM 抗体阳性提示近期或现症感染，阴性不能排除本病。

（6）分子生物学检：聚合酶链反应（PCR）检测溶组织内阿米巴 DNA。

（7）影像学检查：X 线可见右侧膈肌抬高，运动受限或伴右肺底云雾状阴影，胸膜反应或胸腔积液。B 超可明确脓肿的数目、部位、大小。

3. 诊断性治疗　甲硝唑治疗，若有效，可以确诊。

（五）鉴别诊断

需与细菌性肝脓肿、原发性肝癌、肝棘球蚴病、急性血吸虫病、膈下脓肿等相鉴别。

（六）治疗

1. 病原学治疗　甲硝唑、替硝唑、磷酸氯喹、抗生素。

2. 肝穿刺引流　B 超显示肝脓肿直径在 3cm 以上，靠近体表者；经 5~7 日药物治疗无显著改变者；脓肿位置浅表，压痛明显，随时有穿孔危险者，可行肝穿刺引流，以加快脓肿愈合。

3. 对症与支持疗法　卧床休息，给予高热量、高蛋白饮食，补充维生素。

4. 外科治疗

（七）预防

本病的预防在于及时彻底治疗肠阿米巴病。

习 题

一、名词解释

1. 阿米巴痢疾
2. 阿米巴肝脓肿

二、填空题

1. 典型肠阿米巴病的病变在_____,表现_____样症状,肠外阿米巴病在肠外,表现为各脏器的_____,以_____最常见。
2. 溶组织内阿米巴感染型是_____,致病型是_____。
3. 急性肠阿米巴病首选_____治疗,慢性肠阿米巴病及无症状的带虫者选用_____。

三、选择题

(一) A1 型题

1. 溶组织内阿米巴滋养体的特征是
   A. 大滋养体可形成包囊   B. 可吞噬红细胞
   C. 小滋养体致病力强   D. 外界抵抗力强
   E. 大滋养体具有感染性

2. 急性阿米巴病最常见的病原诊断方法是
   A. 组织切片检查   B. 0.9% 氯化钠溶液涂片找粪内活动的大滋养体
   C. 血清学检查   D. 0.9% 氯化钠溶液涂片找粪内的包囊
   E. 乙状结肠镜检查

3. 关于肝阿米巴病穿刺引流,正确的是
   A. 应于确诊后立即进行
   B. 应于抗阿米巴药治疗 2~4 天后进行
   C. 应一次大量彻底引流,无须重复引流
   D. 对于有穿破可能的病人,应仔细检查,避免穿刺
   E. 直径 <1cm 且位置较深的脓肿应手术切除

4. 关于阿米巴原虫,下列**错误**的是
   A. 小滋养体在肠腔内寄生,对外界抵抗力强,具有感染性
   B. 大滋养体有致病力,为组织致病型
   C. 包囊对外界抵抗力较强,具有感染性
   D. 溶组织内阿米巴有致病株与非致病株两类
   E. 生活史有二期

5. 阿米巴肝脓肿手术治疗的适应证应**除外**
   A. 穿破腹腔或邻近内脏、引流不畅者
   B. 右叶巨大肝脓肿、有穿破危险者

C. 左叶肝脓肿、穿刺危险率较大者

D. 经抗阿米巴药物治疗及穿刺引流失败者

E. 多发脓肿、穿刺引流失败,或继发感染、药物不能控制者

6. 阿米巴痢疾最严重的并发症是

    A. 肝脓肿   B. 穿孔性腹膜炎   C. 肠出血

    D. 阑尾炎   E. 结肠肉芽肿

7. 溶组织内阿米巴的特点是

    A. 滋养体抵抗力强   B. 包囊可传染他人

    C. 可在组织中形成小滋养体   D. 各期溶组织内阿米巴均可致病

    E. 在病变组织内可发现包囊

8. 在下列诊断阿米巴肝脓肿要点中,其中**错误**的是

    A. 脓液中找到阿米巴滋养体即可诊断   B. 脓液中找到阿米巴包囊即可诊断

    C. 脓液中找到夏利雷登结晶可考虑诊断   D. 服用甲硝唑有效

    E. 脓液为棕褐色可考虑诊断

9. 阿米巴肝脓肿的脓液中可发现下列各种成分,**除外**

    A. 溶解和坏死的肝细胞、红细胞   B. 白细胞和脓细胞

    C. 滋养体   D. 包囊

    E. 继发感染时可发现细菌

10. 关于阿米巴痢疾的病理特点,下列**错误**的是

    A. 滋养体侵入黏膜下层,形成黏膜下脓肿

    B. 结肠黏膜下可见散在的、深切的、大小不等的溃疡

    C. 慢性病例结肠黏膜可呈弥漫性浅表性溃疡

    D. 临床表现与并发症的发生率和肠道病变的严重程度不一定成平衡

    E. 滋养体侵袭结肠组织,先黏附于结肠上皮,借其溶解性的破坏作用,使上皮细胞溶解

（二）A2 型题

11. 患者,男,39 岁,因腹泻、腹痛 3 个月就诊。患者发病前有吃生瓜果的病史。患者体温正常,腹泻,每日大便在 3~5 次,量中等,为暗红色果酱样,有腥臭味。腹痛,为间歇性隐痛,右下腹有压痛。该病人首先考虑

    A. 急性细菌性痢疾   B. 急性阿米巴痢疾   C. 慢性细菌性痢疾

    D. 慢性阿米巴痢疾   E. 包囊携带者

12. 患者,男,30 岁,因"腹痛、腹泻 9 天"来诊。排粪 4~6 次 / 天,呈暗红色果酱样,查体:右下腹压痛,血常规:RBC 3.7×10^9/L,WBC 9.1×10^9/L;粪常规:RBC（+++）,WBC（+）,对诊断最有参考价值的实验室检查是

    A. 粪涂片查菌   B. 粪镜检溶组织内阿米巴包囊

    C. 粪培养致病菌   D. 粪镜检溶组织内阿米巴滋养体

    E. 粪镜检寄生虫卵

13. 患者,男,33 岁,农民,因"腹痛、腹泻 12 天"来诊。排粪 4~8 次 / 天,粪量多,暗红色,有腥臭味,肉眼可见血液及黏液;无发热,右下腹隐痛,粪常规:RBC 满视野,WBC 10~15/HP,该患者最可能的诊断是

A. 血吸虫病　　　　　　B. 溃疡性结肠炎　　　　　　C. 阿米巴痢疾

D. 伤寒合并肠出血　　　E. 细菌性痢疾

14. 男,32 岁,腹泻 20 天,大便 5~8 次/日,呈暗红糊状,有腥臭味,伴右下腹隐痛,无明显发热及里急后重感,在当地予"诺氟沙星"治疗 7 天,无明显好转。大便常规:WBC(+)/HP,RBC(+++)/HP,发现夏科 – 莱登结晶。下列处理较为妥当的是

A. 甲硝唑　　　　　　　B. 喹碘方　　　　　　　　　C. 依米丁 + 甲硝唑

D. 依米丁 + 喹碘方　　　E. 甲硝唑 + 喹碘方

15. 男,36 岁,持续高热 20 天,伴畏寒,出汗,腹泻 2~3/ 天,查体:慢性病容,贫血貌,消瘦明显,肝于肋下 3cm,质地中等有压痛,脾未及,血白细胞 16 × 10⁹/L,中性粒细胞 0.72,淋巴细胞 0.28,胸透:右膈升高,右肋膈角少量积液,肝功能:ALT 40U/L,血清总胆红素 18.7μmol/L,AFP25μg/ml,应考虑为

A. 急性无黄疸型肝炎　　B. 原发性肝癌　　　　　　　C. 败血症

D. 结核性胸膜炎　　　　E. 阿米巴肝脓肿

（三）A3/A4 型题

男性,32 岁,因腹泻 3 日于 2005 年 6 月 8 日就诊。患者不洁饮食史后出现腹泻,大便为暗红色果酱样,每日 8~10 次,量中等,有特殊的腥臭味。伴右下腹间歇性隐痛。体温:37℃,脉搏 78 次 / 分,呼吸 20 次 / 分,血压 120/70mmHg。心、肺无异常。腹软,右下腹部压痛,肝、脾未触及。血常规:WBC 7.6 × 10⁹/L,N 0.68,L 0.32。取新鲜脓血便检查,显微镜下可见大量红细胞,少量白细胞及夏科 – 莱登结晶。

16. 该病人首先考虑

A. 急性阿米巴痢疾　　　B. 慢性阿米巴痢疾　　　　　C. 急性细菌性痢疾

D. 轮状病毒性肠炎　　　E. 细菌性食物中毒

17. 该病人要明确诊断,需要做的检查是

A. 乙状结肠镜或纤维结肠镜检查　　　　　B. 血常规

C. 血清中查阿米巴原虫抗体　　　　　　　D. 粪便中查阿米巴滋养体和包囊

E. 粪便培养阿米巴原虫

18. 该病人病原学治疗首选

A. 甲硝唑　　　　　　　　　　　　　　　B. 替硝唑

C. 二氯尼特　　　　　　　　　　　　　　D. 青霉素

E. 氯喹

19. 若该病人 1 年后出现肝区疼痛,肝脏肿大。B 超检查发现肝区有液性暗区,首选考虑

A. 肝癌　　　　　　　　　　　　　　　　B. 阿米巴肝脓肿

C. 细菌性肝脓肿　　　　　　　　　　　　D. 病毒性肝炎

E. 药物性肝炎

男,50 岁,持续发热 30 天,体温 37.5~39℃,伴右季肋部疼痛,食欲下降,出汗,体重减轻 5kg,曾在卫生院注射青霉素,口服诺氟沙星 10 天,近日疼痛加重,查体:Hb 12g/L,WBC 12.0 × 10⁹/L,N 0.88。

20. 为明确诊断,应重点询问的病史是

A. 烟酒嗜好和不洁饮食史　　　　　　　　B. 血吸虫疫水接触史

C. 慢性咳嗽史　　　　　　　　　　　　　D. 慢性腹泻史

E. 慢性肝病史

21. 主要采取下列检查中**除外**的是

    A. 复查血常规

    B. 胸透了解膈肌位置及活动度

    C. B超检查肝、脾、胆道系统

    D. 必要时行正侧位胸片检查

    E. 送小便培养

22. 此患者发热属哪种疾病的可能性最小

    A. 原发胜肝癌

    B. 细菌性肝脓肿

    C. 阿米巴肝脓肿

    D. 伤寒

    E. 结核

23. 住院当晚患者突感心前区剧痛,呼吸急促,烦躁不安,心率 130 次 / 分。患者病情突然加重,原因可能性最大的是

    A. 心肌梗死

    B. 感染性休克

    C. 阿米巴肝脓肿同胸腔穿破

    D. 阿米巴肝脓肿同腹腔穿破

    E. 阿米巴肝脓肿同心包穿破

24. 此时首选的处理方式是

    A. 手术治疗

    B. 扩容治疗

    C. 抗菌治疗

    D. 抗阿米巴治疗

    E. 肝穿刺抽脓

四、是非题(对的打√,错的打 ×)

1. 阿米巴痢疾最重要的传染源是慢性患者。

2. 大滋养体是溶组织内阿米巴的致病型。

3. 治疗肠内外各型阿米巴病的首选药物是甲硝唑。

4. 肠出血是肠阿米巴病最严重的肠道并发症。

5. 阿米巴肝脓肿大多位于肝左叶。

五、简答题

试述急性细菌性痢疾和急性阿米巴痢疾的鉴别要点。

六、案例分析

患者男,42 岁,因"持续发热(体温 37~39℃)、盗汗、消瘦、右下胸胀痛 1 个月,咳嗽、咳咖啡色痰(200ml/d)2 天"来诊。查体:T 38. 5℃,P 90 次/分。皮肤、巩膜无黄染;右下胸廓隆起,局部水肿,压痛明显,右下肺呼吸音减弱,可闻湿性啰音,肝肋下 3cm,质地中等,有触痛,脾未及。腹部 B 型超声:肝右叶近膈顶部直径 6cm 液性暗区,超声引导下穿刺引流出烂肉样液体,有腥臭味。既往常有腹泻、便秘交替,间断发作。引流物涂片镜检发现阿米巴滋养体,粪检发现阿米巴包囊,引流液培养发现大肠埃希菌生长。

问题:

1. 该病最可能的诊断是什么?

2. 为明确诊断,应进行的检查包括哪些?

3. 该病合理的治疗措施包括哪些?

参考答案

一、名词解释

1. 阿米巴痢疾：由溶组织内阿米巴感染所引起的肠道疾病，典型表现为腹痛、腹泻、果酱样粪便等痢疾样症状。

2. 阿米巴肝脓肿：是由溶组织内阿米巴通过门静脉到达肝脏，引起肝细胞溶化、坏死，形成脓肿。

二、填空题

1. 结肠　痢疾　脓肿　阿米巴肝脓肿
2. 包囊　大滋养体
3. 甲硝唑　二氯尼特

三、选择题

1. B　2. B　3. B　4. A　5. B　6. B　7. B　8. B　9. D　10. C　11. D　12. D
13. C　14. E　15. E　16. A　17. D　18. A　19. B　20. D　21. E　22. D　23. E　24. A

四、是非题

1. ×　2. √　3. √　4. ×　5. ×

五、简答题

	细菌性痢疾	急性阿米巴痢疾
病原体	志贺菌	溶组织内阿米巴滋养体
流行病学	散发性，可流行	散发性
潜伏期	数小时至7天	数周至数月
临床表现	多发热及毒血症状，腹痛重，有里急后重，腹泻每日十多次或数十次，多为左下腹压痛	多不发热，少有毒血症状，腹痛轻，无里急后重，腹泻每日数次，多为右下腹压痛
粪便检查	便量少，黏液脓血便，镜检有大量白细胞及红细胞，可见吞噬细胞，粪便培养有志贺菌生长	便量多，暗红色果酱样便，腥臭味浓，镜检白细胞少，红细胞多，有夏科-莱登晶体，可找到溶组织内阿米巴滋养体
血白细胞	总数及中性粒细胞明显增多	早期略增多
结肠镜检查	肠黏膜弥漫性充血、水肿及浅表溃疡，病变以直肠、乙状结肠为主	肠黏膜大多正常，其中有散在深切溃疡，其周围有红晕，病变主要在盲肠、升结肠，其次为乙状结肠和直肠

六、案例分析

1. 阿米巴肝脓肿。
2. 血常规、粪便检查、肝脓肿穿刺液检查、肝功能检查、血清学检查、聚合酶链反应（PCR）

检测溶组织内阿米 DNA、影像学检查：X 线、B 超。

3. 病原学治疗,肝穿刺引流,加强对症与支持疗法,必要时手术治疗。

（艾春玲）

第三节　弓形虫病

学习要点

1. 掌握：弓形虫病的临床表现、病原学检测、诊断要点、治疗原则及特效治疗。
2. 熟悉：弓形虫病的流行病学及常见并发症。
3. 了解：弓形虫病的病原学、发病机制与病理解剖。

内容要点

一、概念

弓形虫病是由刚地弓形虫感染引起的人兽共患性原虫疾病。通过先天性和获得性两种途径传播给人。

二、病原学

弓形虫是专性细胞内寄生的原虫,生活周期需要两个宿主:中间宿主和终末宿主。中间宿主为哺乳动物、鱼类、鸟类、昆虫类和人,终末宿主为猫和猫科动物。其发育过程包括两个阶段和五种形态。两个发育阶段为无性生殖和有性生殖。五种形态包括:滋养体、包囊、裂殖体、配子体和卵囊。中间宿主体内只出现滋养体和包囊,终宿主体内 5 期均存在。

三、流行病学

1. 传染源　猫和猫科动物是本病最重要的传染源。我国猪也是重要的传染源。
2. 传播途径
（1）先天性传播:通过胎盘而感染。
（2）获得性传播:主要是进食含卵囊或包囊的食物或水经消化道感染;与猫、犬等密切接触而感染。
3. 人群易感性　人类对弓形虫普遍易感。免疫缺陷或免疫抑制者易感染本病。
4. 流行特征　本病呈全球分布,动物和人感染均普遍,多为隐性感染和原虫携带者。

四、发病机制与病理解剖

弓形虫主要经消化道侵入人体,然后滋养体经局部淋巴结或直接进入血液循环形成虫血症,进一步侵犯各种组织器官,在细胞内以速殖子形式迅速增殖,细胞破坏后再侵入邻近细胞。如此反复,引起局部组织细胞坏死病灶,同时伴以单核细胞浸润为主的炎症反应。如宿主免疫功能正常,则形成隐性感染或潜伏性感染,如宿主免疫功能下降,包囊破裂,出现虫血症扩散,其缓殖子还可引起迟发型变态反应,导致坏死和肉芽肿样反应。

弓形虫病变可见于人体任何器官。好发部位为淋巴结、眼、脑、心、肝、肺和肌肉,其中以淋巴结、眼、脑的病变具有特征性。

五、临床表现

1. 先天性弓形虫病　在妊娠期间可表现为早产、流产、死胎。一出生时多数婴儿可无症状,部分患儿出生后数月、数年发生先天性弓形虫病斜视、失明、癫痫、智力低下等。先天性弓形虫病还可有发热、肺炎、肝脾大、黄疸、多形性皮疹等。

2. 获得性弓形虫病　肿大的淋巴结质硬,大小约 3cm,可伴有压痛但不化脓。在免疫功能低下者,常表现为发热、全身不适、夜间盗汗、关节及肌肉疼痛、咽痛、皮疹、头痛、呕吐、脑炎、脑膜脑炎、癫痫、精神异常等。

六、并发症

主要是继发细菌感染。

七、实验室检查

1. 病原学检查

(1)直接涂片:取患者血液、脑脊液、痰液、胸腹水等做涂片,用常规染色或免疫细胞化学法检测,在涂片中可发现弓形虫花环、链条和簇状群体,位于细胞质内。

(2)动物接种:将体液或组织液接种于小鼠腹腔。

(3)弓形虫 DNA 检测:用核酸原位杂交或 PCR 方法检测弓形虫 DNA。

2. 免疫学检测　检测血清中的抗虫体表膜抗体或弓形虫循环抗原。

八、诊断

应综合临床表现、病原学及免疫学检查进行诊断。临床上若遇视网膜脉络膜炎、脑积水、小脑畸形等患者,应考虑本病的可能。需做病原学和免疫学检查以明确诊断。

九、鉴别诊断

本病应与传染性单核细胞增多症、淋巴瘤、病毒性脑炎、新型隐球菌性脑膜炎、结核性脑膜炎等相鉴别。

十、治疗

1. 病原学治疗　乙胺嘧啶、磺胺类药物、螺旋霉素、克林霉素和阿奇霉素、罗红霉素等大环内酯类抗生素。

以下几种情况需抗虫治疗:急性弓形虫病;艾滋病、恶性肿瘤、器官移植等免疫功能低下者发生弓形虫感染;确诊为孕妇急性弓形虫感染;先天性弓形虫病。

2. 支持疗法　可采取加强免疫功能的措施,如使用胸腺素等药物。

十一、预防

育龄妇女妊娠早期感染弓形虫应给予人工流产,中晚期妊娠应给予预防性治疗。预防水平传播,不吃生肉、生蛋、生乳及不熟的肉,不与猫、犬等动物密切接触。对屠宰场、肉类加工厂和畜牧工作人员做好防护。

习 题

一、名词解释

1. 假囊
2. 弓形虫先天性传播
3. 弓形虫获得性传播

二、填空题

1. 弓形虫病通过_____和_____2 种途径传播给人。
2. 获得性弓形虫病最常侵犯的部位是_____。

三、选择题

(一) A1 型题

1. 弓形虫病最主要的传染源是
   - A. 猫科动物
   - B. 急性期患者
   - C. 鼠
   - D. 蚊
   - E. 跳蚤
2. 弓形虫病的病原体为
   - A. 细菌
   - B. 病毒
   - C. 原虫
   - D. 蠕虫
   - E. 立克次体
3. 关于弓形虫病的常规化验,下列**错误**的是
   - A. 可见异型淋巴细胞
   - B. 白细胞正常或轻度升高
   - C. 脑弓形虫病脑脊液压力明显上升
   - D. 脑脊液主要为单核细胞
   - E. 脑脊液中葡萄糖和氯化物多正常
4. 弓形虫的终末宿主是
   - A. 鸽子
   - B. 人
   - C. 鸟类
   - D. 猫及猫科动物
   - E. 有蹄类动物
5. 有关弓形虫感染的临床表现,下列**错误**的是
   - A. 感染者大多会发病,仅少数带虫者
   - B. 先天性弓形虫病在妊娠期表现为早产、流产或死胎
   - C. 先天性弓形虫病出生后可出现各种先天性畸形
   - D. 获得性弓形虫病可出现各种不同的临床表现,但以淋巴结肿大最为突出
   - E. AIDS 并发的弓形虫感染,往往是致命性的感染
6. 下列有关弓形虫病的描述,**不正确**的是
   - A. 弓形虫病是由刚地弓形虫引起的人畜共患病

B. 弓形虫是专性细胞内寄生的原虫

C. 弓形早滋养体在细胞外形成的集落称为假囊

D. 弓形虫组织包囊可以存在于体内任何器官,但多见于脑、心和骨骼肌

E. 弓形虫可以通过先天和获得性两种途径传播给人

7. 弓形虫的卵囊仅见于下列哪种动物

    A. 鸽子　　　　　　　　　B. 狗　　　　　　　　　C. 猫

    D. 鸡　　　　　　　　　　E. 人

8. 有关弓形虫脑膜炎患者脑脊液的检查,下列**错误**的是

    A. 脑脊液压力明显升高　　　　　　　　B. 脑脊液外观为黄色

    C. 细胞数稍增高　　　　　　　　　　　D. 蛋白含量增高

    E. 氯化物正常,糖含量正常或下降

9. 预防弓形虫水平传播的方法,**错误**的是

    A. 对肉类应充分煮熟　　　　　　　　　B. 防止猪类污染餐食具、食物和水源

    C. 对畜牧业工作人员进行预防接种　　　D. 不吃生乳

    E. 加强宣传教育

（二）A2 型题

10. 患者,女,45 岁,因高热 2 个月入院。患者 2 个月前发热,体温波动于 38~40℃,有时热峰超过 41℃,无寒战、大汗,无恶心、呕吐。有接触猫狗宠物史。查体:T 38.8℃,P 90 次 / 分,R 20 次 / 分。全身淋巴结无肿大。实验室检查:血常规 WBC 7.2×10^9/L, N 0.78, L 0.22, Hb 78g/L, ESR 85mm/h,血清弓形虫抗体 IgM 1:256（间接凝集法）。最可能的诊断是

    A. 弓形虫病　　　　　　　B. 间日疟　　　　　　　C. 回归热

    D. 伤寒　　　　　　　　　E. 钩体病

（三）A3/A4 型题

患者女,25 岁,因"发热,咽痛 4d"来诊。平素体健,家中养猫 2 年。查体:T 39℃,咽部充血,双侧扁桃体无肿大。血常规:Hb 82g/L, WBC 5.5×10^9/L, N 0.68, L 0.32。末梢血涂片:瑞氏染色,100×100 油镜检查:单核细胞胞质内及细胞外可见散在、成堆、链条状分布的小体,形似弓形虫,类似血小板大小。

11. 最可能的诊断是

    A. 上呼吸道感染　　　　　B. 系统性红斑狼疮　　　C. 肺炎

    D. 后天获得性弓形虫病　　E. 风湿热

12. 最常用的抗生素是

    A. 链霉素　　　　　　　　B. 吡罗昔康　　　　　　C. 乙胺嘧啶

    D. 异烟肼　　　　　　　　E. 青霉素

13. 该病的病原体为

    A. 细菌　　　　　　　　　B. 病毒　　　　　　　　C. 蠕虫

    D. 原虫　　　　　　　　　E. 立克次体

四、是非题（对的打√,错的打 ×）

1. 弓形虫病的传染源主要是动物。

2. 获得性弓形虫病主要发生在孕妇。

3. 成人弓形虫感染需要抗虫治疗。

4. 弓形虫发育繁殖需要两个宿主,发育阶段有 4 种不同的形态。

五、简答题

获得性弓形虫病的临床表现有哪些?

六、案例分析

患者,男,40 岁,因"左眼视物模糊 1 个月,发热伴左身麻木 12 天"来诊。有不洁性生活史,查体:T 38.5℃,P 118 次/分,R 24 次/分,BP 110/80mmHg;颈软,双侧瞳孔等大,直径 3mm,对光反射存在,双眼视力较前下降,左眼视物模糊;双肺呼吸音粗,未闻及干湿性啰音及哮鸣音;左上肢被动屈曲,肌张力高,左下肢肌力 2 级,肌张力稍高,右侧肢体肌张力、肌力正常,双下肢无水肿;生理反射存在,病理反射未引出。弓形虫抗体 IgG(+);HIV 抗体初筛试验(+)。

问题:

1. 该病可能的诊断有哪些?

2. 该病哪几种情况下需药物治疗?

参 考 答 案

一、名词解释

1. 假囊:弓形虫滋养体在细胞内的集落。

2. 弓形虫先天性传播:指通过胎盘而感染,孕妇显性感染和隐性感染均可传染胎儿。

3. 弓形虫获得性传播:指人体由外界环境中获得的感染。主要是进食含卵囊或包囊的食物或水经消化道感染。

二、填空题

1. 先天性 获得性

2. 淋巴结

三、选择题

1. A 2. C 3. C 4. D 5. A 6. C 7. C 8. A 9. C 10. A 11. D 12. C 13. D

四、是非题

1. √ 2. × 3. × 4. ×

五、简答题

答:局限性感染以淋巴结炎最为多见,除浅表淋巴结肿大外,纵隔、肠系膜、腹膜后等深部淋巴结亦可肿大。肿大的淋巴结质硬,可伴有压痛但不化脓。重者则出现中枢神经系统症状。

免疫功能低下者,常表现为发热、全身不适、夜间盗汗、关节及肌肉疼痛、咽痛、皮疹、头痛、呕吐、脑炎、脑膜脑炎、癫痫、精神异常等。

六、案例分析

1. 弓形虫病、艾滋病。需进一步做 HIV 抗体确诊试验。
2. 急性弓形虫病;艾滋病、恶性肿瘤、器官移植等免疫功能低下者发生弓形虫感染;确诊为孕妇急性弓形虫感染;先天性弓形虫病。

(刘迎迎)

第四节　黑　热　病

学习要点

1. 掌握:黑热病的临床表现、诊断要点、治疗原则及特效治疗。
2. 熟悉:杜氏利什曼原虫的生活史、发病机制与病理特点。
3. 了解:目前国内黑热病的流行病学情况,我国黑热病防治成就及其预防。

一、概念

黑热病是由杜氏利什曼原虫引起经白蛉传播的慢性地方性传染病。临床以长期不规则发热、消瘦、贫血、进行性肝脾大、全血细胞减少及血浆球蛋白增高为特征。

二、病原学

杜氏利什曼原虫属锥体虫科,为细胞内寄生的鞭毛虫。杜氏利什曼原虫主要侵犯内脏,寄生于单核巨噬细胞系统,引起黑热病。杜氏利什曼原虫分无鞭毛体(利杜体)和前鞭毛体两种阶段。

三、流行病学

1. 传染源　患者和病犬为主要传染源。
2. 传播途径　主要通过白蛉叮咬传播,偶可经破损皮肤、黏膜或胎盘、输血传播。
3. 人群易感性　人群普遍易感,以儿童和青壮年为主,感染后可获较持久免疫力。
4. 流行特征　本病为地方性传染病,但分布广泛,人源型以较大儿童及青壮年发病多;犬源型及自然疫源型则儿童多,成人少。

四、发病机制与病理解剖

当感染的雌性白蛉叮咬人,前鞭毛体进入吞噬细胞内逐步转化为无鞭毛体,生长繁殖导致巨噬细胞破裂,逸出的无鞭毛体又侵入其他的巨噬细胞,从而刺激单核细胞系统大量增生,引起肝、脾、骨髓和淋巴结肿大。

五、临床表现

潜伏期一般为3~6个月。

1. 典型临床表现

（1）发热：多数为长期不规则发热，典型病例为双峰热。虽发热数月，但全身中毒症状不明显。

（2）脾、肝、淋巴结肿大：脾自病程2~3周即可触及，质地软，后随病期呈进行性增大、变硬，数月后即可平脐，甚至可达盆腔。淋巴结常呈轻度及中度肿大。

（3）贫血及营养不良：晚期患者贫血明显，常有精神萎靡、心悸、气短、头晕、口唇、甲床及眼结膜苍白。血小板减少，有出血。营养不良，可出现水肿。

2. 特殊临床类型

（1）皮肤型黑热病：皮损主要是结节、丘疹、红斑，偶见褪色斑，结节表面光滑，不破溃亦很少自愈，结节可连成片。

（2）淋巴结黑热病：全身浅表淋巴结肿大，尤以腹股沟部多见。一般如花生米大小，也可融合成肿块，局部无红肿压痛。

六、并发症

1. 继发性细菌感染　可见牙龈溃烂、菌痢、肺炎等。

2. 急性粒细胞缺乏症　常有高热、极度衰竭、咽部溃疡和坏死。

七、实验室检查

1. 血象及血清蛋白　全血细胞减少，白细胞减少显著且出现早，主要是中性粒细胞减少，嗜酸性粒细胞减少明显。贫血多为中度，血小板减少，白蛋白减少，球蛋白显著增加，白、球蛋白比例倒置。

2. 病原学检查　是确诊最可靠的方法，可做骨髓或淋巴穿刺。

3. 血清免疫学检查　特异性抗体阳性率较高；循环抗原主要用于流行病学调查，用于早期诊断。

4. 分子生物学方法　PCR及DNA探针技术检测利杜体DNA。

八、诊断

1. 流行病学资料　有在流行地区居住或逗留史，是否为白蛉活动季节。

2. 临床表现　起病缓慢，长期不规则发热，中毒症状虽较轻，但反复发作，进行性肝脾大、消瘦、贫血。

3. 实验室检查　全血细胞减少，白细胞减少，中性粒细胞减少，贫血多为中度，血小板减少，白蛋白减少，骨髓或淋巴穿刺查利杜体。血清特异性抗原抗体检测阳性有助于诊断。

4. 治疗性诊断　用锑剂试验治疗，若疗效显著有助于本病诊断。

九、鉴别诊断

本病应与长期发热、肝脾大、白细胞减少性疾病相鉴别，如疟疾、布氏杆菌病、慢性血吸虫病、伤寒、结核病、恶性组织细胞病和白血病等。

十、治疗

1. 一般治疗　卧床休息，高蛋白饮食，补充多种维生素，加强护理。

2. 病原治疗 首选葡萄糖酸锑钠,其次有喷他脒、羟脒替、巴龙霉素、米替福新。

3. 脾切除 治愈标准:体温正常,症状消失,一般情况改善;肿大的肝脾回缩;血常规恢复正常;原虫消失;治疗结束并随访半年以上无复发。

十一、预防

1. 管理传染源 治疗患者,捕杀病犬。
2. 消灭传播媒介 用敌敌畏等喷射住房、畜舍的墙壁。
3. 加强个人防护。

习 题

一、名词解释

1. 利杜体
2. 人源型
3. 犬源型

二、填空题

1. 黑热病是由＿＿＿＿＿＿＿引起,通过＿＿＿＿＿＿传播的慢性地方性传染病。

2. 黑热病主要的临床特点是＿＿＿＿＿＿、＿＿＿＿＿＿、＿＿＿＿＿＿、＿＿＿＿＿＿、＿＿＿＿＿＿及＿＿＿＿＿＿。

3. 在抗利什曼原虫感染中,机体的＿＿＿＿＿＿起主要作用,＿＿＿＿＿＿次之,由于其细胞免疫功能＿＿＿＿＿＿难以自愈。

三、选择题

(一)A1 型题

1. 下列关于杜氏利什曼原虫的前鞭毛体说法**错误**的是

    A. 见于白蛉消化道

    B. 在 22~25℃培养基中呈纺锤形,前端有一游离鞭毛

    C. 在 22~25℃培养基中大小约 11~16μm

    D. 在 22~25℃培养基中长度与体长相仿

    E. 抵抗力强,80℃可存活 6 个月,胃液中可耐受 24 小时

2. 黑热病例的潜伏期为

    A. 3~5 天   B. 3~5 周   C. 3~5 个月

    D. 3~5 年   E. 9 年

3. 关于杜氏利什曼原虫生活史的无鞭毛体说法**错误**的是

    A. 也称为利杜体

    B. 在 37℃组织培养中,其前端有一游离鞭毛

    C. 见于人和哺乳动物单核巨噬细胞内

    D. 在 37℃组织培养中呈卵圆形

E. 在37℃组织培养中大小约 4.4μm×2.8μm

4. 利什曼原虫是黑热病的病原体,下述有关其生物学特性描述中**错误**的是

    A. 利什曼原虫属锥体虫科

    B. 杜氏利什曼原虫主要侵犯内脏,少数可继发皮肤损害

    C. 杜氏利什曼原虫生活史分 2 个阶段,即利杜体和前鞭毛体

    D. 利杜体呈圆或椭圆形、直径 2~5μm,无活动力

    E. 杜氏利什曼原虫的 2 个阶段分别寄生于人或哺乳动物的单核 - 吞噬细胞系统内

5. 葡萄糖酸锑钠对杜氏利什曼原虫有很强的杀虫作用,在用药过程中当出现哪种不良反应时宜暂停治疗

    A. 鼻出血　　　　　　B. 腹痛、腹泻　　　　　　C. 脾区痛

    D. 发热、恶心、呕吐　　E. 血中白细胞继续减少

6. 有关下述黑热病流行特征的描述正确的是

    A. 黑热病发病有明显的季节性

    B. 人源型以儿童多、成人少

    C. 黑热病为地方性传染病,但分布较广,遍及亚、非、欧、美各洲

    D. 犬源型及自然疫源型以较大儿童及青壮年发病多

    E. 黑热病的成人患者女性略多于男性

7. 关于皮肤型黑热病,下列关于其说法**错误**的是

    A. 多数患者有黑热病史

    B. 皮损主要是结节、丘疹和红斑,偶可见褪色斑

    C. 结节可连成片类似瘤型麻风

    D. 皮损可见于身体任何部位,但在胸背部为多

    E. 患者大多数能照常工作及劳动

8. 黑热病晚期的并发症是

    A. 急性肾小球肾炎　　　B. 急性胆囊炎　　　　　C. 变态反应性关节炎

    D. 急性肝功能衰竭　　　E. 急性粒细胞缺乏症

（二）A2 型题

9. 某患者,男性,12 岁,3 个月前出现发热,持续 1 个月左右退热,间歇 2 周后又开始发热,渐发展成不规则低热,以下午为重,伴全身乏力、盗汗、牙龈出血。查体:T 38.0℃,全身浅表淋巴结多处肿大,质软,压痛不明显,脾大,肋下 3cm,质软,查血:RBC $3.0×10^{12}$/L,WBC $2.5×10^9$/L,主要是中性粒细胞减少,追问病史,患者 4 个月前春游露宿时全身有被虫媒叮咬史。该病确诊为

    A. 伤寒　　　　　　　　B. 病毒性肝炎　　　　　C. 黑热病

    D. 疟疾　　　　　　　　E. 结核

（三）A3/A4 型题

患者男,23 岁,因"发热 4 个月,腹胀、牙龈出血、皮肤出血点 1 个月"来诊。4 个月前无明显诱因发热,体温 37.5~38.5℃,无明显规律,发热时精神、食欲尚好,无乏力、肌肉酸痛,仍能正常参加工作。按感冒治疗,效果不好,发热持续 1 个月后停止,3 周后又出现发热,性质同前,反复发作,在多家医院给予抗生素及对症治疗,症状反复,1 个月前渐出现腹胀,牙龈出血,搔抓处皮肤有出血点。患者 6 个月前到广东打工。查体:贫血貌,一般情况尚好,浅表淋巴结肿大,部

分淋巴结融合成块,活动尚好;心、肺正常;肝肋下 4cm,脾肋下平脐,质地硬,无触痛。血常规: Hb 89g/L, RBC 3.12×10^{12}/L, WBC 2.1×10^9/L, N 0.15, PLT 42×10^9/L, Alb 28g/L, Glob 52g/L。

10. 为明确诊断,应最先进行的检查是

A. 血培养　　　　　　B. 淋巴结活检　　　　　C. 血涂片找疟原虫

D. 骨髓检查　　　　　E. 肥达反应

11. 最可能的诊断是

A. 淋巴瘤　　　　　　B. 恶性组织细胞病　　　C. 黑热病

D. 疟疾　　　　　　　E. 伤寒

12. 该病的特效治疗药物是

A. 青霉素　　　　　　B. 锑剂　　　　　　　　C. 乙胺嘧啶

D. 氯喹　　　　　　　E. 吡喹酮

四、是非题(对的打√,错的打 ×)

1. 黑热病的确诊方法是骨髓涂片查到利杜体。
2. 我国黑热病的主要传播媒介是中华按蚊。
3. 黑热病典型的热型是双峰热。
4. 黑热病发病有明显的季节性。
5. 在黑热病的发病机制中起重要作用的是巨噬细胞。

五、简答题

简述黑热病病原学治疗的常用药物的用法。

六、案例分析

患者男,28 岁,因"发热 2 月余"来诊,全身中毒症状相对较轻,头孢菌素、喹诺酮类抗生素治疗无效,试验性抗结核治疗无效,既往体健,经常饮酒。查体:T39℃,P102 次 / 分,贫血貌,淋巴结未触及肿大;心、肺未见异常;肝肋下约 4cm,质软,无压痛,脾肋下约 3cm,质软,无触痛。3 次骨髓穿刺涂片排除血液系统疾病,未发现诊断线索,复查血常规发现血红蛋白、红细胞及白细胞进行性下降。再次骨髓涂片,找到稀少无鞭毛体。

问题:

1. 根据以上情况,考虑诊断是什么?
2. 该病治疗方法有哪些?
3. 该病治愈标准包括哪些?

参 考 答 案

一、名词解释

1. 利杜体:杜氏利什曼原虫分无鞭毛体(利杜体)和前鞭毛体两种阶段。利杜体见于人和其他哺乳动物体内,呈圆形或椭圆形,直径 2.4~5.2μm,寄生于单核 – 吞噬细胞系统内。

2. 人源型:是指以患者为传染源,引起黑热病在人间流行的类型,多见于平原地区。

3. 犬源型：是指以病犬为传染源,引起黑热病在人间流行的类型,多见于我国西北丘陵地区。

二、填空题

1. 杜氏利什曼原虫　白蛉
2. 长期不规则发热　消瘦　贫血　肝脾进行性肿大　血细胞减少　血浆球蛋白增高
3. 细胞免疫　体液免疫　明显抑制

三、选择题

1. E　2. C　3. B　4. E　5. E　6. C　7. B　8. E　9. C　10. D　11. C　12. B

四、是非题

1. √　2. ×　3. √　4. ×　5. √

五、简答题

答：首选葡萄糖酸锑钠,疗效迅速而显著。总剂量：成人 90~130mg/kg,儿童 150~200mg/kg,均分 6 次静脉或肌内注射,每日 1 次,副作用少,合并有心、肝疾病者慎用。感染严重或体质衰弱者可采用 3 周疗法：成人总剂量 150mg/kg,儿童 200mg/kg,平分 6 次,每周 2 次,用法同前。

六、案例分析

1. 黑热病。
2. ①一般治疗：卧床休息,高蛋白饮食,补充多种维生素,加强护理。②病原治疗：首选葡萄糖酸锑钠,其次有喷他脒、羟脒替、巴龙霉素、米替福新。③脾切除。
3. 治愈标准：体温正常,症状消失,一般情况改善；肿大的肝脾回缩；血常规恢复正常；原虫消失；治疗结束并随访半年以上无复发。

（刘迎迎）

第七章　蠕虫感染性疾病

第一节　日本血吸虫病

学习要点

1. 掌握：日本血吸虫病的临床表现、诊断及治疗。
2. 熟悉：日本血吸虫病病原学、流行病学、并发症、鉴别诊断。
3. 了解：日本血吸虫病流行及防治现状、发病机制、病理解剖、实验室检查、预后及预防。

内容要点

一、概念

日本血吸虫病是日本血吸虫寄生于人体门静脉系统引起的疾病,由皮肤接触含尾蚴的疫水而感染,主要病变为虫卵沉积于肝脏和肠道而引起的虫卵肉芽肿。

二、病原学

寄生于人体的血吸虫主要有五种,即日本血吸虫、曼氏血吸虫、埃及血吸虫、间插血吸虫和湄公血吸虫。我国仅有日本血吸虫流行。人是终末宿主,钉螺是必需的唯一中间宿主。生活史简要过程:虫卵→毛蚴→钉螺→尾蚴→侵入人体皮肤→随血经肺肝→成虫→逆流至肠系膜下静脉→产卵→肠道→排出虫卵。

三、流行病学

1. 传染源　患者和病牛是重要的传染源。
2. 传播途径　实现传播必须具备下述三个条件:带虫卵的粪便入水、钉螺的存在滋生、人接触疫水。
3. 易感人群　人群普遍易感。
4. 流行特征　主要分布于江苏、浙江、安徽、江西、湖北、湖南、广东、广西、福建、四川、云南及上海 12 个省、市、自治区、直辖市。疫情以湖沼区最严重。

四、发病机制与病理解剖

血吸虫的尾蚴、幼虫、成虫及虫卵对宿主均可引起免疫反应。急性血吸虫病是体液与细胞免疫反应的混合表现；而慢性与晚期血吸虫病的免疫病理变化被认为属于迟发型变态反应。虫卵肉芽肿反应是血吸虫病的基本病理变化。

尾蚴钻入皮肤的部位，可引起尾蚴性皮炎。幼虫的移行可引起组织点状出血及白细胞浸润，严重时可发生出血性肺炎。

成虫及其代谢产物仅产生局部轻微静脉内膜炎、嗜酸性粒细胞浸润。而虫卵引起本病主要病理损害，形成典型的虫卵肉芽肿和纤维化病变。

虫卵沉积于宿主肠壁黏膜下层，并可顺门静脉血流至肝内分支，故病变以肝与结肠最显著。

虫卵和（或）成虫寄生在门静脉系统之外的器官所致的异位病变，以肺与脑较为多见。

五、临床表现

潜伏期长短不一，多数为30~60天，平均40天。临床上将血吸虫病分为四型：急性血吸虫病、慢性血吸虫病、晚期血吸虫病、异位血吸虫病。

1. 急性血吸虫病　发生于初次大量感染或严重感染后1个月左右，即成虫大量排卵期。临床表现以发热、过敏反应、消化系统症状、肝脾大等为主要表现。

2. 慢性血吸虫病　在急性症状消退而未经治疗或疫区反复轻度感染而获得部分免疫力者，病程经过半年以上，称慢性血吸虫病。在流行区占绝大多数，临床以隐匿型间质性肝炎或慢性血吸虫性结肠炎表现为主。

3. 晚期血吸虫病　形成血吸虫病性肝硬化。临床症状以门静脉高压为主。根据晚期主要临床表现，可以分为四型：巨脾型、腹水型、结肠肉芽肿型、侏儒型。

4. 异位血吸虫病　见于门脉系统以外的器官或组织的血吸虫虫卵肉芽肿称为异位损害或异位血吸虫病。人体常见的异位损害在肺和脑。

六、并发症

多发生在慢性或晚期的血吸虫病人。常见的有：上消化道出血、肝性脑病、感染、肠道并发症等。

七、实验室检查

1. 血常规　主要为嗜酸性粒细胞增多，急性血吸虫病患者升高明显，慢性轻度升高，晚期因脾功能亢进引起红细胞、白细胞及血小板明显减少。

2. 粪便检查　粪便内检查虫卵和孵出毛蚴是确诊血吸虫病的直接依据。

3. 肝功能检查　血清中白蛋白减少，球蛋白增高，ALT、AST轻度增高。

4. 免疫学检查　检测血吸虫感染者所产生的特异性抗体。

5. 直肠黏膜活检　检出血吸虫卵的阳性率很高。

6. 其他检查　B超、CT等。

八、诊断与鉴别诊断

诊断主要依据流行病学资料（有流行区生活、居住、旅游史，疫水接触史）、临床特点及实验室检查,但应注意与其他疾病的鉴别,如急性血吸虫病与伤寒、阿米巴肝脓肿等鉴别;慢性血吸虫病与慢性菌痢、阿米巴痢疾及无黄疸型病毒性肝炎等相鉴别。

九、治疗

1. 病原治疗　目前普遍采用吡喹酮,可用于各期各型血吸虫病患者,是目前用于治疗日本血吸虫病最有效药物。

2. 对症治疗　急性期休息,补充营养及支持治疗,高热、中毒症状重者可用糖皮质激素。晚期血吸虫病按肝硬化治疗。

十、预防

1. 控制传染源　在流行区每年对患者、病畜进行普查、普治。
2. 切断传播途径　加强粪便及水源管理、灭螺。
3. 保护易感人群　避免接触疫水,流行区预防性服药。

十一、预后

本病预后与感染程度、病程长短、年龄、有无并发症、异位损害及治疗是否及时、彻底有明显关系。

(刘迎迎)

习　题

一、名词解释

1. 何博礼现象
2. 异位血吸虫病

二、填空题

1. 人是日本血吸虫的_____宿主,钉螺是唯一的_____宿主。
2. 日本血吸虫生活史中,感染人体的是_____,引起人体病变的主要是_____。
3. 晚期血吸虫病包括_____、_____、_____,_____临床类型。

三、选择题

(一) A1 型题

1. 关于日本血吸虫,下列正确的是
   A. 日本血吸虫雌雄同体　　　　　　B. 日本血吸虫的中间宿主是人
   C. 日本血吸虫的终宿主是钉螺　　　D. 日本血吸虫对人具有感染性的是尾蚴
   E. 通过粪口途径感染
2. 日本血吸虫主要寄生部位是
   A. 门脉肠系膜静脉系统　　B. 肝脏　　　　　C. 肺脏
   D. 脑部　　　　　　　　　E. 结肠

3. 日本血吸虫病的主要病理变化是

    A. 尾蚴性皮炎　　　　　　　B. 过敏性皮炎　　　　　　C. 虫卵肉芽肿

    D. 成虫寄生在门静脉引阻塞　　E. 细胞变性坏死

4. 日本血吸虫虫卵肉芽肿属于

    A. Ⅰ型变态反应　　　　　　B. Ⅱ型变态反应　　　　　C. Ⅲ型变态反应

    D. Ⅳ型变态反应　　　　　　E. Ⅴ型变态反应

5. 引起日本血吸虫病主要病理变化的是

    A. 尾蚴　　　B. 童虫　　　C. 成虫　　　D. 虫卵　　　E. 毛蚴

6. 血吸虫病异位损害的部位多见于

    A. 肝、结肠　　B. 肝、肺　　C. 肺、脑　　D. 脑、肺　　E. 肺、结肠

7. 血吸虫病的中间宿主是

    A. 钉螺　　　B. 人　　　C. 牛　　　D. 川卷螺　　E. 寄生蟹

8. 急性血吸虫病血相检查最突出的特点是

    A. 中性粒细胞显著增多　　　　　　B. 嗜酸性粒细胞显著增多

    C. 中嗜碱性粒细胞显著增多　　　　D. 肥大细胞显著增多

    E. 血小板显著增多

9. 确诊血吸虫病的实验室方法是

    A. 血常规检查　　　　　　　　　　B. 血清学检查

    C. 肝功能检查　　　　　　　　　　D. 肝脏 B 超

    E. 粪便镜检或直肠黏膜活检

10. 排除慢性血吸虫病最可靠的指标是

    A. 无腹泻史　　　　　　　　　　　B. 无肝脾肿大

    C. 未到过血吸虫疫区　　　　　　　D. 粪便找血吸虫卵阴性

    E. 环卵沉淀试验阴性

11. 晚期血吸虫病的临床类型**不包括**

    A. 巨脾型　　　　　　　　　　　　B. 腹水型　　　　　　　C. 侏儒型

    D. 黄疸型　　　　　　　　　　　　E. 结肠肉芽肿型

（二）A3 型题

患者，男性，52 岁，9 月 8 日来诊，发热 2 周伴腹泻。查体：皮肤可见荨麻疹，脾可及，肝未及，血 WBC 12×10^9/L，嗜酸性粒细胞 0.40，ALT 86U/L。

12. 采集病史时，应特别注意

    A. 结核病史　　　　　　　　　　　B. 疫水接触史　　　　　C. 近期用药史

    D. 肝病史　　　　　　　　　　　　E. 腹泻次数、性质

13. 进一步最有价值的检查是

    A. 腹部 CT　　　　　　　　　　　B. 骨穿　　　　　　　　C. 胸部 X 线

    D. 皮内试验　　　　　　　　　　　E. 粪便毛蚴孵化

14. 确诊后，对该患者最有效的治疗措施是

    A. 降体温　　　B. 青霉素　　C. 吡喹酮　　D. 喹诺酮类　　E. 硫酸二氯酚

15. 该病病变最显著的部位在

    A. 皮肤、脾　　B. 肝、脾　　C. 脾、结肠　　D. 肝、结肠　　E. 肝、皮肤

四、是非题

1. 钉螺是日本血吸虫的唯一中间宿主。
2. 日本血吸虫的感染阶段是胞蚴。
3. 人是日本血吸虫的终宿主,钉螺是中间宿主,牛、羊等是储存宿主。
4. 日本血吸虫的主要致病阶段是虫卵。
5. 日本血吸虫的感染方式是人和动物接触疫水。
6. 日本血吸虫病的预防措施以灭螺、避免接触疫水、普查普治为主。

五、案例分析

患者男,19 岁,因发热 3 周,于 2003 年 8 月 30 日收入院。患者于 9 月 7 日开始出现发热,体温以下午及晚上明显,高时达 39.8℃,病程早期还出现过荨麻疹及咳嗽。今年 7 月到洞庭湖区并有游泳史。体格检查:T38℃,P89 次 / 分,R20 次 / 分,BP120/76mmHg,未见皮疹及浅表淋巴肿大,腹平软,无压痛,肝肋下 2cm,轻触痛,脾肋下 1.5cm。实验室检查:WBC 12×10^9/L,嗜酸性粒细胞 0.28;肝功能:ALT120U/L。

问题:

1. 该患者最可能的诊断是什么?
2. 主要的诊断依据有哪些?
3. 应注意和哪些疾病进行鉴别?

参 考 答 案

一、名词解释

1. 何博礼现象:虫卵周围有嗜酸性辐射样棒状物,系抗原与抗体结合的免疫复合物,称为何博礼现象。
2. 异位血吸虫病:指虫卵和(或)成虫寄生在门静脉系统之外的器官所致的病变,以肺与脑较为多见。

二、填空题

1. 终末宿主　中间宿主
2. 尾蚴　虫卵
3. 巨脾型　腹水型　结肠肉芽肿型　侏儒型

三、选择题

1. D　2. A　3. C　4. D　5. D　6. C　7. A　8. B　9. E　10. D　11. D　12. B
13. E　14. C　15. D

四、是非题

1. √　2. ×　3. √　4. √　5. √　6. √

五、案例分析

1. 本病例最可能的诊断是急性血吸虫病。其依据有：①病人有接触血吸虫疫水史；②临床表现有长时间发热，病初有过敏症状，查体发现肝脾肿大；③实验室检查结果示外周血嗜酸性粒细胞增高，肝功能异常。

2. ①粪便查找虫卵；②粪便毛蚴孵化试验；③直肠活检组织压片显微镜下找虫卵；④循环抗原酶免疫法检测血液循环抗原。

3. 应注意与菌痢、阿米巴肝脓肿、败血症等鉴别。

（刘迎迎）

第二节　肠绦虫病与猪囊虫病

一、肠绦虫病

学习要点

1. 掌握：肠绦虫病的临床表现、并发症、诊断、治疗及预防。
2. 了解：肠绦虫病的病原学、流行病学、发病机制、病理变化、实验室检查、预后。

内容要点

（一）概念

肠绦虫病是由各种绦虫成虫寄生于人体小肠所引起的一类肠道寄生虫病。我国以猪肉绦虫和牛肉绦虫最常见。人因进食含活囊尾蚴的猪肉或牛肉而感染。临床表现以轻微的胃肠症状及大便中排出白色带状节片为特征。

（二）病原学特点

在我国常见的长绦虫主要有猪肉绦虫、牛肉绦虫。猪肉绦虫和牛肉绦虫为雌、雄同体，乳白色，虫体扁平如带状，猪肉绦虫长 2~4 米，牛肉绦虫长 4~8 米，由头节、颈和链体三部分组成。头节较细，颈部为生长部分，颈部产生节片形成链体。

妊娠节片内充满虫卵，虫卵和妊娠节片经常随粪便排出体外。虫卵被猪或牛吞食后，在消化液和胆汁的作用下，卵内六钩蚴逸出，钻入肠壁随血液循环和淋巴循环到达全身多个组织器官，主要在骨骼肌内发育为囊尾蚴。人食含活囊尾蚴的猪肉或牛肉后，囊尾蚴在人体胃酸、胃蛋白酶作用下，囊壁被消化，囊尾蚴头节伸出，吸附在肠黏膜上，经 2~3 个月发育为成虫。猪肉绦虫和牛带绦虫在人体内的生活时间较长。

（三）流行病学

1. 传染源　人是猪肉绦虫和牛肉绦虫的终末宿主，故绦虫患者是猪肉绦虫病和牛肉绦虫病的传染源。从粪便中排出的虫卵分别使猪与牛感染引起猪和牛的囊虫病。
2. 传播途径　人因食入未煮熟的含囊尾蚴的猪肉和牛肉而感染。
3. 人群易感性　人群普遍易感，以青壮年农民较多男多于女。

4. 流行特征　呈世界性分布,在我国分布较广。

（四）发病机制与病理解剖

猪肉绦虫成虫以头节上的吸盘和小沟附着在肠黏膜上,可造成肠壁损伤和溃疡,严重时,可穿破肠壁,引起腹膜炎。牛肉绦虫成虫以头节上的吸盘附着在肠黏膜上,肠壁有轻度炎症反应。多条绦虫寄生偶可造成部分性肠梗阻。由于虫体的机械作用、虫体吸收人体的大量营养及虫体代谢产物的毒性作用,可引起胃肠功能紊乱及神经过敏等。

（五）临床表现

潜伏期 2~3 个月。猪肉绦虫病与牛肉绦虫病的症状轻微,患者不自觉发现粪便中带状节片常为最常和唯一的症状。牛肉绦虫的节片蠕动能力较强,常可自动从肛门脱出。重者可出现腹痛、腹泻、恶心、呕吐、食欲缺乏、消化不良、头痛、失眠、磨牙、神经过敏等。部分患者有肛门瘙痒,体重减轻。儿童可表现贫血,甚至发育迟缓。猪肉绦虫患者因自体感染而同时患有囊虫病,牛肉绦虫偶可引起机械性肠梗阻。

（六）诊断

有进食生或不熟的猪肉、牛肉的病史,粪便中有白色带状节片,粪便中找到绦虫卵即可确诊。

（七）治疗

主要为驱虫治疗,吡喹酮为首选药物,也可用甲苯达唑。

驱虫注意事项:驱虫后应留 24 小时内全部粪便,以便寻找头节,如治疗后 6 个月无节片排出,虫卵转阴,则认为痊愈,否则应复治。

（八）预防

在流行区做好宣传教育,开展普查普治;加强人粪便管理;注意个人卫生;加强屠宰卫生管理,禁止出售含囊尾蚴的猪肉和牛肉。

二、猪囊虫病

学习要点

1. 掌握:猪囊虫病的临床表现、并发症、诊断、治疗及预防。
2. 了解:猪囊虫病的病原学、流行病学、发病机制、病理变化、实验室检查、预后。

内容要点

（一）概念

猪囊虫病是猪肉绦虫的囊尾蚴(幼虫)寄生在人体组织器官所致的疾病,是较常见的人畜共患疾病。人因误食猪肉绦虫卵而感染,亦可因身体内有猪肉绦虫寄生而发生自身感染。囊尾蚴主要寄生在皮下组织、肌肉、脑、眼、心脏等部位,寄生在脑组织最为严重。

（二）病原学特点

人是猪肉绦虫、牛肉绦虫的终宿主,绦虫在人体内发育为成虫,致人患绦虫病;人也可是猪肉绦虫的中间宿主,故人还可患囊虫病。猪肉绦虫卵经口感染,由于胃肠消化液的作用,六钩蚴从卵内逸出,经肠壁入血,随血液循环散布至全身,发育为囊虫。囊虫呈圆形或椭圆形,约黄豆大小,乳白色,半透明,里面含有清亮液体和内凹的头节,头节呈白色点状,位于一侧。一般可存活 3~10 年,最长可达 20 年。

（三）流行病学

1. 传染源　猪肉绦虫患者是唯一的传染源。

2. 传播途径　吞食猪肉绦虫卵经口感染为主要的传播途径。感染方式有以下三种:外源性异体感染、外源性自身感染、内源性自身感染。

3. 人群易感性　人群普遍易感,以青壮年多见,男多于女,农民较多。

4. 流行特征　本病呈世界性分布,特别是有吃生猪肉习惯的地区和民族中流行。农村发病率高于城市。

（四）发病机制与病理解剖

囊尾蚴寄生在宿主的组织、器官后,体积逐渐增大,可对周围组织形成挤压,而且囊尾蚴在生长发育过程,不断向宿主排泄代谢产物及释放毒素类物质,导致宿主不同程度的损害。囊尾蚴还从宿主获得一定的营养物质,从而使宿主营养缺乏,影响宿主正常的生长发育。

病理变化根据囊虫寄生的部位、数目、死活、局部炎症反应而不同。病变部位以脑、皮下组织、肌肉为多,也可累及其他脏器。

（五）临床表现

潜伏期 3 个月左右,临床表现与感染的轻重和囊虫寄生的部位有关。

1. 脑囊虫病　根据临床表现的不同,可分为以下几型:

（1）脑实质型:最多,是大量囊尾蚴寄生于大脑皮质运动中枢所致,临床以癫痫最常见。

（2）脑室型:以脑脊液循环受阻、颅内压增高为特征。表现为头痛、呕吐、复视、视乳头水肿等,亦可并发脑疝引起循环衰竭和呼吸衰竭。

（3）软脑膜型:主要病变为囊虫性脑膜炎,反复发作,以颅底和颅后凹部多见。临床表现为头痛、呕吐、脑膜刺激征、共济失调等症状。

（4）脊髓型:由于囊虫侵入椎管压迫脊髓,产生脊髓压迫征。临床表现为截瘫、感觉障碍、大小便潴留等。

（5）精神异常型:是由囊虫引起脑皮质萎缩所致,呈进行性加重反复发作的精神异常或痴呆。

2. 眼囊虫病　以玻璃体及视网膜下最多见。位于视网膜下者,可引起视力减退,甚至引起视网膜剥脱而致失明。位于玻璃体者,可自觉眼前有黑影飘动。囊尾蚴在眼内存活时,患者可耐受,而虫体死亡时产生的强烈刺激,可导致色素膜炎、视网膜脉络膜炎。

3. 皮下组织和肌肉囊虫病　约 2/3 的囊虫病患者有皮下组织囊虫结节,黄豆大小,圆形或卵圆形,质地坚硬,有弹性感,无疼痛及压痛,无色素沉着及炎症反应,与周围组织无粘连。头部及躯干较多,四肢较少。

4. 其他　如肺囊虫病和心囊虫病等,但罕见。

（六）诊断

根据患者有流行区,尤其有绦虫病史,临床表现有癫痫发作,颅内压增高,精神失常,皮下肌肉结节,脑脊液有异常表现等,可作为疑似病例。凡疑似病例经间接血凝试验、酶联免疫吸附试验法检测血清或脑脊液中囊虫特异性抗体阳性,可临床诊断。脑部 CT、脑部 MRI 检查可帮助脑囊虫病的临床诊断。皮下组织活检或脑手术病理组织切片中找到囊尾蚴头节即可确诊。

（七）鉴别诊断

脑囊虫病需与原发性癫痫、颅内肿瘤、结核性脑膜炎、隐球菌性脑膜炎、脑血吸虫病等鉴别。皮下囊虫结节应与皮脂腺囊肿、神经纤维瘤、风湿性皮下结节、肺吸虫皮下结节等鉴别。

眼囊尾蚴病应与眼内肿瘤、眼内异物、葡萄膜炎、视网膜炎等鉴别。

（八）治疗

1. **病原治疗** 阿苯达唑为首选药,也可选用吡喹酮。

2. **对症治疗** 对有颅内高压的患者,20% 甘露醇加地塞米松静滴。癫痫发作频繁者,可酌情选用安定、苯巴比妥钠等药物。

3. **手术治疗** 脑囊尾蚴患者药物治疗前应行颅脑开窗减压术或脑室分流术。眼囊尾蚴患者应用手术摘除眼内囊尾蚴,皮下组织和肌肉囊尾蚴病也可用手术摘除。

4. **治疗中应注意以下事项** 各型囊虫病患者应住院治疗;癫痫发作频繁者应同时给予抗癫痫治疗,颅内压增高者须先降颅压治疗;眼内囊虫病禁止杀虫治疗。脑室内囊虫致脑室梗阻者可先考虑手术治疗再行驱虫治疗;晚期囊虫病患者有痴呆、幻觉、妄想及性格改变者,疗效较差,且易发生严重反应。

（九）预防

广泛宣传本病的危害和传播方式;对绦虫病患者应及早进行驱虫治疗及其粪便管理,防止吞食猪肉绦虫卵;生猪饲养应进行圈养,对感染绦虫病的猪进行驱虫治疗,以阻断人 – 猪间的传播;认真做好上市猪肉的检疫工作,禁止出售含囊尾蚴的猪肉;改变不良的饮食习惯,不吃生的或不熟的猪肉。

习 题

一、名词解释

1. 绦虫病

2. 猪囊虫病

二、填空题

1. 人是猪肉绦虫的_____宿主和_____宿主,人是牛带绦虫的_____宿主。

2. 人吃猪肉绦虫的囊尾蚴可致_____病和_____病。人吃牛肉绦虫的囊尾蚴可致_____。

三、选择题

（一）A1 型题

1. 人患绦虫病是因为吞食了绦虫的

    A. 虫卵   B. 囊尾蚴（幼虫）   C. 六钩蚴

    D. 头节   E. 孕节

2. 人患囊虫病主要是因为吞食了

    A. 猪肉绦虫卵   B. 牛肉绦虫卵

    C. 猪肉绦虫囊尾蚴   D. 牛肉绦虫的囊尾蚴

    E. 猪肉绦虫和牛肉绦虫的六钩蚴

3. 绦虫病的传染源是

    A. 绦虫病患者   B. 猪   C. 牛   D. 带虫者   E. 犬

4. 囊虫病的传染源是
    A. 猪肉绦虫患者   B. 牛肉绦虫患者   C. 带虫者
    D. 猪、牛   E. 犬

5. 绦虫病驱虫治疗首选
    A. 阿苯达唑   B. 甲苯达唑   C. 左旋咪唑
    D. 吡喹酮   E. 噻嘧啶

6. 脑囊虫病最常见的类型是
    A. 脑实质型   B. 脑室型   C. 脊髓型
    D. 软脑膜型   E. 精神异常型

7. 绦虫病的主要表现是
    A. 头痛   B. 癫痫
    C. 视力障碍   D. 皮下结节
    E. 胃肠症状及大便中排出白色带状节片

8. 绦虫病的致病阶段是
    A. 虫卵   B. 幼虫(囊尾蚴)   C. 童虫
    D. 成虫   E. 节片

9. 绦虫病的确诊依据为
    A. 消化道症状   B. 大便中排出白色带状节片
    C. 贫血   D. 嗜酸性粒细胞增多
    E. 粪便中找到绦虫卵

10. 囊虫病的确诊依据为
    A. 粪便中找到绦虫卵
    B. 癫痫发作
    C. 颅内压增高
    D. 皮下肌肉结节
    E. 皮下组织活检或脑手术病理组织切片中找到囊尾蚴头节

11. 绦虫病病原学治疗首选
    A. 阿苯达唑   B. 甲苯达唑   C. 左旋咪唑   D. 吡喹酮   E. 噻嘧啶

12. 囊尾蚴寄生于人体的哪一部位最为严重
    A. 皮下组织   B. 脑   C. 眼   D. 心脏   E. 肌肉

13. 下列是皮下及肌肉囊虫病的特点,**除了**
    A. 皮下可扪及直径约 0.5~1.0cm 大小椭圆形结节
    B. 多在躯干及四肢
    C. 数量由数个至数百个不等
    D. 皮下小结与周围组织有明显粘连
    E. 结节可先后分批出现

14. 对眼猪囊尾蚴病患者首选的治疗是
    A. 阿苯达唑   B. 吡喹酮   C. 氯喹   D. 伯氨喹   E. 手术

(二)A3 型题
男性,30 岁,因反复出现癫痫大发作半年余,近一月来智力有所下降,经 CT 检查诊断为脑

囊虫病。

15. 应首先考虑的临床类型是

    A. 脑实质型　　　　　　B. 脑室型　　　　　　C. 软脑膜型

    D. 脊髓型　　　　　　　E. 混合型

16. 首选的药物是

    A. 阿苯达唑　　　　　　B. 吡喹酮　　　　　　C. 氯喹

    D. 伯氨喹　　　　　　　E. 手术

四、是非题（对的打√,错的打×）

1. 囊虫病是由于人进食了未煮熟或生的含活囊尾蚴的猪、牛肉而感染。

2. 人成为猪肉绦虫的中间宿主时,患的是囊虫病。

五、简答题

1. 脑囊虫病有哪些表现?

2. 怎样预防绦虫病和囊虫病?

参 考 答 案

一、名词解释

1. 绦虫病:是由各种绦虫成虫寄生于人体小肠所引起的一类肠道寄生虫病。我国以猪肉绦虫和牛肉绦虫最常见。人因进食含活囊尾蚴的猪肉或牛肉而感染。临床表现以轻微的胃肠症状及大便中排出白色带状节片为特征。

2. 猪囊虫病:猪肉绦虫的囊尾蚴(幼虫)寄生在人体组织器官所致的疾病,是较常见的人畜共患疾病。人因误食猪肉绦虫卵而感染,亦可因身体内有猪肉绦虫寄生而发生自身感染。囊尾蚴主要寄生在皮下组织、肌肉、脑、眼、心脏等部位,寄生在脑组织最为严重。

二、填空题

1. 中间　终末　终末

2. 猪肉绦虫　猪肉囊虫　牛肉绦虫

三、选择题

1. B　2. A　3. A　4. A　5. D　6. A　7. E　8. D　9. E　10. E　11. D　12. B　13. D　14. E　15. A　16. A

四、是非题

1. ×　2. √

五、问答题

1. 答:根据临床表现的不同,可分为以下几型:

(1) 脑实质型:最多,是大量囊尾蚴寄生于大脑皮质运动中枢所致,临床以癫痫最常见。

（2）脑室型：以脑脊液循环受阻、颅内压增高为特征。表现为头痛、呕吐、复视、视乳头水肿等，亦可并发脑疝引起循环衰竭和呼吸衰竭。

（3）软脑膜型：主要病变为囊虫性脑膜炎，反复发作，以颅底和颅后凹部多见。临床表现为头痛、呕吐、脑膜刺激征、共济失调等症状。

（4）脊髓型：由于囊虫侵入椎管压迫脊髓，产生脊髓压迫征。临床表现为截瘫、感觉障碍、大小便潴留等。

（5）精神异常型：是由囊虫引起脑皮质萎缩所致，呈进行性加重反复发作的精神异常或痴呆。

2. 答：广泛宣传本病的危害和传播方式；对绦虫病患者应及早进行驱虫治疗及其粪便管理，防止吞食猪肉绦虫卵；生猪饲养应进行圈养，对感染绦虫病的猪进行驱虫治疗，以阻断人－猪间的传播；认真做好上市猪肉的检疫工作，禁止出售含囊尾蚴的猪肉；改变不良的饮食习惯，不吃生的或不熟的猪肉。

（石晓峰）

第三节　并殖吸虫病

学习要点

1. 熟悉：并殖吸虫病的临床表现、诊断、治疗及预防。
2. 了解：并殖吸虫病的病原学、流行病学、发病机制、病理变化、实验室检查、鉴别诊断、预后。

内容要点

一、概念

并殖吸虫病又称肺吸虫病，是由并殖吸虫寄生于人体的各脏器或皮下组织所致的一种慢性人畜共患寄生虫病。

二、病原学

国内以卫氏并殖吸虫和斯氏并殖吸虫（四川并殖吸虫）为主要致病虫种。二者生活史基本相似，需要两个中间宿主。生活史简要过程：虫卵→毛蚴→第一中间宿主川卷螺（卫氏）或拟钉螺（斯氏）→胞蚴、雷蚴、尾蚴→第二中间宿主淡水蟹（溪蟹）、蝲蛄→囊蚴→脱囊→肺→成虫→产卵。

卫氏并殖吸虫成虫主要寄生于终宿主的肺组织，斯氏并殖吸虫不能适应人体内环境，在人体内不能发育至性成熟产卵，极少进入肺形成典型囊蚴，而以游走性皮下结节与渗出性胸膜炎为主。

三、流行病学

1. 传染源　患者、病兽、病畜及带虫者均可成为本病的传染源。卫氏并殖吸虫的成虫可在人体内产卵，故患者是其主要传染源；斯氏并殖吸虫一般不能在人体内发育为成虫而产卵，但能在动物体内成熟产卵，故其主要传染源是病畜、病兽。

2. 传播途径 因生食或半生食(如腌吃、醉吃或烤吃)含囊蚴的蝲蛄是人体感染的主要方式。

3. 人群易感性 普遍易感。

4. 流行特征 本病流行于全世界。我国有 22 个省、市、自治区有本病报道。主要分布在直接捕食溪蟹的地区,夏秋季感染为主,喜食蟹类的地区四季均可发病。

四、发病机制与病理解剖

囊蚴被吞食后脱囊,移行发育为幼虫,引起广泛的腹部炎症和粘连。移行中逐渐发育为成虫,钻入肺内,引起咳嗽、咳痰、咯血等症状。虫体的代谢产物及其产生的异性蛋白,可导致人体的过敏反应。虫卵对人体组织仅有机械性或异物刺激作用,引起周围结缔组织增生和炎症反应。斯氏并殖吸虫只能以幼虫形式在人体内移行,多在皮下或其他组织中移行,形成囊肿、游走性包块、或渗出性胸膜炎、眼部和肝脏损害等病变。本病的基本病理改变可分为三期:脓肿期、囊肿期、纤维瘢痕期。

五、临床表现

潜伏期多为 3~6 个月。

1. 全身症状 主要表现有低热、畏寒、乏力、消瘦、咳嗽、胸痛、盗汗等,少数患者有荨麻疹,哮喘发作等,以上症状多见于斯氏并殖吸虫病患者。

2. 呼吸系统 肺是卫氏并殖吸虫最常寄生的部位,咳嗽、咳痰、咯血、胸痛为其主要表现。斯氏并殖吸虫病患者常有胸腔积液,可伴胸痛,偶有痰中带血,但无典型铁锈色痰,痰液中也找不到虫卵。

3. 消化系统 以腹痛、腹泻最为常见,伴有恶心、呕吐、便血等,常在疾病早期出现。

4. 皮下结节或包块 以斯氏并殖吸虫病多见,发生率为 50%~80%。多见于腹部、胸部及腰背部皮肤,其次为背部、臀部及阴囊等部位。卫氏并殖吸虫病约有 10% 的患者有皮下结节,多见于腹部至大腿之间。

5. 神经系统 多见于青少年严重感染者,有脑型和脊髓型两种,脑型多见,脊髓型少见。

临床类型:据病变部位和临床表现分型,可分为:肺型、腹型、脑脊髓型、皮下结节型及亚临床型。也可分为肺型和肺外型。

卫氏并殖吸虫病与斯氏并殖吸虫病的鉴别要点

	卫氏并殖吸虫病	斯氏并殖吸虫病
全身症状	不常见	常见
荨麻疹等过敏症状	少见	很常见
咳嗽,咳痰	明显,痰量较多	咳嗽轻,痰少
痰液	铁锈色、棕褐色或烂桃样	血丝痰
胸腔积液	较少见	常见
肝脏损害	较少见	较常见
脑部损害	多见	较少见
皮下结节与包块	少见	较常见
血常规检查	嗜酸性粒细胞轻度增高	嗜酸性粒细胞持续明显增高
虫卵	痰及粪便中可查到	极少查到
胸部 X 线检查	囊肿隐影多见,胸膜增厚	囊肿隐影少见,胸腔积液常见

六、实验室检查

1. 一般检查　外周血白细胞总数增多,嗜酸性粒细胞比例明显增高。
2. 病原检查　①痰液检查;②粪便检查;③体液检查;④活组织检查。
3. 免疫学检查　常根据特异性免疫学方法诊断。有①皮内试验;②补体结合试验;③ELISA 及 RIA 实验;④免疫印渍试验。
4. 影像学检查　X 线、CT 或 MRI 检查。

七、诊断

1. 流行病学资料　注意流行区分布或进入流行区的人群,有无生食或半生食溪蟹、蝲蛄或饮用溪流生水史。
2. 临床表现　出现腹泻、腹痛、咳嗽、咳铁锈色痰、胸腔积液、或有游走性皮下结节或包块者应考虑本病的可能性。
3. 实验室检查　在痰、粪及体液中查见并殖吸虫卵,或皮下结节查到虫体是确认的依据。血清学、免疫学检查有辅助诊断意义。

八、鉴别诊断

应注意与结核病、颅内肿瘤、原发性癫痫等鉴别。

九、治疗

1. 病原治疗　可选用吡喹酮、阿苯达唑(丙硫苯咪唑)、硫氯酚,首选药物吡喹酮。
2. 对症治疗　对咳嗽、胸痛者应用镇咳、镇痛剂。癫痫发作选用苯妥英钠或安定等抗癫痫。颅内压最高者可应用脱水剂。
3. 外科治疗　脑脊髓型有压迫症状,内科治疗无效者,可考虑外科手术。

十、预防

1. 控制传染源　彻底治疗患者,调查、管理动物传染源。不用生溪蟹、生蝲蛄喂猫和犬等,以防动物感染。
2. 切断传播途径　应切实做到不吃生的或未煮熟透的溪蟹、蝲蛄等,也不饮用生溪水,不随地吐痰。
3. 保护易感者　流行区应广泛进行本病防治知识的宣传教育,加强粪便和水源管理。

习　题

一、填空题

1. 并殖吸虫病是_____病,包括_____和_____,前者引起_____为主,后者引起的主要病变是_____。
2. 并殖吸虫病的传染源是_____,经_____传播。
3. 痰、粪及各种体液中找到_____或在皮下结节中找到_____是确诊并殖吸虫病的依据。

二、选择题

A1 型题

1. 卫氏并殖吸虫病患者典型的痰液为
   A. 烂桃样痰 B. 脓痰 C. 白色黏液痰
   D. 血痰 E. 泡沫痰
2. 斯氏并殖吸虫病的典型表现为
   A. 呼吸困难 B. 咳嗽 C. 烂桃样痰
   D. 腹泻 E. 游走性皮下结节
3. 并殖吸虫病病原治疗的首选药物是
   A. 乙胺嘧啶 B. 利福霉素 C. 氯喹
   D. 吡喹酮 E. 磺胺嘧啶

参 考 答 案

一、填空题

1. 人兽共患寄生虫病 卫氏并殖吸虫病 斯氏并殖吸虫病 肺部病变 游走性皮下结节和渗出性胸膜炎
2. 排并殖吸虫卵的人和动物 生吃含并殖吸虫囊蚴的溪蟹和蝲蛄
3. 虫卵 虫体

二、选择题

1. A 2. E 3. D

（石晓峰）

第四节 华支睾吸虫病

学习要点

1. 熟悉：华支睾吸虫病的临床表现、诊断、治疗及预防。
2. 了解：华支睾吸虫病的病原学、流行病学、发病机制、病理变化、实验室检查、鉴别诊断、预后。

内容要点

一、概念

华支睾吸虫病，俗称肝吸虫病，是因为食用未煮熟的含有华支睾吸虫活囊蚴的淡水鱼（虾）而致华支睾吸虫寄生在人体肝内胆管引起胆汁淤积、肝脏损害等的寄生虫病。

二、病原学

华支睾吸虫属于吸虫类,其虫卵是寄生人体最小的蠕虫卵。其简要生活史为:成虫(肝胆管内)→虫卵→第一中间宿主(淡水螺)→毛蚴→胞蚴、雷蚴、尾蚴→第二中间宿主(淡水鱼、虾)→囊蚴→人或哺乳动物吃未煮熟的淡水鱼、虾→脱囊→进入肝脏→成虫→产卵。

三、流行病学

1. 传染源　感染华支睾吸虫的哺乳动物(猫、犬、猪等)和人为主要传染源。

2. 传播途径　人因进食未煮熟而含有华支睾吸虫囊蚴的淡水鱼、虾而感染。饮用被囊蚴污染的生水也可被感染。

3. 人群易感性　普遍易感。

四、发病机制与病理解剖

主要与寄生于胆管的虫体数目有关。

感染严重者,虫体不仅见于肝内胆管,也可见于肝外胆管、胆囊、胆总管、胰管,引起这些部位的炎症、管壁增厚、胆汁淤积、结石形成或癌变,长期大量感染可发生胆汁性或门脉性肝硬化。

五、临床表现

潜伏期一般为1~2个月。

轻度感染者常无症状。普通感染者常有不同程度的乏力、食欲缺乏、腹部不适、肝区隐痛,腹痛、腹泻。严重感染者出现肝脾大、腹水、消化道出血。儿童可出现营养不良和生长发育障碍,甚至可引起侏儒症。

六、并发症

常见并发症为胆囊炎、胆管炎和胆石症。少见的有胰腺炎、消化道出血、胆管癌等。

七、实验室检查

1. 血常规　可有白细胞总数及嗜酸性粒细胞的增加,严重感染时可出现贫血。

2. 肝功能试验　肝功能轻度损害。在重度感染者及有肝、胆并发症者,碱性磷酸酶升高。

3. 虫卵检查　粪便直接涂片或集卵法找虫卵。十二指肠引流胆汁检查,发现虫卵是确诊华支睾吸虫病的直接依据。

4. 免疫学检查　免疫学检查主要用于感染程度较轻者,或用于流行病学调查。常用的有成虫纯 C 抗原皮内试验(ID)、ELISA。

5. 其他　B 超、CT 和磁共振检查。

八、诊断

1. 流行病学资料　居住或到过流行区,有生食或食未煮熟淡水鱼、虾史。

2. 临床表现　出现腹胀、腹泻等消化不良及头昏、失眠等神经衰弱的症状,并伴有肝大或其他肝胆系统表现时,应考虑本病的可能。

3. 实验室检查　确诊有赖于粪便或十二指肠引流液中找到虫卵。ID、ELISA 等免疫学方法,可作辅助诊断。

九、鉴别诊断

本病需与病毒性肝炎、肝片形吸虫病、其他原因所致的胆囊炎、胆管炎和肝硬化鉴别。

十、治疗

1. 一般治疗和对症治疗。
2. 病原治疗 首选吡喹酮,次选阿苯达唑。

十一、预防

1. 控制传染源 开展流行病学调查,及时治疗患者及病畜。
2. 切断传播途径 加强粪便及水源管理,应禁止用粪便喂鱼,防止虫卵污染水源。
3. 保护易感染者 开展卫生宣教,改变不良饮食习惯,不食生的或未熟透的淡水鱼、虾。

习 题

一、填空题

1. 华支睾吸虫病的传染源是_____和_____。
2. 华支睾吸虫病的传播途径是通过_____而感染。
3. 华支睾吸虫病的病情轻重主要与_____有关。

二、选择题

A1 型题

1. 人患华支睾吸虫病是因为进食了未煮熟、含有其囊蚴的
   A. 咸水鱼　　　B. 淡水鱼　　　C. 钉螺　　　D. 螃蟹　　　E. 咸水螺
2. 华支睾吸虫常寄生于人体的
   A. 肝静脉　　B. 门静脉　　C. 肝动脉　　D. 肝内胆管　　E. 胆总管
3. 华支睾吸虫感染可导致下列疾病,**除外**
   A. 肝硬化　　B. 胆管癌　　C. 胰腺炎　　D. 胆道结石　　E. 肌炎
4. 最常用于华支睾吸虫病的实验室检查是
   A. 血常规　　　　　　　　　　　　B. 肝功能
   C. 粪便查华支睾吸虫虫卵　　　　　D. 血清特异性抗原或抗体
   E. B 超检查
5. 治疗华支睾吸虫病的首选药物是
   A. 阿苯达唑　　　　　B. 硫酸二氯酚　　　　　C. 喹诺酮类
   D. 乙胺嗪　　　　　　E. 吡喹酮

三、简答题

试述华支睾吸虫病的诊断依据有哪些?

参 考 答 案

一、填空题

1. 人 哺乳动物
2. 进食未经煮熟的含有活的华支睾吸虫囊蚴的淡水鱼、虾
3. 寄生于人体的华支睾吸虫数量

二、选择题

1. B 2. D 3. E 4. C 5. E

三、简答题

答:(1)流行病学资料:居住或到过流行区,有生食或食未煮熟淡水鱼、虾史。

(2)临床表现:缓慢起病,出现腹胀、腹泻等消化不良及头昏、失眠等神经衰弱的症状,并伴有肝大或其他肝胆系统表现。

(3)实验室检查:血液嗜酸性粒细胞增多,血清华支睾吸虫抗体阳性,粪便或十二指肠引流液中找到虫卵可确诊。

(石晓峰)

第五节 丝 虫 病

学习要点

1. 熟悉:丝虫病的临床表现、诊断、治疗及预防。
2. 了解:丝虫病的病原学、流行病学、发病机制、病理变化、实验室检查、鉴别诊断、预后。

内容要点

一、概念

丝虫病是由丝虫寄生于人体淋巴组织、皮下组织或浆膜腔等所引起的寄生虫病。

二、病原学

在我国流行的有班氏丝虫及马来丝虫两种。两种丝虫的生活史基本相似,分为两个阶段,即在蚊虫(中间宿主)体内和人(终末宿主)体内发育。

1. 在蚊体内 蚊虫叮咬→蚊胃→脱鞘→寄生期幼虫→蜕皮→感染期幼虫→移行到蚊下唇→叮咬→侵入人体。

2. 在人体内 感染期幼虫→到达淋巴管或淋巴结→发育为成虫→胎生微丝蚴→血液

循环。

三、流行病学

1. 传染源 班氏丝虫只感染人类,患者和带虫者是其唯一传染源。马来丝虫除人外,猫、犬、猴等哺乳动物可能也是本病的传染源。

2. 传播途径 通过蚊虫叮咬传播。

3. 人群易感性 普遍易感。

4. 流行特征 在蚊虫滋生季节(5~10月),本病发病率较高。

四、发病机制与病理解剖

丝虫病的发病和病变主要由成虫引起,感染期幼虫也起一定作用。病变的发展与感染的虫种、频度、感染期幼虫进入人体的数量、成虫寄生部位、机体的免疫反应及继发感染等有关。免疫反应是产生病理改变的主要原因。

五、临床表现

潜伏期为4个月~1年不等。

早期(淋巴组织炎性病变期)主要表现为急性淋巴结炎和淋巴管炎、丝虫热、精索炎、附睾炎和睾丸炎、肺嗜酸性粒细胞浸润综合征。晚期(淋巴阻塞性病变期)主要表现为淋巴结肿大和淋巴管曲张、鞘膜积液、乳糜尿、淋巴水肿与象皮肿。

六、实验室检查

1. 血常规检查 嗜酸性粒细胞增高。

2. 病原学检查 外周血及体液中检出微丝蚴是确诊丝虫病主要依据。一般在晚10时至次日晨2时检出率较高。

七、诊断

1. 流行病学资料 有蚊虫叮咬史,结合典型的周期性发热、离心性淋巴管炎、淋巴结肿痛、乳糜尿、精索炎、象皮肿等症状和体征,应考虑为丝虫病。

2. 实验室检查 血液、体液中找到微丝蚴即可确诊。

3. 诊断性治疗 有助于丝虫病的诊断。

八、鉴别诊断

应与细菌感染、结核病、肿瘤等鉴别。

九、治疗

首选乙胺嗪,须反复多次治疗方能治愈。晚期病人同时注意对症治疗。

十、预防

普查普治,流行区全民服用乙胺嗪控制传染源。防蚊、灭蚊,切断传播途径。

习 题

一、名词解释

1. 象皮肿
2. 乳糜尿

二、填空题

1. 我国仅有_____丝虫病和_____丝虫病。
2. 马来丝虫病的传染源是_____、_____。
3. 丝虫病的发病和病变主要由丝虫的_____虫引起。病变的发生发展取决于_____、_____、_____、_____、_____以及_____等因素。

三、选择题

A1 型题

1. 下列**不是**丝虫病早期表现的是
   A. 急性淋巴病炎   B. 象皮肿
   C. 丝虫病   D. 精囊炎、附睾炎和睾丸炎
   E. 肺嗜酸性粒细胞浸润综合征
2. 外周血查微丝蚴检出率最高的时段是
   A. 上午 10 时至下午 2 时   B. 凌晨 2 时至上午 10 时
   C. 下午 2 时至晚上 10 时   D. 晚上 10 时至凌晨 2 时
   E. 上午 10 时至下午 5 时
3. 引起丝虫病发病与病变的主要原因是
   A. 感染期幼虫   B. 丝虫成虫   C. 微丝蚴
   D. 过敏反应   E. 继发细菌感染
4. 睾丸鞘膜积液多见于
   A. 班氏丝虫病   B. 马来丝虫病   C. 罗阿丝虫病
   D. 常现丝虫病   E. 盘尾丝虫病
5. 诊断丝虫病最重要的依据是
   A. 流行病学史   B. 象皮肿和乳糜尿   C. 丝虫热
   D. 淋巴管炎和淋巴结炎   E. 血中发现微丝蚴
6. 丝虫病病原治疗首选药物是
   A. 吡喹酮   B. 阿苯达唑   C. 呋喃嘧酮   D. 乙胺嗪   E. 甲苯达唑

四、病案分析

患者,男,37 岁,农民。因左下肢肿胀变粗 4 年入院。4 年前曾多次排乳白色尿液,未经治疗自行消失。4 年来觉左下肢逐渐肿胀变粗,皮肤变硬、变黑、粗糙,伴有轻度胀痛。全身乏力,食欲一般,无明显发热。无关节肌肉疼痛,体检:左下肢增粗,明显大于右下肢,左小腿皮肤

色素沉着,皮肤变厚、粗糙、有2个黄豆大溃疡,无明显凹陷水肿,无明显压痛。左侧阴囊肿大、积液。

问题:

1. 该患者最可能的诊断是什么?

2. 进一步应进行哪些检查?

参 考 答 案

一、名词解释

1. 象皮肿:由于长期慢性淋巴管炎症阻塞,淋巴液回流持久不畅,导致皮肤变粗增厚、干燥粗糙、皮皱加深,出现疣状结节,形似大象腿,称之象皮肿。

2. 乳糜尿:淋巴管阻塞造成肠干淋巴管内淋巴液反流,进入泌尿道内形成乳白色尿,静置可分三层:上层为脂肪,中层为较清的液体,混有小凝块,下层为粉红色沉淀物,含红细胞、淋巴细胞及白细胞等。丝虫病所致者有时能找到微丝蚴。

二、填空题

1. 班氏 马来

2. 微丝蚴血症的人 微丝蚴血症的动物

3. 成 丝虫种类 机体免疫反应 感染频度 感染期幼虫进入人体的数量 成虫寄生的部位 是否合并继发感染

三、选择题

1. B 2. D 3. B 4. A 5. E 6. D

四、病案分析

1. 诊断:丝虫病晚期

2. 进一步检查:①血液微丝蚴检查;②在鞘膜积液、乳糜尿及骨髓中检查微丝蚴;③免疫学检查;④DNA杂交或PCR法检测微丝蚴血症。

(余艳妮)

第六节 钩 虫 病

学习要点

1. 熟悉:钩虫病的临床表现、诊断、治疗及预防。

2. 了解:钩虫病的病原学、流行病学、发病机制、病理变化、实验室检查、鉴别诊断、预后。

内容要点

一、概念

钩虫病是由十二指肠钩虫和（或）美洲钩虫寄生于人体小肠所致的疾病。

二、病原学

成虫雌雄异体，半透明淡红色（死后呈灰白色）。成虫寄生在小肠上段，其简要生活史为：成虫→交配→产卵→排出→杆状蚴→丝状蚴（钩蚴）→接触泥土→钻入皮肤→肺→咽部→小肠→成虫

三、流行病学

1. 传染源　患者和带虫者。
2. 传播途径　以皮肤接触污染的土壤感染为主，也可因生吃带丝状蚴的瓜果、蔬菜而感染。
3. 人群易感性　普遍易感。
4. 流行特征　国内除黑龙江、青海、西藏、新疆、内蒙古等省、市、自治区外，其他地区均有不同程度流行。南方高于北方，农村多于城市，两种钩虫混合感染者较多。

四、发病机制与病理解剖

钩蚴侵入皮肤可引起钩蚴性皮炎，穿过肺微血管到达肺泡时引起局部出血和炎症。成虫咬附小肠黏膜，形成浅小溃疡，且常更换咬附点、分泌抗凝血物质，可使局部渗血不止，导致失血性贫血，程度受病程和钩虫数量的影响。长期缺铁性贫血可导致心、肝、肾脂肪变性，骨髓显著增生，反甲等。儿童重症患者可致生长发育障碍。长期慢性失血和营养吸收障碍，可致低蛋白血症，引起营养不良性水肿。钩虫患者的异嗜症可能与缺铁导致神经功能紊乱有关。

五、临床表现

（一）钩蚴引起的症状

1. 钩蚴性皮炎　在钩蚴侵入处，初有奇痒和烧灼感，继而出现小出血点、丘疹或小疱疹。
2. 呼吸系统症状　咳嗽、咳痰、痰中带血、喉痒、声嘶、哮喘发作等。肺部 X 线检查提示肺纹理增多或肺门阴影增浓。这些症状可自行消失。

（二）成虫引起的症状

1. 消化系统症状　出现上腹隐痛或不适、食欲减退、恶心、呕吐、腹泻等。感染重者，大便潜血可呈阳性。有些患者出现异嗜症。
2. 血液、循环系统症状　贫血、心脏扩大、甚至心力衰竭。
3. 其他　儿童重症患者，可有生长发育障碍、智力减退等表现；成年患者亦有闭经、阳痿、性欲减退、不育等情况出现。

六、实验室检查

1. 血液检查　常有不同程度的贫血，嗜酸性粒细胞数可轻度增多，血清铁和白蛋白降低。

2. 粪便检查　粪便隐血试验可呈阳性。直接涂片和饱和盐水漂浮法,可查见钩虫卵,检出钩虫卵可确诊钩虫感染。

七、诊断与鉴别诊断

在钩虫流行区曾接触钩蚴污染的土壤或生吃被钩蚴污染的瓜果、蔬菜,并有皮肤瘙痒、咳嗽、哮喘、贫血等症状者,应怀疑钩虫病。通过粪便检查有钩虫卵者即可确诊。

有黑便时应与十二指肠溃疡、慢性胃炎等相鉴别,钩虫病贫血需与其他原因引起的贫血相鉴别。

八、治疗

病原治疗选用阿苯达唑或甲苯达唑。加强营养,补充铁剂,纠正贫血。

九、预防

1. 管理传染源　流行区采取普遍治疗或选择性人群重点治疗。
2. 切断传播途径　加强粪便管理,推广粪便无害化处理。不吃不卫生蔬菜,防止钩蚴经口感染。
3. 保护易感人群　重点在于宣传教育,提高对钩虫病的认识,在钩虫病感染率高的地区开展集体驱虫治疗。

习　题

一、填空题

1. 钩虫病是由_____和(或)_____寄生于人体_____所致的疾病。
2. 钩虫病的传染源是_____和_____。
3. 钩虫病的传播途径是_____经_____或_____侵入人体。

二、选择题

A1 型题

1. 钩虫具有感染力的是
　A. 成虫　　　　　　B. 虫卵　　　　　　C. 杆状蚴
　D. 六钩蚴　　　　　E. 丝状蚴
2. 钩虫病的传染源正确的是
　A. 病人和带虫者　　B. 猪　　　　　　　C. 鼠
　D. 猴子　　　　　　E. 家禽
3. 不属于钩虫成虫寄生引起的临床表现是
　A. 贫血　　　　　　B. 钩蚴性皮炎　　　C. 消化道出血
　D. 异食癖　　　　　E. 生长发育障碍
4. 钩虫病的主要临床特征是
　A. 皮炎　　　　　　B. 过敏性肺炎　　　C. 异食癖

D. 贫血　　　　　　　　　E. 消化道症状

三、是非题（对的打√, 错的打×）

1. 钩虫病多发生在菜农。
2. 钩虫病患者出现异嗜症可能与缺铁导致神经功能紊乱有关。
3. 钩虫的感染阶段是感染期虫卵。
4. 钩虫的致病阶段是成虫。

四、简答题

钩虫病的主要表现有哪些?

参 考 答 案

一、填空题

1. 十二指肠钩虫　美洲钩虫　小肠
2. 病人　带虫者
3. 丝状蚴　皮肤　黏膜

二、选择题

1. E　2. A　3. B　4. D

三、是非题

1. √　2. √　3. ×　4. ×

四、简答题

答: 钩虫病的临床表现包括幼虫和成虫两个阶段。①幼虫引起的表现主要是钩蚴性皮炎和呼吸道症状;②成虫引起的临床表现主要是慢性失血引起的缺铁性贫血、营养不良、胃肠功能紊乱、劳动力下降。严重者出现心功能不全。儿童可有异食癖,严重者可出现发育障碍。

(余艳妮)

第七节　蛔　虫　病

学习要点

1. 掌握: 蛔虫病的临床表现、诊断及治疗。
2. 熟悉: 蛔虫病的并发症、流行病学及预防。
3. 了解: 蛔虫病的病原学、发病机制及病理解剖。

内容要点

一、概念

蛔虫病是由蛔虫寄生于人体小肠或其他器官所引起的一组疾病,包括蛔蚴移行引起的过敏症状,肠蛔虫症、胆道蛔虫症、蛔虫性肠梗阻等。大多数为无症状感染。

二、病原学

成虫形似蚯蚓,雌雄异体。生活史:受精卵在外界适宜的环境下发育成为感染期虫卵。人吞食感染期虫卵→在小肠上段孵出幼虫→肠壁末梢静脉→门静脉→肝→下腔静脉→右心房→肺动脉→肺微血管→肺泡→细支气管→支气管→气管→咽部→小肠→成虫→产卵→随粪便排出体外。

三、流行病学

1. 流行病学　蛔虫感染者和患者是传染源。人是蛔虫的唯一终宿主。
2. 传播途径　感染性虫卵主要经口吞入而感染,亦可随灰尘飞扬被吸入咽部吞下而感染。
3. 人群易感性　人对蛔虫普遍易感。儿童、生食蔬菜、瓜果者易感染。
4. 流行特征　本病是最常见的寄生虫病,分布于世界各地。发展中国家发病率高。农村发病高于城市,儿童发病高于成人。学龄前儿童和学龄儿童感染率最高。

四、发病机制与病理解剖

1. 蚴虫异体蛋白引起的过敏反应　幼虫代谢产物和(或)幼虫死亡使机体产生强烈的过敏反应。幼虫损伤肺微血管可引起出血、嗜酸性和中性粒细胞浸润。
2. 成虫致病作用　成虫寄生在小肠内,以小肠乳糜液为营养。大量虫体可引起部分性肠梗阻、肠坏死、肠套叠、肠扭转等。蛔虫有钻孔的习性,可出现胆绞痛;继发感染可引起胆管炎和肝脓肿;胆道中的虫卵、虫体的碎片可作为胆结石形成的核心;成虫钻入胰管可引起出血坏死性胰腺炎,钻入阑尾可引起阑尾炎。蛔虫走入至咽喉与支气管,偶可引起阻塞和窒息。

五、临床表现

人感染蛔虫后,大多数无临床症状,称蛔虫感染。儿童、体弱、营养不良者易出现症状。临床上可分为蛔蚴移行和成虫所致两类。

1. 蛔蚴移行症　短期内吞食大量的感染性虫卵者,出现发热、阵发性咳嗽、咳痰或痰中带血。少数患者伴有荨麻疹或皮疹。重症患者可有哮喘样发作和呼吸困难。两肺部可听到干性啰音。胸部 X 线检查可见肺炎的影像。
2. 蛔虫病　多数病例无症状。患者大多数有脐周钝痛或绞痛。常有食欲减退,恶心,时而便秘或腹泻,可呕出蛔虫或从粪便排出蛔虫。部分儿童有时可出现惊厥、夜惊、磨牙、失眠等。感染重者可有营养不良及发育障碍。

六、并发症

胆道蛔虫症、蛔虫性肠梗阻、急性胰腺炎、肝脓肿、蛔虫性腹膜炎、肠穿孔、急性胆囊炎等。

七、实验室检查

1. 血象　蛔虫移行症期间白细胞和嗜酸性粒细胞增多。

2. 粪便检查　采用生理盐水直接涂片容易查到虫卵,饱和盐水漂浮法能提高蛔虫卵检出率。

八、诊断

肠蛔虫症诊断是患者出现腹痛,伴近期有排虫或吐虫史,粪便检查发现蛔虫卵即可确诊。

蛔虫移行症诊断依据是近期有生食蔬菜或瓜果等,呼吸道症状尤其伴有哮喘,胸部 X 片检查有短暂游走性肺部浸润,血中嗜酸性粒细胞增多。

九、治疗

(一)驱虫治疗

1. 苯咪唑类　包括阿苯达唑与甲苯达唑,均为广谱驱虫药。

2. 噻嘧啶　为广谱驱虫药。

3. 左旋咪唑

(二)并发症治疗

1. 蛔虫性肠梗阻　可服豆油或花生油,肠穿孔者及早手术。

2. 胆道蛔虫症　解痉、止痛、抗感染治疗为主,疼痛缓解后再驱虫。

十、预防

对粪便进行无害化处理,广泛开展卫生知识宣传,培养良好卫生习惯,在学校、托幼机构开展普查普治。

习　　题

一、名词解释

蛔虫病

二、填空题

1. 蛔虫病的并发症有_____、_____、_____、_____、_____、_____、_____。

2. 蛔虫病的传染源是_____、_____。

3. 儿童蛔虫病的常见症状是_____。

三、选择题

(一) A1 型题

1. 人体最常见的寄生虫病是
   - A. 蛔虫病
   - B. 蛲虫病
   - C. 血吸虫病
   - D. 钩虫病
   - E. 丝虫病

2. 蛔虫病最常见的并发症是
   - A. 胆道蛔虫症
   - B. 蛔虫型肠梗阻
   - C. 肠穿孔
   - D. 急性胰腺炎
   - E. 急性胆囊炎

3. 蛔虫病的感染阶段是
   - A. 感染期虫卵
   - B. 成虫
   - C. 幼虫
   - D. 童虫
   - E. 受精蛔虫卵

4. 蛔虫成虫引起的主要症状是
   - A. 发热、咳嗽
   - B. 荨麻疹
   - C. 腹痛、食欲减退
   - D. 哮喘、呼吸困难
   - E. 皮疹

5. 胆道蛔虫症的特点是
   - A. 右上腹压痛、反跳痛、肌紧张
   - B. 右下腹胀痛
   - C. 右上腹阵发性、钻孔性绞痛
   - D. 右下腹隐痛
   - E. 脐周隐痛

6. 蛔虫患者出现发热、咳嗽、痰中带血、荨麻疹、哮喘、呼吸困难等表现,是蛔虫的哪个阶段引起的
   - A. 受精蛔虫卵
   - B. 成虫
   - C. 蚴虫
   - D. 童虫
   - E. 未受精蛔虫卵

(二) A2 型题

7. 3 岁儿童,因脐周绞痛伴呕吐 1 次入院。查体:体温 37℃,营养稍差,神志清楚,心、肺阴性。腹胀,腹部可触及条索状包块,有活动性绳索感。最可能的诊断是
   - A. 蛔虫病
   - B. 胆道蛔虫症
   - C. 蛔虫性肠梗阻
   - D. 急性胆囊炎
   - E. 蛔虫性腹膜炎

(三) A3 型题

5 岁男孩,反复上腹部阵发性绞痛 2 天就诊。患儿疼痛时坐立不安、屈膝捧腹,辗转呻吟,出汗,每次发作数分钟,缓解后又活动自如。

8. 最可能疾病诊断是
   - A. 蛔虫病
   - B. 胆道蛔虫症
   - C. 蛔虫性肠梗阻
   - D. 急性胆囊炎
   - E. 蛔虫性腹膜炎

9. 确诊简单而有效的方法是
   - A. 从粪便中检出蛔虫
   - B. 粪便直接涂片找虫卵
   - C. 血液中嗜酸性粒细胞增多
   - D. 饱和盐水涂片找虫卵
   - E. B 超发现蛔虫影像

10. 腹痛缓解后,如驱虫治疗,服药时间为
    - A. 饭后
    - B. 两餐之间
    - C. 吃饭时
    - D. 空腹或清晨
    - E. 随时

四、是非题（对的打√,错的打×）

1. 成人感染蛔虫后,腹痛、消化不良症状明显。
2. 胆道蛔虫病腹部绞痛时应立即给予驱虫治疗。
3. 蛔虫成虫所致的表现是咳嗽、哮喘、痰中带血。

参 考 答 案

一、名词解释

蛔虫病:是由蛔虫寄生于人体小肠或其他器官所引起的一组疾病,包括蛔蚴移行引起的过敏症状,肠蛔虫症、胆道蛔虫症、蛔虫性肠梗阻等。

二、填空题

1. 胆道蛔虫症　蛔虫性肠梗阻　急性胰腺炎　急性胆囊炎　肝脓肿　肠穿孔　蛔虫性腹膜炎
2. 蛔虫感染者　患者
3. 脐周疼痛

三、选择题

1. A　2. A　3. A　4. C　5. C　6. C　7. C　8. B　9. B　10. D

四、是非题

1. ×　2. ×　3. ×

（林丽萍）

第八节　蛲　虫　病

学习要点

1. 掌握:蛲虫病的临床表现、并发症、诊断、治疗及预防。
2. 了解:蛲虫病的病原学、流行病学、发病机制、病理变化、实验室检查、预后。

内容要点

一、概念

蛲虫病是蛲虫寄生于人体盲肠所引起的疾病,多见于儿童,主要症状为肛门周围和会阴部夜间瘙痒。

二、病原学特点

成虫雌雄异体,主要寄生在盲肠。雌、雄虫交配→雌虫夜间可爬出肛门→在肛周产卵→发育为感染性虫卵→口腔→在小肠中发育为蛲虫→成虫寄生于盲肠。

三、流行病学

(一)传染源

人是唯一自然宿主,患者是传染源。

(二)传播途径

1. 直接感染 虫卵通过肛门→手→口感染,为自身感染的一种类型。
2. 间接感染 虫卵污染内衣裤、床单、被褥、玩具,经手、口感染。
3. 吸入感染 虫卵经尘埃飞扬,从口鼻吸入咽下而感染。
4. 逆行感染 虫卵在肛门附近自孵,蛲虫爬回肠内而感染。

(三)人群易感性

以儿童多见,集体儿童机构中传播率高。成人多从与儿童接触中感染,可呈家庭聚集性。男女感染率无明显差异。

(四)流行特征

世界各地均有发病,温带、寒带地区感染率高于热带地区,城市高于农村,尤以居住拥挤、卫生水平差的地区多见,儿童感染率较成人高。

四、发病机制与病理解剖

蛲虫头部钻入肠黏膜吸取营养,引起炎症和细小溃疡。极少数女性患者产生异位损害,如侵入阴道、子宫等。雌虫在肛周产卵,刺激皮肤,引起瘙痒。长期慢性刺激产生局部皮损、出血和继发感染。

五、临床表现

主要症状为肛周和会阴部奇痒和虫爬行感,以夜间为甚。患儿常有睡眠不安,夜惊、烦躁、磨牙等,个别患者恶心、呕吐、腹痛等。长期睡眠不佳,可使小儿白天注意力不集中,好咬指甲等心理行为偏异。偶可引起异位并发症,如刺激尿道引起尿频、尿急、尿痛;侵入阴道引起分泌物增多;侵入阑尾或腹膜,引起阑尾炎和腹膜炎。

六、诊断

有肛周夜间瘙痒应怀疑本病,确诊需找到成虫或虫卵。①发现成虫:在小儿入睡2~3小时后,检查肛门皮肤皱褶处,找到白线头状蛲虫即可确诊。②查虫卵:找到虫卵即可确诊。

七、治疗

可选用阿苯达唑、甲苯达唑、恩波吡维铵、噻嘧啶等进行驱虫治疗。

八、预防

加强宣传,养成良好的卫生习惯,勤剪指甲,勤洗手,勤换洗内裤,不吸吮手指。换下的内裤应煮沸消毒。集体儿童机构和家庭感染率高时,可集体普治。

习　题

一、名词解释

蛲虫病

二、填空题

1. 蛲虫病传播途径有_____、_____、_____、_____。
2. 蛲虫病确诊需找到_____或_____。

三、选择题

(一)A1型题

1. 蛲虫病的最主要症状是
   A. 腹部阵发性绞痛　　　　　　　　B. 上腹部压痛
   C. 夜间肛门和会阴部瘙痒和虫爬行感　　D. 腹痛、腹泻
   E. 夜惊、烦躁

2. 诊断蛲虫病的主要方法是
   A. 饱和盐水漂浮法　　　B. 粪便直接涂片法　　　C. 肛门试纸法
   D. 粪便查成虫　　　　　E. 粪便查抗原

3. 关于蛲虫病的流行病学,以下错误的是
   A. 人是唯一的自然中间宿主　　　　B. 城市发病率高于农村
   C. 儿童感染率较成人高　　　　　　D. 吞入虫卵为主要传播方式
   E. 集体儿童机构中传播率低

4. 能引起人体自身重复感染的寄生虫是
   A. 蛔虫　　B. 蛲虫　　C. 钩虫　　D. 日本血吸虫　　E. 肺吸虫

(二)A3型题

某患儿3岁,因夜间哭闹、睡眠不安,搔抓肛门1周就诊。患儿就读于某私人幼儿园,其他幼儿有相似情况。

5. 该患儿首先考虑
   A. 蛔虫病　　　　　　　B. 蛲虫病　　　　　　　C. 钩虫病
   D. 日本血吸虫病　　　　E. 肺吸虫病

6. 确诊该病首先采取
   A. 粪便中找虫卵　　　　　　　　　B. 粪便中找成虫
   C. 用透明胶纸法从肛周找虫卵　　　D. 从患儿指甲缝中找虫卵
   E. 白天从肛周找成虫

四、是非题(对的打√,错的打×)

1. 蛲虫病多见于儿童,城市发病多于农村。

2. 蛲虫病不需要中间宿主。

3. 蛲虫病常有嗜酸性粒细胞增多。

参 考 答 案

一、名词解释

蛲虫病:是蛲虫寄生于人体盲肠所引起的疾病,多见于儿童,主要症状为肛门周围和会阴部夜间瘙痒。

二、填空题

1. 直接感染　间接感染　吸入感染　逆行感染

2. 成虫　虫卵

三、选择题

1. C　2. C　3. E　4. B　5. B　6. C

四、是非题

1. √　2. √　3. ×

（林丽萍）

第九节　旋 毛 虫 病

学习要点

1. 熟悉:旋毛虫病的临床表现、诊断及治疗。

2. 了解:旋毛虫病的病原学、流行病学、发病机制、病理解剖、实验室检查、并发症、预防、预后。

内容要点

一、概念

旋毛虫病是由旋毛虫引起的人兽共患寄生虫。流行于多种哺乳动物之间。人主要因生食或半生食含有旋毛虫包囊的猪肉或其他动物肉类而感染。主要表现为胃肠道症状、发热、水肿、肌痛及嗜酸性粒细胞增多等。幼虫移行至心、脑、肺时,可引起心肌炎、脑炎、肺炎等。

二、病原学特点

旋毛虫系胎生,成虫雌雄异体,成、幼虫寄生于同一中间宿主。成虫寄生于十二指肠及空肠上段肠壁,幼虫寄生于肌肉组织。人或动物主要是食带有活旋毛虫包囊的猪肉而感染。包囊内幼虫逸出后到十二指肠并钻入肠黏膜发育,经4次蜕皮变为成虫。雌雄交配后,雄虫死亡,雌虫产出幼虫。幼虫经淋巴管或静脉→右心→肺→体循环→身体各部,但只有到达横纹肌的幼虫才能继续发育。横纹肌中的幼虫穿破微血管侵入肌肉纤维内,逐渐长大并螺旋状卷曲,发育成梭形包囊。旋毛虫包囊对外界的抵抗力较强。

三、流行病学

(一)传染源

主要是猪、鼠、狗、猫、牛等,野生哺乳动物,如野猪、熊、狼等是保虫宿主。

(二)传播途径

1. 食用生或不熟的含旋毛虫幼虫的动物肉类而感染。
2. 食用熏烤、腌制、暴晒、风干等未能将幼虫杀死的动物肉类而感染。
3. 带旋毛虫幼虫或包囊的粪便污染食物或饮水,被人进食后也可导致感染。

(三)人群易感性

人普遍易感,主要与食生肉类的饮食习惯有关。感染后可获得一定的免疫力。

(四)流行特征

本病广泛分布于全世界,西欧及北美发病率较高。我国云南、西藏等有吃生猪肉、生牛肉习惯的地区均有发生和流行。一年四季均有发病,以青壮年多见。

四、发病机制与病理解剖

(一)发病机制

旋毛虫寄生在十二指肠及空肠,可引起肠黏膜充血、水肿、出血及浅表溃疡。幼虫的毒性代谢产物可引起全身中毒及过敏反应症状。幼虫的机械性穿透作用可穿破所经之处毛细血管,导致相应器官、组织发生急性炎症及间质水肿。心肌炎并发心力衰竭是本病死亡的主要原因。

(二)病理解剖

横纹肌受累,可见肌纤维发生节段性变性、坏死,周围间质出现炎性反应并形成小肉芽肿。心、肺、肝、肾等脏器充血、水肿、炎性细胞浸润等病理变化。

五、临床表现

(一)侵入期(小肠期)

一般持续约1周,主要为胃肠道症状。感染后48小时,患者可有腹痛、腹泻、恶心、呕吐、乏力等。

(二)幼虫移行期

持续2周~2个月,为本病急性期。主要表现为中毒及过敏症状。

1. 发热 体温在38~40℃,为弛张热或不规则热。伴畏寒、头痛、出汗、极度乏力等。
2. 肌痛 为本病最突出的症状。呈全身性,尤以腓肠肌及四肢肌为甚。患者可因疼痛而呈强迫屈曲位。常伴肌肉肿胀,有硬结感,压痛及触痛明显。重者咀嚼、吞咽、说话困难,呼吸和动眼均感疼痛。
3. 水肿 多数患者出现眼睑、眼结膜及面部水肿,重者可伴下肢水肿。部分患者尚有眼结膜充血、出血及视网膜出血。

4. 皮疹　部分患者出现皮疹,多见于胸、背及四肢。皮疹多样,可为斑丘疹、荨麻疹、猩红热样皮疹等。

重症患者可出现心脏、中枢神经系统与肺部损害症状,患者可因心力衰竭而突然死亡。

（三）包囊形成期

随着肌肉包囊形成,临床症状好转,发热、水肿消退,但乏力、肌痛仍可持续数月。

六、实验室检查

（一）血常规

白细胞总数增多,嗜酸性粒细胞增多。重症患者可因免疫功能低下或并发细菌感染而嗜酸性粒细胞无明显增高。

（二）病原体检查

病程 10 日后,可取肌肉组织活检,于低倍镜下检查到旋毛虫包囊即可确诊。镜检阴性者,可用胃蛋白酶和稀盐酸消化肌片,取沉淀检查幼虫,可提高阳性率。

（三）免疫学检查

1. 特异性抗原检查　抗原阳性提示现症感染。
2. 特异性抗体检测　反应由阴性转为阳性或抗体效价增高 4 倍以上,有诊断意义。

（四）病原体核酸检测

用 PCR 法检测血中或肌肉中的旋毛虫 DNA,有较高的特异性和敏感性。

（五）血生化检查

患者血清中肌酸磷酸激酶（CKP）及醛缩酶活性均明显升高。

七、诊断

病前 1~2 周有生食或食未熟的动物肉的病史和典型临床症状者,即可考虑本病。肌肉活检找到旋毛虫包囊或幼虫即可确诊。

八、鉴别

本病早期应与食物中毒、流行性感冒鉴别,在幼虫移行期应与伤寒、钩端螺旋体病、风湿热、皮肌炎、多发性肌炎等鉴别。

九、治疗

（一）一般治疗
休息、营养、止痛、应用激素,预防和处理心衰。

（二）病原治疗
1. 阿苯达唑　为首选药物。
2. 甲苯达唑。

十、预防

不吃生或半生的猪肉或其他动物肉及肉制品;生猪圈养,饲料加热,预防猪感染,病猪隔离治疗;灭鼠;加强肉类管理,未经检疫的肉类禁止出售。

习　题

一、名词解释

旋毛虫病

二、填空题

1. 旋毛虫病按病程分为_____、_____、_____三期。
2. 幼虫移形期的主要症状有_____、_____、_____、_____。

三、选择题

（一）A1 型题

1. 以下**不是**旋毛虫病的传染源的是
   A. 猪　　　　　　　　　B. 鼠　　　　　　　　　C. 狗
   D. 牛　　　　　　　　　E. 患者

2. 旋毛虫病的主要感染方式是
   A. 吃含活旋毛虫幼虫的肉类
   B. 吃含旋毛虫虫卵的肉类
   C. 吃含活旋毛虫成虫的肉类
   D. 吃动物内脏
   E. 吃带旋毛虫幼虫或包囊的粪便污染的食物或饮水

3. 旋毛虫病侵入期的主要症状是
   A. 胃肠道症状　　　　　B. 发热　　　　　　　　C. 肌痛
   D. 水肿　　　　　　　　E. 皮疹

4. 旋毛虫病的确诊依据是
   A. 嗜酸性粒细胞增多　　　　　　B. 粪便中找到旋毛虫卵
   C. 吃牛肉后出现胃肠道症状　　　D. 肌肉疼痛、乏力
   E. 肌肉活检找到旋毛虫包囊或幼虫

5. 治疗旋毛虫病首选药物是
   A. 阿苯达唑　　　　　　B. 甲苯达唑　　　　　　C. 左旋咪唑
   D. 吡喹酮　　　　　　　E. 噻嘧啶

6. 旋毛虫幼虫移行期最重要的症状是
   A. 胃肠道症状　　　　　B. 发热　　　　　　　　C. 肌痛
   D. 水肿　　　　　　　　E. 皮疹

7. 旋毛虫病的主要死亡原因是
   A. 呕吐、腹泻致休克　　B. 感染中毒症状　　　　C. 心肌炎致心力衰竭
   D. 脑膜炎　　　　　　　E. 肺炎致呼吸衰竭

（二）A3 型题

患者，男，36 岁，因腹痛、腹泻、恶心、呕吐 1 天入院。患者腹痛以脐周和上腹部为主，为隐

痛,大便为水样,无黏液及脓血,无里急后重。患者10天前有进食生猪肉的病史,同食者有多人发病。

8. 该患者首先考虑
   A. 霍乱　　　　　　　B. 菌痢　　　　　　　C. 阿米巴痢疾
   D. 细菌性食物中毒　　E. 旋毛虫病

9. 目前患者为
   A. 潜伏期　　　　　　B. 侵入期(小肠期)　　C. 幼虫移行期
   D. 包囊形成期　　　　E. 后遗症期

10. 该患者首选的药物是
    A. 阿苯达唑　　　　　B. 四环素　　　　　　C. 左旋咪唑
    D. 喹诺酮类　　　　　E. 甲硝唑

参 考 答 案

一、名词解释

旋毛虫病:旋毛虫病是由旋毛虫引起的人兽共患寄生虫。人主要因生食或半生食含有旋毛虫包囊的猪肉或其他动物肉类而感染。主要表现为胃肠道症状、发热、水肿、肌痛及嗜酸性粒细胞增多等。幼虫移行至心、脑、肺时,可引起心肌炎、脑炎、肺炎等。

二、填空题

1. 侵入期　幼虫移行期　包囊形成期
2. 发热　肌痛　水肿　皮疹

三、选择题

1. E　2. A　3. A　4. E　5. A　6. C　7. C　8. E　9. B　10. A

(林丽萍)

第十节　棘 球 蚴 病

学习要点

1. 熟悉:棘球蚴病的临床表现、并发症、诊断、治疗及预防。
2. 了解:棘球蚴病的病原学、流行病学、发病机制、病理变化、实验室检查、预后。

一、囊型包虫病(细粒棘球蚴病)

(一)概念

棘球蚴病又称包虫病,是感染棘球绦虫幼虫所致的人畜共患寄生虫病。棘球蚴病分布于全球广大牧区,在人和动物之间广泛传播。

（二）病原学特点

细粒棘球绦虫成虫寄生在狗、狼等食肉动物的小肠内。虫体很小，由头、颈节及未成熟节片、成熟节片、妊娠节片各1片组成。头节呈梨形，有顶突及四个吸盘，顶突上有两圈小沟。妊娠节片的子宫内充满虫卵，虫卵在外界抵抗力较强。细粒棘球绦虫的终宿主和中间宿主广泛。在我国终宿主主要为狗，中间宿主主要是羊、牛、骆驼等，人亦可成为中间宿主。虫卵随狗粪排出体外，污染皮毛、牧场、畜舍、蔬菜、土壤、水源等，被羊或人摄入后，经消化液作用，在十二指肠内孵出六钩蚴。六钩蚴侵入肠壁末梢静脉，随门静脉血流侵入肝脏或其他脏器，发育为棘球蚴即包虫囊肿。受感染的羊新鲜内脏被狗吞食后，其中的头节在狗小肠内发育为成虫，完成狗与羊之间的家畜生活循环。人若误食其虫卵也可成为中间宿主，即患包虫病。

棘球蚴呈囊状，为乳白色，不透明，由囊壁及囊内容物组成。棘球蚴液中漂浮着许多游离的原头蚴、育囊、子囊及囊壁的碎片，统称棘球蚴沙。组成棘球蚴沙的每部分，均能发育成棘球蚴。

（三）流行病学

1. 传染源　主要是感染棘球蚴绦虫的狗，其次是狼、狐狸等。

2. 传播途径　人和狗密切接触，其皮毛上的虫卵污染手指后经口感染；狗粪便中的虫卵污染水源、蔬菜，尤其人畜共饮同一水源也可感染；牧区狗、羊混居，狗粪便污染羊皮，通过挤奶、剪毛、接羔、加工羊皮等也可感染。

3. 人群易感性　人群普遍易感。牧区感染率高，多在儿童期感染，青壮年发病。患者以牧民和农民为多，少数民族较汉族多。

4. 流行特征　本病为世界性分布，主要分布在牧区。

（四）发病机制与病理解剖

虫卵经口进入胃肠经消化液的作用，孵出六钩蚴，六钩蚴随门静脉血液侵入肝脏，大多数在肝脏内形成包虫囊；少数六钩蚴通过肝静脉、右心侵入肺脏，再通过肺微血管、左心进入体循环到达全身各器官，故可寄生于人体任何部位。包虫囊在体内分布以肝脏为主，其次为肺、脑、脾、肾、骨骼、肌肉等。棘球蚴致病主要是机械性压迫，其次是棘球蚴囊破坏引起异蛋白过敏反应。

细粒棘球蚴病的主要病理变化是因囊肿占位性生长压迫邻近器官所致。

（五）临床表现

潜伏期为10~20年，症状与寄生部位、囊肿大小和并发症有关。

1. 肝包虫病　最常见，肝右叶较多，可有肝区不适，隐痛或胀痛，肝大，肝表面隆起，可触及无痛性囊性包块。肝门附近的棘球蚴可压迫胆总管引起黄疸，或压迫门静脉引起门静脉高压症，表现为食管下段静脉曲张、脾脏肿大、腹水等。位于肝右叶顶部的棘球蚴向上生长，可引起膈肌抬高，使运动受限，产生反射性肺不张和胸腔积液。

肝包虫病的主要并发症为感染和破裂。囊壁破裂是严重的并发症，可引起弥漫性腹膜炎、胸膜炎及过敏反应，甚至发生过敏性休克，并可使囊液中的原头蚴（头节）播散致腹腔或胸腔内引起多发性继发包虫囊肿。

2. 肺包虫病　肺组织较松弛，故包虫囊生长较快。以右肺较左肺多见，下中叶较上叶多见。患者常有干咳、胸痛、血痰等症状。包虫囊可穿破支气管，可引起突然咳嗽、呼吸困难、咳出大量水样囊液及粉皮羊角皮膜及咯血，偶可引起窒息。并发感染时，可有发热、咳脓痰等症状。

3. 脑包虫病 脑包虫病发病率较低,临床症状有头痛、视神经乳头水肿等颅内高压症,常有癫痫发作。脑 CT 显示达的囊型阴影,有诊断价值。

此外,心包、脾脏、肾脏、骨骼等部位也可寄生棘球蚴,出现相应症状。

(六)实验室检查

1. 血象 嗜酸性粒细胞轻度增高。并发细菌感染时,白细胞总数和中性粒细胞增多。

2. 免疫学试验

(1)皮内试验:可作为初筛试验。

(2)血清免疫学试验:可帮助诊断。

3. 影像学检查

(1)X 线检查:肝影增大,膈肌抬高,囊壁钙化时可见圆形钙化边缘。胸部 X 片可见大小不一,孤立或圆形、椭圆形,边缘清晰的均质阴影。

(2)B 型超声检查:囊型包虫病可见液性暗区,内有光点或小光圈。

(3)CT 检查:肝和肺包虫病 CT 检查可见圆形或卵圆形、边缘光滑、均质的低密度阴影。

(七)诊断

凡在细粒棘球蚴病流行区有居住史,且与狗有密切接触史,包虫皮试和血清学试验阳性,提示有包虫感染。如肝脏 B 超、CT 扫描、或胸部 X 片、肺 CT 扫描发现有囊型占位性病变有助诊断。

(八)鉴别

肝包虫病需与先天性肝囊肿、胆管囊肿、肝血管瘤鉴别。肺包虫病需与结核瘤、肺囊肿鉴别。

(九)治疗

1. 外科治疗 肝包虫病和肺包虫病均应行内囊摘除手术,尤其是巨大包虫囊患者。

2. 化学疗法 阿苯达唑为首选药物。

3. 对症治疗 抗过敏治疗、抗菌治疗。

(十)预防

关键是预防狗类感染。避免与狗密切接触,尤其是儿童。

二、泡型包虫病(泡型棘球蚴病)

(一)概念

泡型包虫病是泡状棘球绦虫(多房棘球绦虫)的幼虫寄生于人体所致的疾病。幼虫主要寄生在肝,产生浸润 – 增殖性病灶,并通过血液循环移至肺、脑等器官,引起临床表现。

(二)病原学

泡型包虫病的病原体是多房棘球蚴绦虫的幼虫。

(三)流行病学

该病流行地区比较局限,多见于海拔高的寒冷地区,为自然疫源性人兽共患疾病。人可通过接触犬或狐狸而直接感染,还可误食被虫卵污染的食物和饮水而间接感染,以农牧民和野外狩猎人员多,男性青壮年为主。终末宿主是狐狸和犬,中间宿主是人和啮齿动物。

(四)发病机制

泡球蚴病原发病变在肝脏,不仅在肝实质内广泛浸润,且可继发淋巴转移和肺、脑血管转移,故又称恶性包虫病。

（五）临床表现

主要症状为上腹疼痛或有肿块。晚期患者肝脏极度肿大，局部隆起，表面不平，常误诊为肝癌。病程长，一般为20年以上。部分患者出现梗阻性黄疸，多因肝功能衰竭死亡。

（六）实验室检查

包虫抗原皮内试验呈强阳性反应。腹部X片可见斑点状钙化点。B超可见大片占位病变，边缘不规则，内部机构紊乱，其中心有液化坏死。CT检查价值更大。

（七）治疗

如能早期诊断，可采用阿苯达唑治疗，疗程2~4年。该药可抑制泡球蚴生长，防止转移性病灶的发生。如病变局限，可考虑手术治疗。

习　题

选择题

A1型题

1. 细粒棘球蚴病的主要传染源是
   A. 感染棘球蚴绦虫的狗　　　　B. 感染棘球蚴绦虫的狼
   C. 感染棘球蚴绦虫的狐狸　　　D. 感染棘球蚴绦虫的羊
   E. 患者
2. 细粒棘球蚴主要侵犯人的
   A. 肝　　　　B. 肺　　　　C. 脾
   D. 肾　　　　E. 脑
3. 人感染细粒棘球蚴的主要方式是
   A. 人与狗密切接触　B. 人吃狗粪污染的水　C. 人吃狗粪污染的蔬菜
   D. 加工羊皮　　　　E. 挤羊奶
4. 细粒棘球蚴病化学药物治疗首选
   A. 阿苯达唑　　　　B. 甲苯达唑　　　　C. 左旋咪唑
   D. 吡喹酮　　　　　E. 噻嘧啶

参考答案

选择题

1. A　2. A　3. A　4. A

（林丽萍）

第八章　医 院 感 染

第一节　医院感染的基本概念

学习要点

1. 掌握：医院感染、医院感染暴发的定义；医院感染诊断标准。
2. 了解：医院感染分类及危险因素。

内容要点

一、定义

1. 医院感染　又称医院获得性感染，是指住院病人在医院内获得的感染，包括在住院期间发生的感染和在医院内获得但在出院后发生的感染，不包括入院前已开始或入院时已存在的感染，医院工作人员在医院内获得的感染也属医院感染。

2. 医院感染暴发　指短时间内发生 3 例以上同种同源感染病例的现象。

二、医院感染诊断

（一）属于医院感染的情况

1. 无明确潜伏期的感染，规定入院 48 小时后发生的感染为医院感染；有明确潜伏期的感染，自入院时起超过平均潜伏期后发生的感染为医院感染。

2. 本次感染直接与上次住院有关。

3. 在原有感染基础上出现其他部位新的感染（除外脓毒血症迁徙灶），或在原感染已知病原体基础上又分离出新的病原体（排除污染和原来的混合感染）的感染。

4. 新生儿在分娩过程中和产后获得的感染。

5. 由于诊疗措施激活的潜在性感染，如疱疹病毒、结核杆菌感染。

6. 医务人员在医院工作期间获得的感染。

（二）不属于医院感染的情况

1. 皮肤黏膜开放性伤口只有细菌定植而无炎症表现。

2. 由于创伤或非生物性因子刺激而产生的炎症表现。

3. 新生儿经胎盘获得（出生后 48 小时内发病）的感染，如单纯疱疹、水痘等。

4. 患者原有的慢性感染在医院内急性发作。

三、医院感染分类及危险因素

医院感染可分为四类,即内源性感染、外源性感染、母婴感染和医源性感染。

医院感染危险因素:长期使用广谱抗菌药物导致机体菌群失调而造成二重感染;应用免疫抑制剂或糖皮质激素,抗肿瘤化疗、放疗等导致机体免疫功能损害;侵入性诊疗操作破坏了免疫屏障;婴幼儿、老年尤其是高龄老年患者增多。

习　　题

一、名词解释

1. 医院感染
2. 医院感染暴发

二、简答题

依感染部位不同,最常见的医院感染是什么?

参 考 答 案

一、名词解释

1. 医院感染:又称医院获得性感染,是指住院病人在医院内获得的感染,包括在住院期间发生的感染和在医院内获得但在出院后发生的感染,不包括入院前已开始或入院时已存在的感染,医院工作人员在医院内获得的感染也属医院感染。

2. 医院感染暴发:指短时间内发生 3 例以上同种同源感染病例的现象。

二、简答题

答:依感染部位不同,最常见的医院感染是肺部感染(即医院获得性肺炎, HAP)。

第二节　医院感染病原学及流行病学

学习要点

1. 掌握:医院感染病原体及其特点。
2. 了解:感染链的定义。

内容要点

一、医院感染常见病原体及其特点

引起医院感染的病原体主要是细菌，其次是病毒、真菌等。具有以下特点：

1. 以条件致病菌或机会病原体为主，占90%以上。
2. 多为耐药菌，甚至由单一耐药菌演变为多重耐药菌或泛耐药菌。
3. 病原体的变迁与抗菌药物的不合理使用甚至滥用相关。

二、感染链

指感染在医院内传播的三个环节，即感染源、传播途径和易感人群。

感染源指病原体自然生存、繁殖并排出的宿主（人或动物）或场所。

传播途径指病原体从感染源传播到易感者的途径。最常见、最重要的传播方式是接触传播，其他的有血液传播、共同媒介物传播、呼吸道传播和消化道传播。

易感人群指对某种疾病或病原体缺乏免疫力的人群。

习　题

一、名词解释

感染链

二、简答题

医院感染常见病原体有哪些?

参考答案

一、名词解释

感染链：指感染在医院内传播的三个环节，即感染源、传播途径和易感人群。

二、简答题

答：医院感染常见病原体主要是细菌，其次是病毒、真菌等。

第三节　医院感染监测

学习要点

1. 掌握：医院感染监测定义。

2. 了解：医院感染监测内容、分类、方法。

内容要点

一、医院感染监测定义

医院感染监测是指长期、系统、连续地收集、分析医院感染在一定人群中的发生、分布及其影响因素，并将监测结果报送和反馈给有关部门和科室，为医院感染的预防、控制和管理提供科学依据。医院感染监测是感控的基础，是有效降低医院感染的基本措施。

二、医院感染监测内容、分类和方法

医院感染监测包括医院感染病例监测、手卫生效果监测、消毒灭菌效果监测、环境卫生学监测、医院感染病原体及其耐药性监测和抗菌药物使用监测等。

医院感染监测分为全院综合性监测和目标性监测。

医院感染监测方法为前瞻性监测与回顾性监测。

习　题

一、名词解释

医院感染监测

二、简答题

医院感染监测的内容有哪些？

参 考 答 案

一、名词解释

医院感染监测：是指长期、系统、连续地收集、分析医院感染在一定人群中的发生、分布及其影响因素，并将监测结果报送和反馈给有关部门和科室，为医院感染的预防、控制和管理提供科学依据。医院感染监测是感控的基础，是有效降低医院感染的基本措施。

二、简答题

答：医院感染监测的内容包括医院感染病例监测、手卫生效果监测、消毒灭菌效果监测、环境卫生学监测、医院感染病原体及其耐药性监测和抗菌药物使用监测等。

第四节 抗菌药物合理应用

学习要点

1. 掌握：抗菌药物定义及抗菌药物治疗性应用的基本原则。
2. 了解：抗菌药物预防性应用的基本原则及抗菌药物临床应用策略。

内容要点

一、抗菌药物定义

指具有杀菌或抑菌活性，治疗细菌性感染的药物，包括来源于微生物的抗生素和与抗生素有相似生物活性的纯化学合成药物。

二、抗菌药物治疗性应用的基本原则

1. 细菌感染是抗菌药物应用的唯一指征。
2. 尽早查明感染病原，根据病原种类及药敏试验结果选用抗菌药物。
3. 抗菌药物的经验治疗。
4. 按照药物的抗菌作用及其体内过程特点选择用药。
5. 综合分析，制订抗菌治疗方案。

习 题

一、名词解释

抗菌药物

二、简答题

抗菌药物治疗性应用的基本原则。

参 考 答 案

一、名词解释

抗菌药物：指具有杀菌或抑菌活性，治疗细菌性感染的药物，包括来源于微生物的抗生素和与抗生素有相似生物活性的纯化学合成药物。

二、简答题

答：抗菌药物治疗性应用的基本原则如下：

1. 细菌感染是抗菌药物应用的唯一指征。
2. 尽早查明感染病原，根据病原种类及药敏试验结果选用抗菌药物。
3. 抗菌药物的经验治疗。
4. 按照药物的抗菌作用及其体内过程特点选择用药。
5. 综合分析，制订抗菌治疗方案。

第五节 医院消毒灭菌技术

学习要点

1. 掌握：消毒、灭菌的概念。
2. 了解：消毒、灭菌方法及常用的消毒剂。

内容要点

一、消毒、灭菌的概念

消毒是指用化学、物理、生物的方法杀灭或者消除环境中的病原微生物。灭菌指杀灭或者消除传播媒介上的一切微生物，包括致病微生物和非致病微生物，也包括细菌芽胞和真菌孢子。

二、常用的消毒、灭菌法

根据物品的性能选用物理或化学消毒法进行消毒灭菌。消毒首选物理消毒、灭菌法，包括机械湿热消毒、紫外线消毒、湿热灭菌法、干热灭菌法和低温灭菌法。不能用物理消毒法的则选用化学消毒法。

习 题

一、名词解释

1. 消毒
2. 灭菌

二、简答题

常用的消毒、灭菌法有哪些？

参 考 答 案

一、名词解释

1. 消毒：是指用化学、物理、生物的方法杀灭或者消除环境中的病原微生物。

2. 灭菌：指杀灭或者消除传播媒介上的一切微生物，包括致病微生物和非致病微生物，也包括细菌芽胞和真菌孢子。

二、简答题

答：常用的消毒、灭菌法主要有物理消毒、灭菌法和化学消毒法。物理消毒、灭菌法包括机械湿热消毒、紫外线消毒、湿热灭菌法、干热灭菌法和低温灭菌法。

第六节　医院隔离预防技术

学习要点

1. 掌握：标准预防、手卫生的定义，洗手指征，七步洗手法。

2. 了解：医务人员个人防护用品的种类和正确使用。

内容要点

一、标准预防、手卫生定义

标准预防指基于患者的血液、体液、分泌物（不包括汗液）、非完整皮肤和黏膜均可能含有感染性因子的原则，针对医院所有患者和医务人员采取的一组预防感染措施。包括手卫生，根据预期可能的暴露选用个人防护用品以及安全注射。

手卫生为医务人员洗手、卫生手消毒和外科手消毒的总称。

二、洗手指征

1. 直接接触每个患者前后，从同一患者身体的污染部位移动到清洁部位时。

2. 接触患者黏膜、破损皮肤或伤口前后，接触患者的血液、体液、分泌物、排泄物和伤口敷料等之后。

3. 穿脱隔离衣前后，摘手套后。

4. 进行无菌操作，接触清洁、无菌物品之前。

5. 接触患者周围环境及物品后。

6. 处理药物或配餐前。

三、手消毒效果应达到的要求

卫生手消毒,监测的细菌菌落总数应 $\leqslant 10\mathrm{cfu/cm}^2$;外科手消毒,监测的细菌菌落总数应 $\leqslant 5\mathrm{cfu/cm}^2$。

习　题

一、名词解释

1. 标准预防
2. 手卫生

二、简答题

1. 洗手指征有哪些?
2. 手消毒效果应达到的要求是什么?

参 考 答 案

一、名词解释

1. 标准预防:指基于患者的血液、体液、分泌物(不包括汗液)、非完整皮肤和黏膜均可能含有感染性因子的原则,针对医院所有患者和医务人员采取的一组预防感染措施。包括手卫生,根据预期可能的暴露选用个人防护用品以及安全注射。

2. 手卫生:为医务人员洗手、卫生手消毒和外科手消毒的总称。

二、简答题

1. 答:洗手指征:①直接接触每个患者前后,从同一患者身体的污染部位移动到清洁部位时;②接触患者黏膜、破损皮肤或伤口前后,接触患者的血液、体液、分泌物、排泄物和伤口敷料等之后;③穿脱隔离衣前后,摘手套后;④进行无菌操作,接触清洁、无菌物品之前;⑤接触患者周围环境及物品后;⑥处理药物或配餐前。

2. 答:手消毒效果应达到的要求:卫生手消毒,监测的细菌菌落总数应 $\leqslant 10\mathrm{cfu/cm}^2$;外科手消毒,监测的细菌菌落总数应 $\leqslant 5\mathrm{cfu/cm}^2$。

第七节　侵入性操作医院感染控制

学习要点

1. 掌握:呼吸机相关肺炎的防控。
2. 了解:侵入性操作相关医院感染预防的基本要求。

内容要点

一、呼吸机相关肺炎定义

呼吸机相关肺炎(VAP)是指建立人工气道(气管插管或气管切开)并接受机械通气时发生的肺炎,是高发病率、高病死率、高医疗花费的医院感染类型。

二、侵入性操作基本要求

1. 严格执行无菌操作技术。
2. 严格执行医院隔离技术规范和医务人员手卫生规范。
3. 加强抗菌药物临床应用管理和医院感染监测。

习 题

名词解释

呼吸机相关肺炎(VAP)

参 考 答 案

名词解释

呼吸机相关肺炎(VAP):是指建立人工气道(气管插管或气管切开)并接受机械通气时发生的肺炎,是高发病率、高病死率、高医疗花费的医院感染类型。

第八节 医务人员职业暴露与防护

学习要点

1. 掌握:医务人员职业暴露定义与分类,医务人员生物性职业暴露的防护。
2. 了解:医务人员职业暴露的危害。

内容要点

一、医务人员职业暴露定义与分类

医务人员职业暴露是指医务人员在从事诊疗、护理活动过程中接触有毒、有害物质,或传染病病原体,从而损害健康或危及生命的一类职业暴露。主要分为生物性、化学性和物理性职业暴露等类型。

二、医务人员生物性职业暴露的高危人群

主要为护士、牙科医师、外科医师、手术室人员、血液透析或内镜操作人员、实验室人员、门（急）诊人员及实习生、清洁员、维修工等其他人员。

三、医务人员生物性职业暴露后发生感染的影响因素

1. 暴露时的情形，如暴露器械带血与否、受伤程度、暴露量与暴露时间。
2. 暴露源的情况即患者的传染性强弱，如病毒载量、免疫状态等。
3. 暴露者的情况，如免疫状态、心理状态、暴露后处置是否及时、规范。

四、医务人员生物性职业暴露的处置

1. 现场紧急处置，即挤压、冲洗与消毒。
2. 后续跟进处置，即报告、咨询、预防性用药、检测、随访、登记。

习　题

一、名词解释

医务人员职业暴露

二、简答题

1. 医务人员职业暴露如何分类？
2. 医务人员生物性职业暴露的高危人群有哪些？
3. 暴露后发生感染的影响因素有哪些？

参 考 答 案

一、名词解释

医务人员职业暴露：是指医务人员在从事诊疗、护理活动过程中接触有毒、有害物质，或传染病病原体，从而损害健康或危及生命的一类职业暴露。

二、简答题

1. 答：医务人员职业暴露主要分为生物性、化学性和物理性职业暴露等类型。
2. 答：医务人员生物性职业暴露的高危人群主要为护士、牙科医师、外科医师、手术室人员、血液透析或内镜操作人员、实验室人员、门（急）诊人员及实习生、清洁员、维修工等其他人员。
3. 答：暴露后发生感染的影响因素：①暴露时的情形；②暴露源的情况；③暴露者的情况，特别是暴露后处置是否及时、规范。

第九节 医疗废物处理

学习要点

1. 掌握：医疗废物定义与分类。
2. 了解：医疗废物管理要求。

内容要点

一、医疗废物定义

医疗废物是指医疗卫生机构在医疗、预防、保健及其他相关活动中产生的具有直接或间接感染性、毒性以及其他危害性的废物。

二、医疗废物分类

医疗废物分为五大类，即感染性、病理性、损伤性、药物性和化学性废物。

习　题

一、名词解释

医疗废物

二、简答题

医疗废物如何分类?

参 考 答 案

一、名词解释

医疗废物：是指医疗卫生机构在医疗、预防、保健及其他相关活动中产生的具有直接或间接感染性、毒性以及其他危害性的废物。

二、简答题

答：医疗废物分为五大类，即感染性、病理性、损伤性、药物性和化学性废物。

（余琼华）